本书出版得到国家中医药管理局国际合作项目“中国-老挝中医药中心”、云南中医药大学“固本培元“重点学科建设项目：云南中医流派学术思想传承与传播、云南中医药大学“培土生金”培育学科建设项目：中医文化学项目支持

漫画杏林（中西双语）

El Bosque de Albaricoques

主编 ◎祁苑红 孙永林 左媛媛
Coordinadores: Qi Yuanhong, Sun Yongling, Zuo Yuanyuan

主译 ◎严 瑶 郭露露
Traducción: Yan Yao, Guo Lulu

Neociencia

El Bosque de Albaricoques

Coordinadores: Qi Yuanhong, Sun Yongling, Zuo Yuanyuan

Traducción: Yan Yao, Guo Lulu

Publicado por Editorial Neociencia

ISBN: 978-84-128209-4-2

Tamaño de diseño: 8.5" x 8.5" (216mm x 216mm)

Primera edición: Mayo de 2025

Fecha de publicación: Mayo 2025

Lugar de publicación: Barcelona, España

Impreso en Inglaterra - Printed in England

《漫画杏林》（中西双语）编委会名单

主　编：祁苑红　孙永林　左媛媛

主　译：严　瑶　郭露露

副主编：吴　非　付现春　张大宝

编　委：刘楚婷　全　伟　刘　翔　王　艳　李　曦　李瑞君　吴宏宇　张洁馨

插　画：李思蔓　钱仕翠

人物简介

Presentación del personaje

阿初：12岁，云南昆明人，与妹妹小午住于山林间，对中医中药颇有兴趣。他身着蓝色衣袍，袍内有浅蓝色内衬。腰系浅蓝色布带，发髻间插有葫芦形状发簪。阿初温润如玉，风度翩翩。

A Chu tiene 12 años y es oriundo de Kunming, en Yunnan. Vive con su hermana menor, Xiao Wu, en las montañas, donde desarrolla un gran interés por la medicina tradicional china y las hierbas medicinales.

Viste una túnica azul con forro interior celeste, ceñida a la cintura con una faja del mismo tono. Lleva un moño recogido con una horquilla en forma de calabaza.

Es sereno y amable, con una elegancia natural que lo hace destacar, como un jade cálido y refinado.

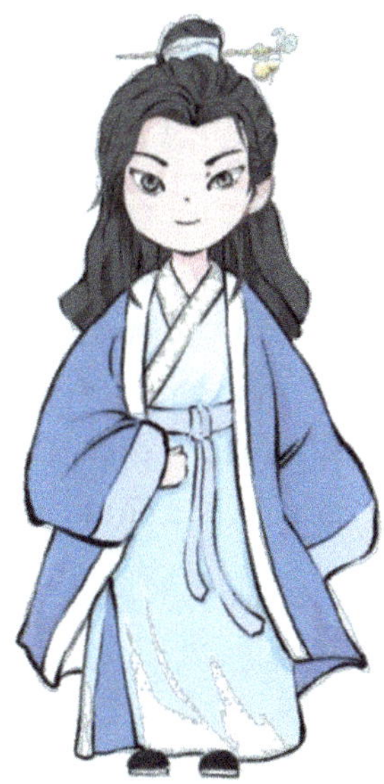

小午：10 岁，云南昆明人，与哥哥阿初同住，常与哥哥一同学习中医药知识，在山林间认药、采药。她身着一身青蓝色衣裙，头挽双平髻，双侧带有红色绸缎发饰，耳边辫有麻花辫，脖颈间带有八卦式样的挂坠，额头间有一圆形胎印。小午性格活泼，可爱俏皮。

Xiaowu, tiene 10 años y, al igual que su hermano mayor A Chu, es originaria de Kunming, en la provincia de Yunnan. Vive con él en las montañas y a menudo lo acompaña en el estudio de la medicina tradicional china, aprendiendo a reconocer y recolectar hierbas medicinales.

Viste un vestido de tonos azul verdoso. Lleva el cabello recogido en dos moños adornados con horquillas planas, con cintas rojas de seda a ambos lados. Junto a sus orejas caen dos trenzas finas, y en el cuello cuelga un colgante con el diseño del bagua. En la frente luce una marca de nacimiento redonda.

Es vivaz, encantadora y traviesa, rebosante de energía y ternura.

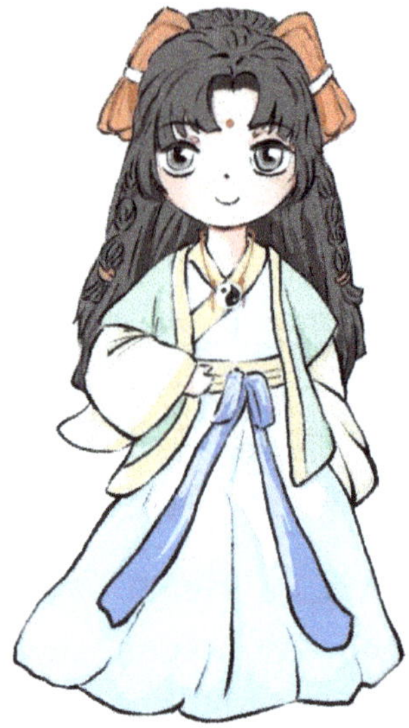

明朝初年的昆明湖畔，住着阿初与小午兄妹二人，阿初从小对中医、中药就有着浓厚的兴趣，常常带着妹妹小午一起上山识药、采药。闲暇之余，阿初常常给小午讲一些有趣的中医药故事，小午听得入迷，仿佛身临其境一般。

A orillas del lago Kunming, a comienzos de la dinastía Ming, vivían los hermanos A Chu y Xiao Wu. Desde pequeño, A Chu sentía una profunda fascinación por la medicina tradicional china y las hierbas medicinales, y solía llevar consigo a su hermana menor a las montañas para reconocer y recolectar materias medicinales.

En sus timepos libres, A Chu le contaba a Xiao Wu historias interesantes relacionados de la medicina tradicional. Xiao Wu las escuchaba con los ojos brillantes, completamente absorta, como si se encontrara dentro de los propios relatos.

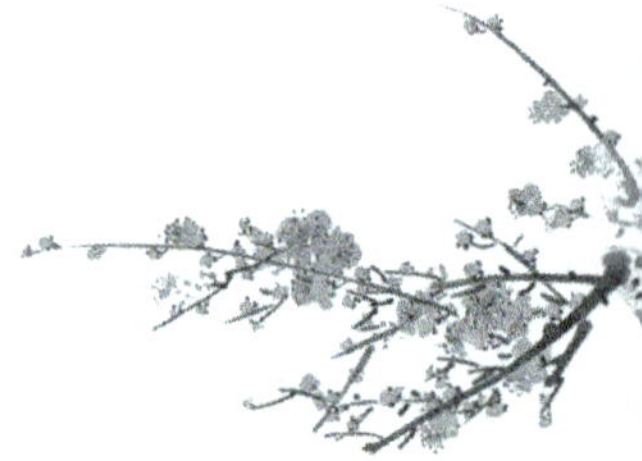

目　录
Contents

上篇　中医历史典故

Primera sección: Cuentos Históricos de la MTC

上篇 中医历史典故

Primera sección

Cuentos Históricos de la MTC

1. 起死回生

1. Devolver la vida a los moribundos

春秋战国时期，有一位名叫扁鹊的医生，他的医术十分高明。扁鹊曾经到各国周游，为各国百姓医治疾病。

Durante el Periodo de las Primaveras y Otoños (771-476 a.C.) hubo un médico con excelentes técnicas llamado Bian Que, él viajaba a los estados para tratar a los pacientes.

一天，扁鹊经过虢国时，听闻虢国的太子突然间去世了。他来到宫门之外，向太的侍臣中庶子打听太子的死因。

Un día cuando viajaba por el Estado de Guo, se enteró de que el Príncipe Heredero muerte.

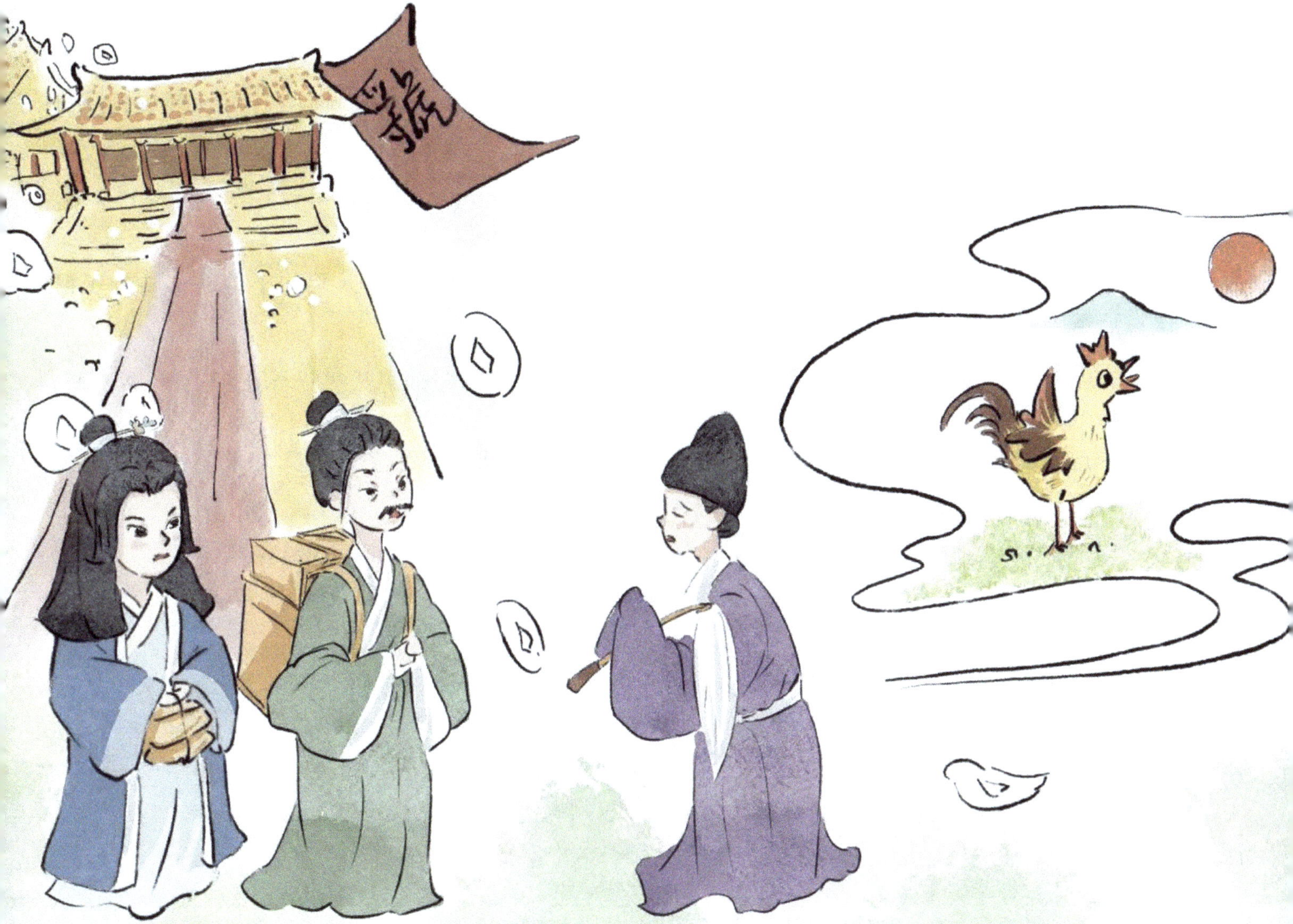

中庶子对扁鹊说道：“太子因为气血运行不通畅，造成了内脏的损伤，所以在早晨的时候突然发病 ，不一会儿就身亡了 。”

El sirviente le dijo que éste había muerto de madrugada por el daño de los órganos, lo cual fue causado por la circulación insuficiente del Qi y la Sangre.

扁鹊从中庶子口中得知太子去世还不足半天的时间，也还没有入殓，于是他请中庶子帮他带话给国君，告诉国君自己可以让太子活过来。

Como que murió solo hacía unas horas que todavía no enterró, Bian Que les dijo al sirviente: Dile al Rey que el príncipe todavía podía sobrevivir.

中庶子听了之后吓了一跳：“先生您不是在开玩笑吧？人死了之后又怎么能重新活过来呢？”

El sirviente se asustó al escucharlo: ¡¿Está hablando en serio, señor?! ¿Cómo va a revivir alguien que ya se murió?

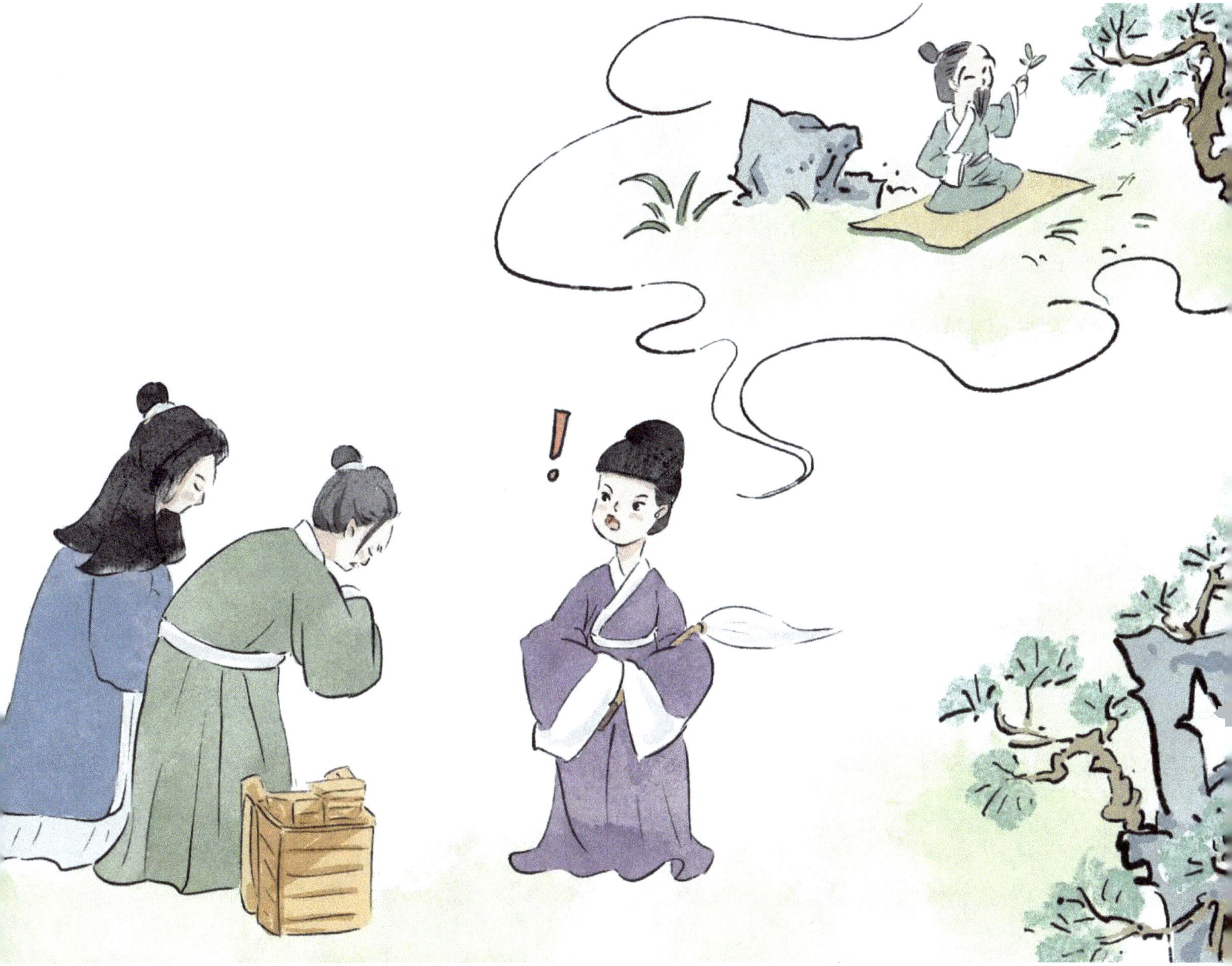

扁鹊叹了口气，对中庶子说道：“你如果不相信我的话，可以先去看看太子的‘尸体’。太子的耳朵里应该有鸣声 ，他的鼻翼也还能够微微颤动，并且他的两腿之间应该还温热。”

Bian Que suspiró y le dijo: Si no me crees, puedes ir a ver el " cadáver" del príncipe. Deberías oír un leve zumbido en sus oídos, notar un pequeño movimiento en sus aletas nasales, y entre sus piernas, aún debería sentirse de calor.

中庶子听了扁鹊的话目瞪口呆，一时之间无言以对。中庶子愣了一会儿之后，回宫把扁鹊刚刚所说的话禀报给了国君。国君听完之后也十分惊讶，赶忙出来迎接扁鹊。国君声泪俱下地对扁鹊说道：“我早就听说过先生医术高明，如果今天先生能救回我儿子，那真是我的幸运！”

El sirviente se quedó boquiabierto al escuchar a Bian Que, sin saber qué responder. Tras quedarse un momento paralizado, regresó al palacio para informar al rey de todo lo que acababa de decir el médico. El rey, al oírlo, también se quedó profundamente sorprendido y salió rápidamente a recibir a Bian Que. Con lágrimas en los ojos, le dijo con emoción: —¡Siempre he oído de su gran fama! Si hoy puede salvar a mi hijo, ¡será la mayor fortuna de mi vida!

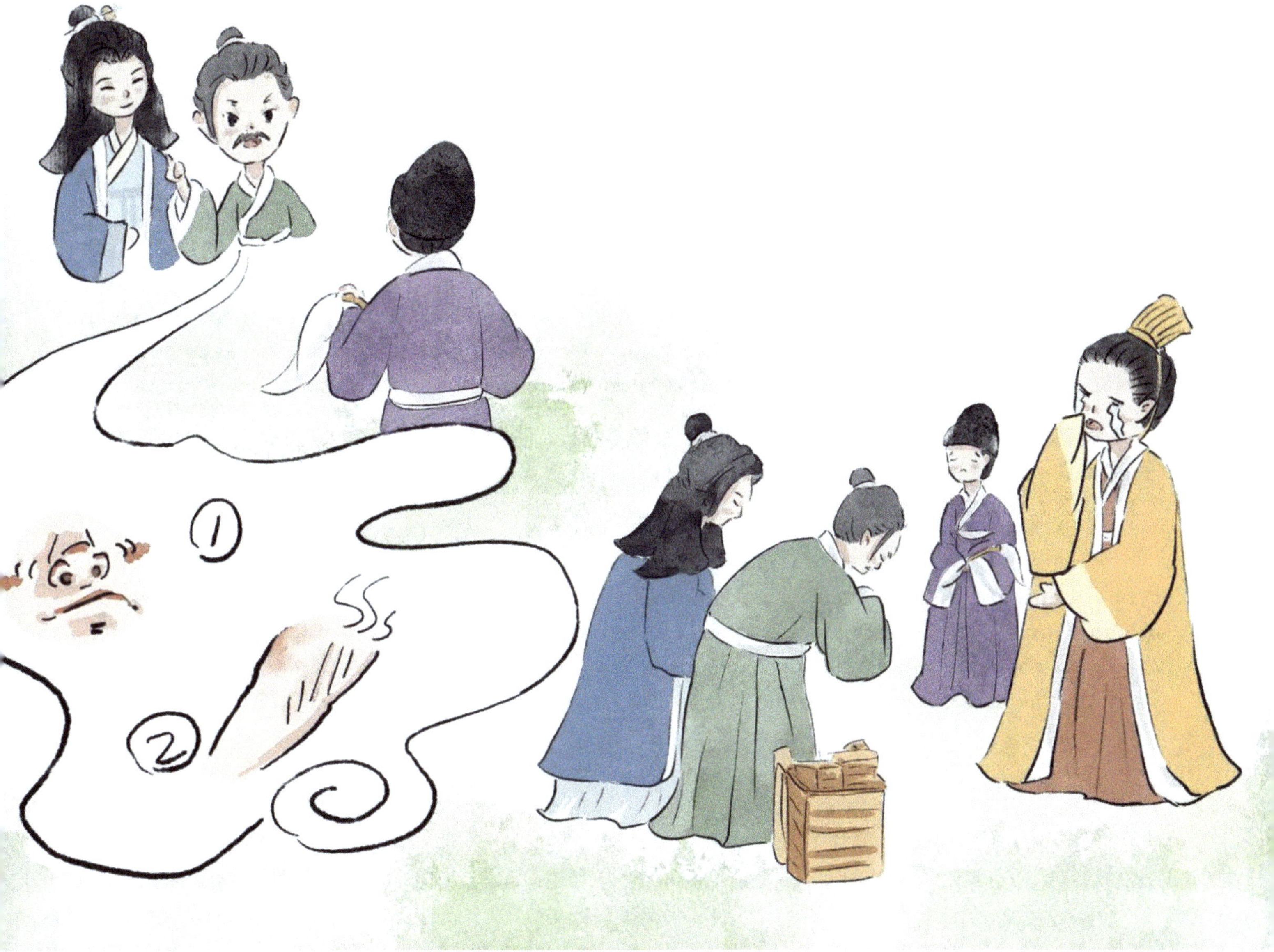
1
2

扁鹊对国君说，太子并不是真正死了，而是得了尸厥症。尸厥症就是阴阳两气在汇聚的时候互相阻塞，导致气血在人体内运行不够通畅。这样就容易让人突然晕倒，看上去像是突然死了，但其实根本没有死。

Bian Que le explicó al rey que el príncipe en realidad no había muerto, sino que padecía una afección llamada Shijue.

El Shijue ocurre cuando el Qi del Yin y el Yang, se bloquean entre sí al encontrarse, impidiendo la circulación del Qi y la sangre. Esto puede provocar un desmayo repentino, haciendo que la persona parezca muerta, pero en realidad, no lo está.

扁鹊让同行的徒弟准备好了需要的医疗工具。他首先使用针灸的方法针灸太子的位。没过多久，太子就慢慢苏醒过来了。太子苏醒后，扁鹊又让徒弟将药交替热敷在太子的腋下，很快太子就能够坐起来了。

Bian Que pidió a su discípulo que preparara los instrumentos médicos necesarios. Primero aplicó acupuntura en varios puntos. Al poco tiempo, el príncipe comenzó a recuperar la conciencia poco a poco. Una vez despierto, indicó a su discípulo que aplicara compresas calientes con medicina, alternándolas bajo las axilas del príncipe. ¡Enseguida el príncipe ya podía levantarse por sí mismo!

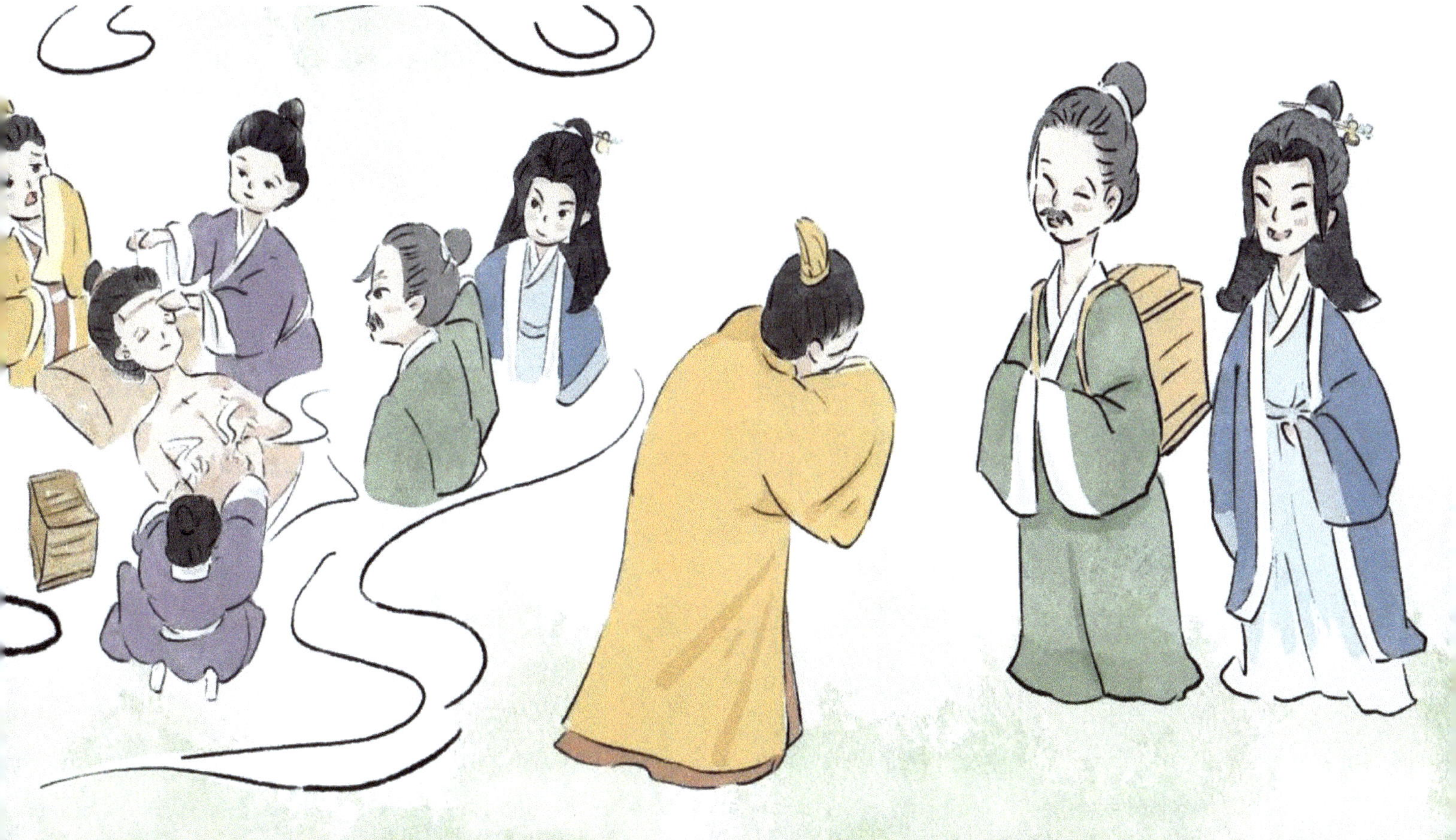

太子醒来之后，又按照扁鹊的嘱咐吃了二十多天的药，之后身体就恢复得和常人差不多了。太子康复之后，国君给予了扁鹊十分厚重的赏赐，并将他们礼送出国。

Después de despertar, el príncipe siguió tomando la medicina según las indicaciones durante más de veinte días. Luego se recuperó como el de una persona sana. Tras la recuperación del príncipe, el rey recompensó generosamente a Bian Que y lo despidió con todos los honores.

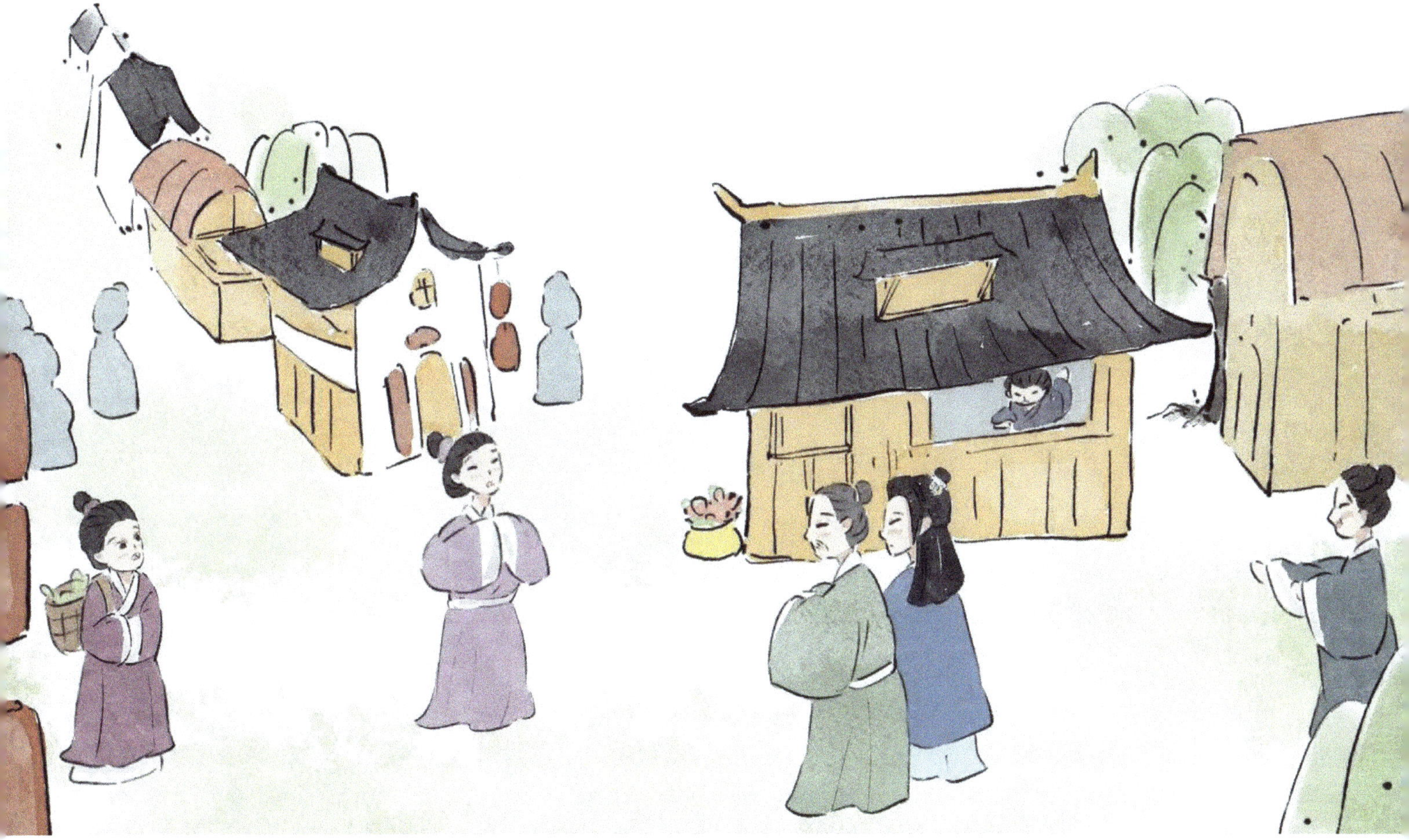

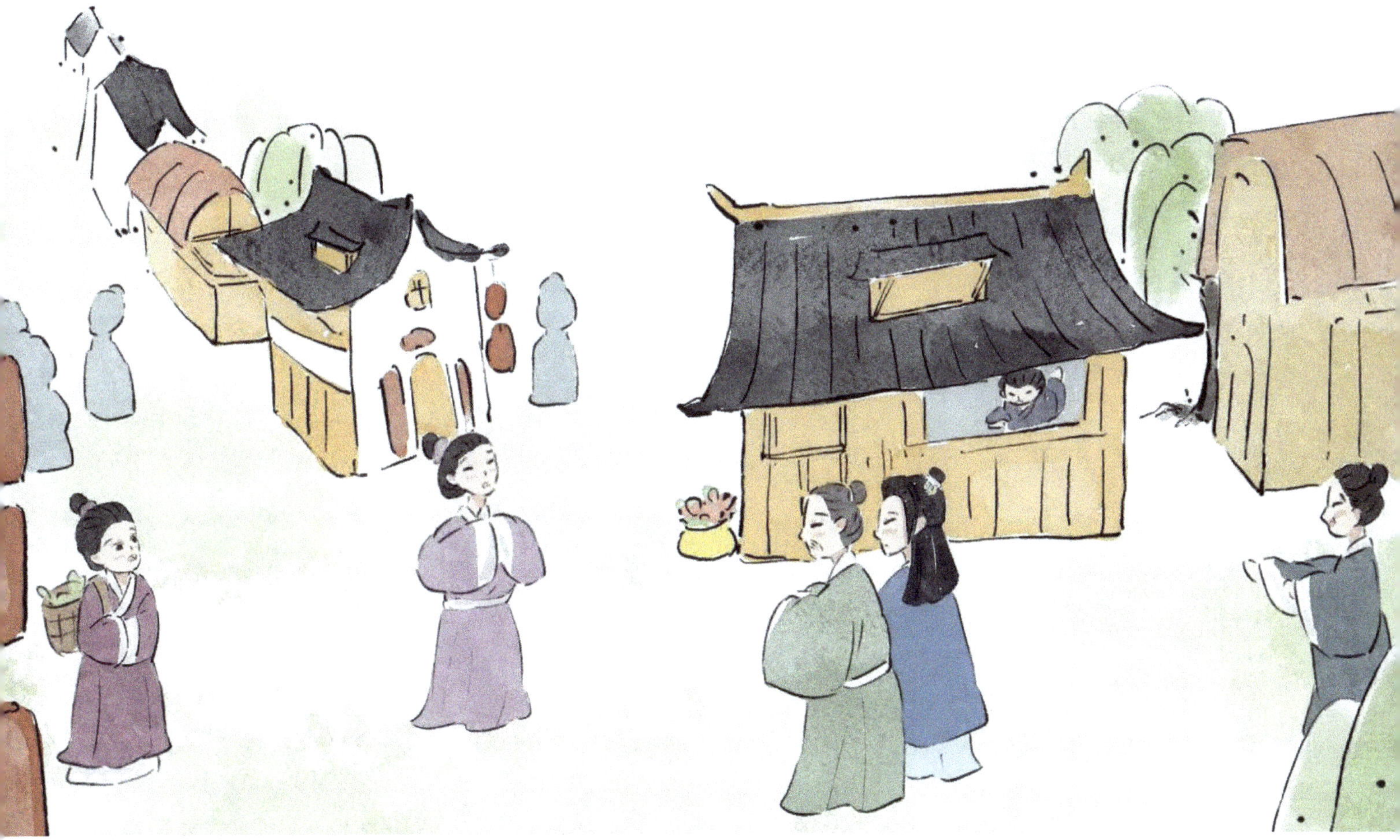

扁鹊让太子死而复生的事很快就传遍了天下，当时的人都称赞扁鹊真是一位神医，能够让人起死回生。扁鹊却解释道，不是自己有起死回生的能力，而是太子根本就没有死，自己只是治好了太子的病而已。

La noticia de que Bian Que hizo “volver a la vida” al príncipe pronto se extendió por todo el mundo, la gente lo elogiaba mucho. Pero el médico aclaró con humildad: no tuviera el poder de resucitar a los muertos, sino que el príncipe en realidad nunca había muerto, lo único que hizo fue curar su enfermedad.

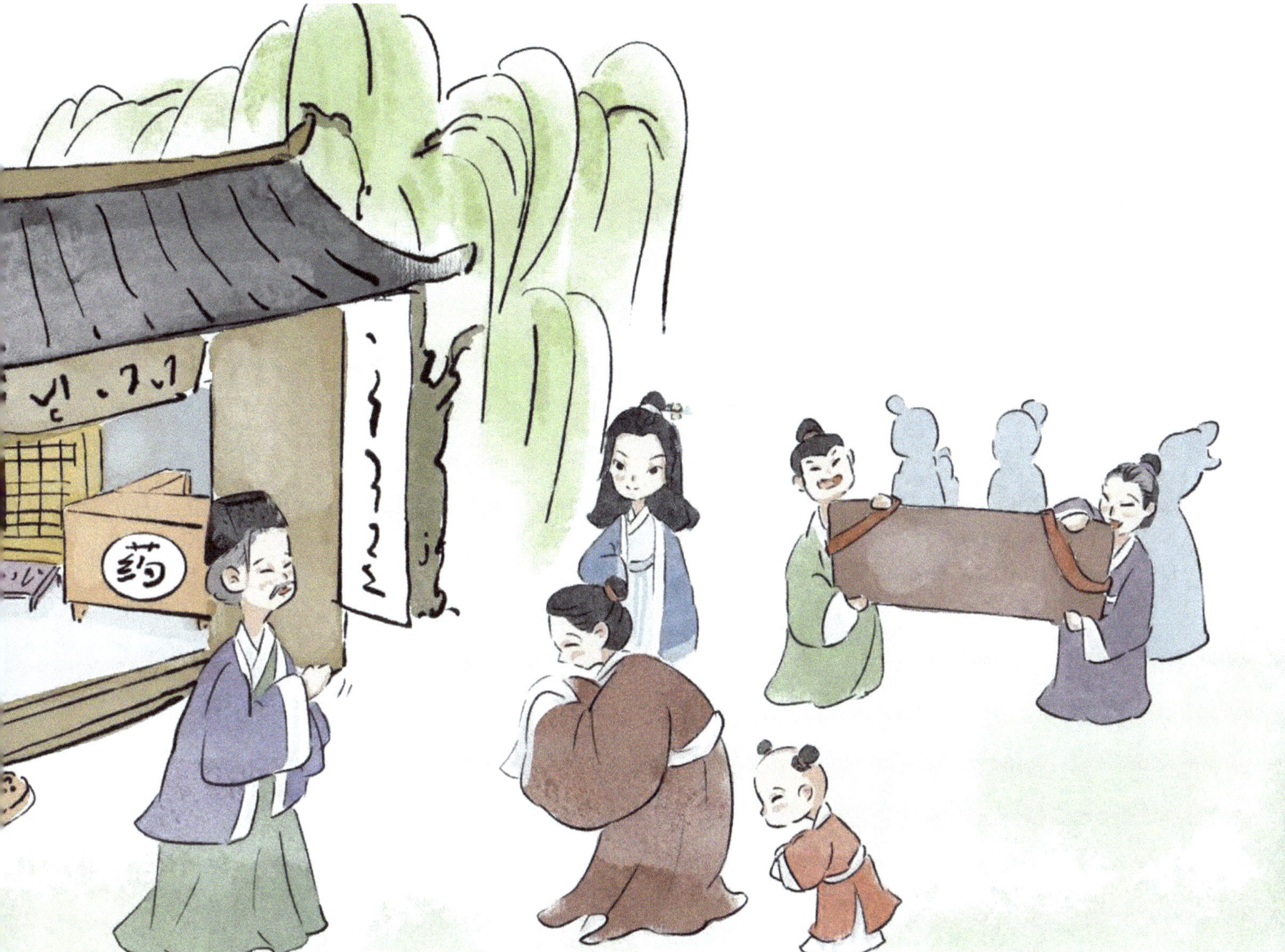
药

2. 病入膏肓

2. La enfermedad incurable

春秋时期，晋国的晋景公得了十分严重的病。晋景公听闻秦国有一个著名的医生，医术十分高明，于是便派人到秦国去相请。

Durante el Periodo de las Primaveras y Otoños (771-476 a.C.), el rey Jin Jing Gong del Estado de Jin tuvo una enfermedad grave, al saber que hubo un médico famoso en el Estado de Qin, mandó sus sirvientes para pedirle ayuda.

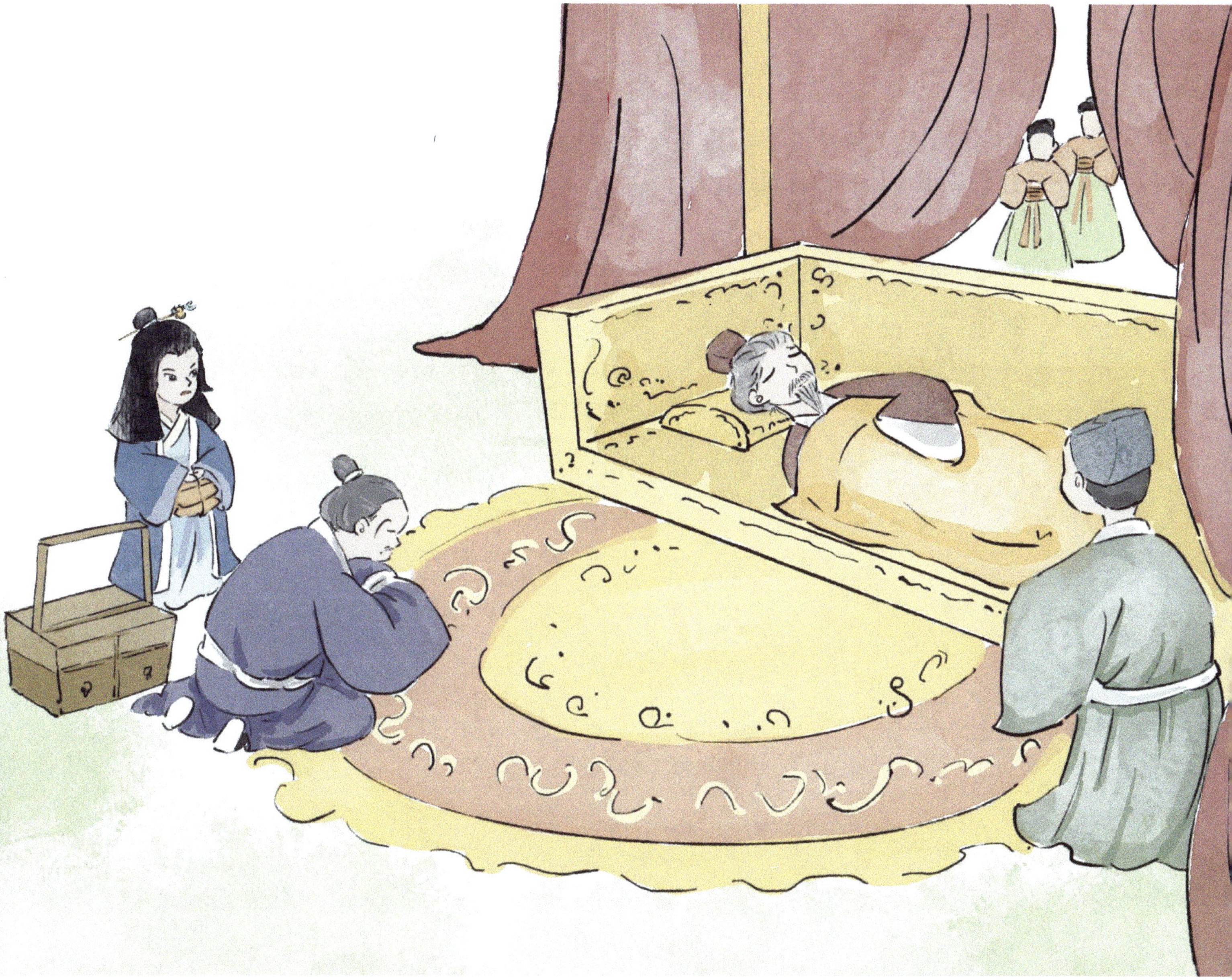

医生还没到来。而晋景公却在半梦半醒间做了一个梦。在梦里，他的疾病变成了两个童子，他们正小声地在他身边说话。

El médico aún no había llegado. Mientras tanto, el rey soñó que su enfermedad se había transformado en dos niños que conversaban en voz baja a su lado.

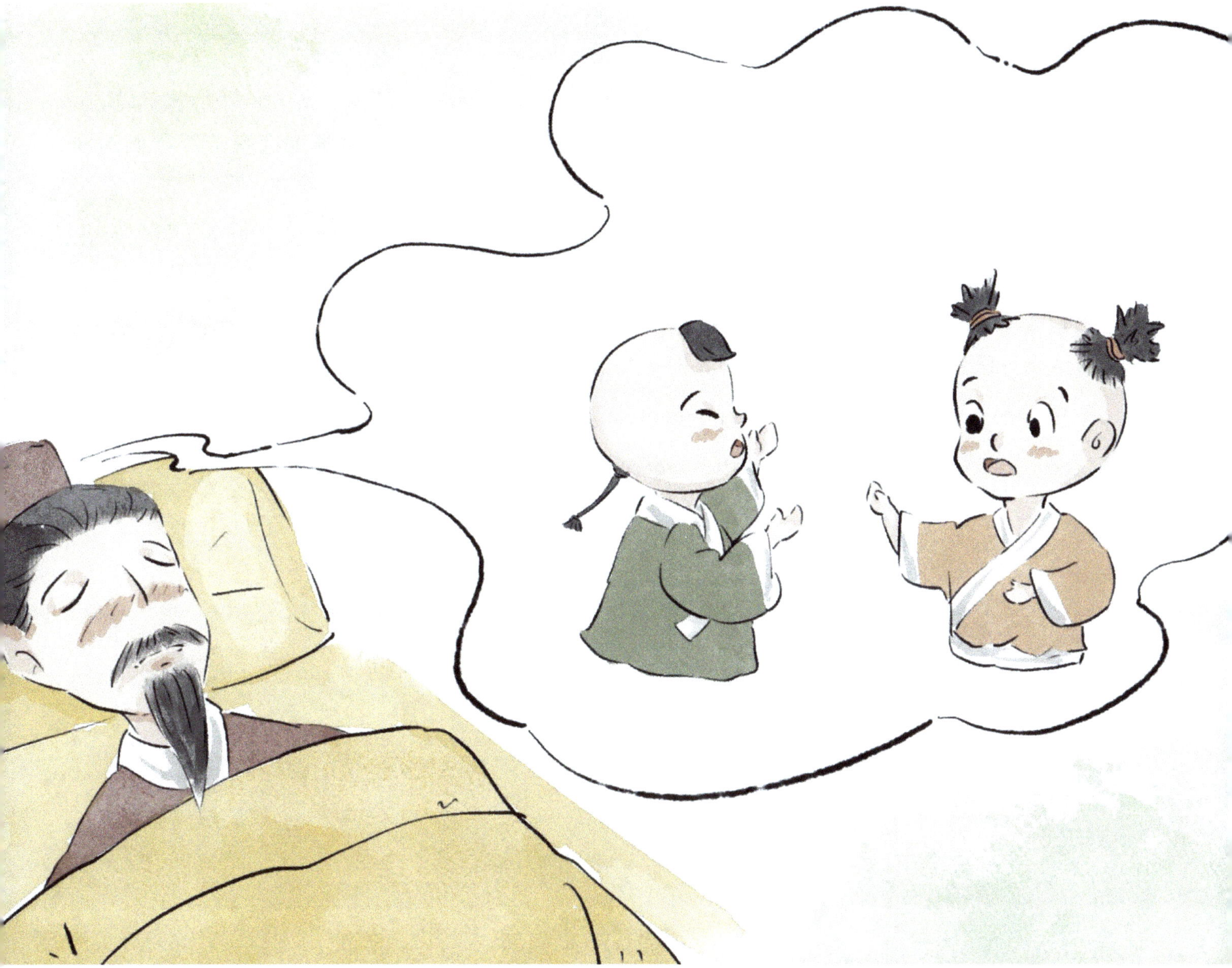

一个童子说：“那个高明的医生马上就要到了，我看我们这回难以逃脱了。我们这次该躲到什么地方去呢？”

Uno dijo: Pronto viene el famoso doctor, tengo miedo de que nos haga daño. ¿Por dónde podemos escondernos?

另一个童子回答道：“这没什么可害怕的。你看，我们可以躲到肓的上面、膏的下面，这样的话无论医生怎样用药，用什么药，都不会伤害到我们的。”

El otro dijo: No te preocupes. Podemos escondernos por encima del Huang y por debajo del Gao. Entonces el médico no podrá hacernos nada.

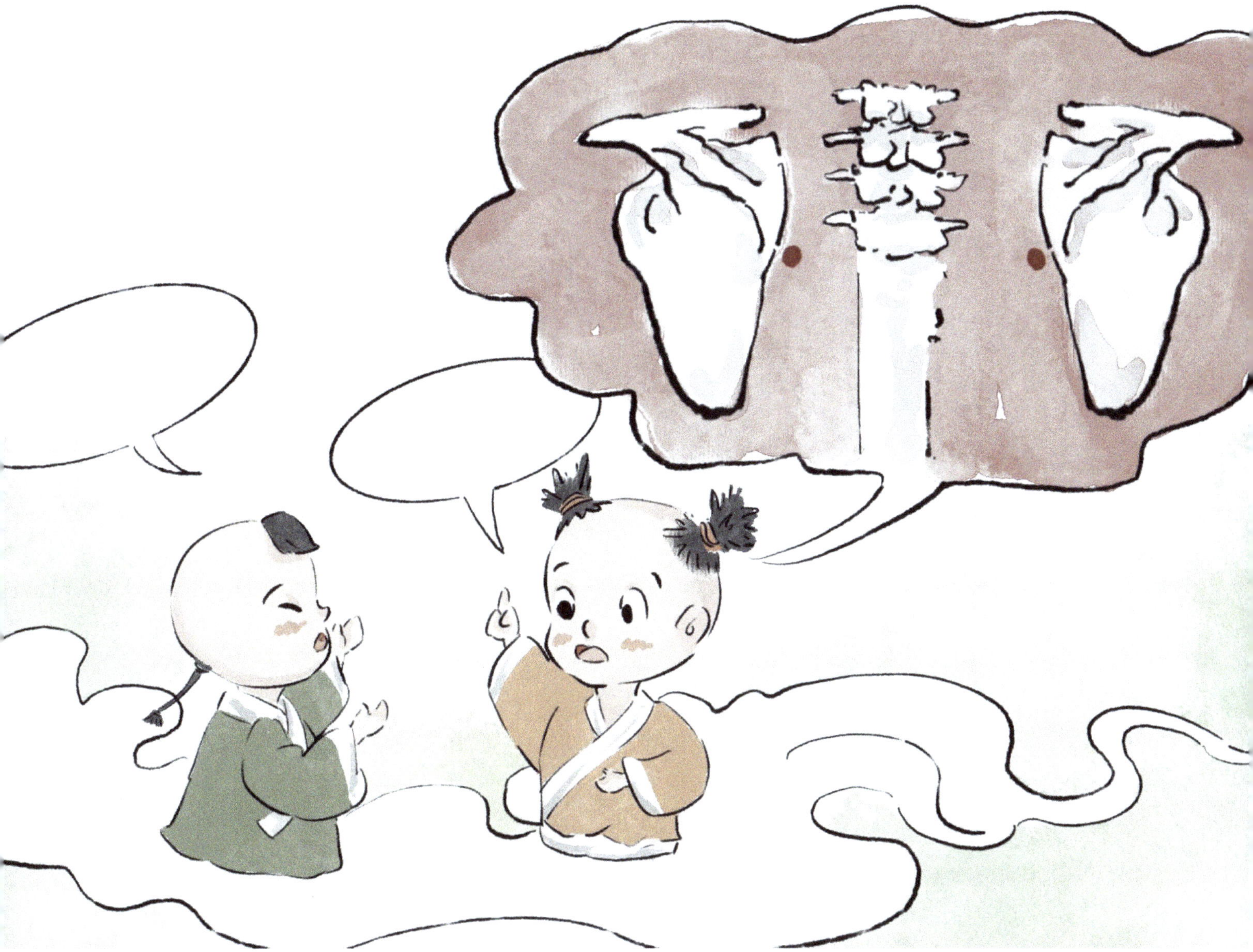

诊断过后，医生对晋景公坦言："您的病已经没有办法再医治了。如今这个疾病在肓之上、膏之下，用灸法攻治不行，扎针也达不到，吃汤药的话，其效力也达不到患处。"

Tras examinar el médico dijo con franqueza: Su enfermedad ya no tiene cura. Ahora el mal se encuentra entre el Gao y el Huang, en un lugar tan profundo que ni la moxibustión, ni la acupuntura, ni las decocciones pueden alcanzarlo ni curarlo.

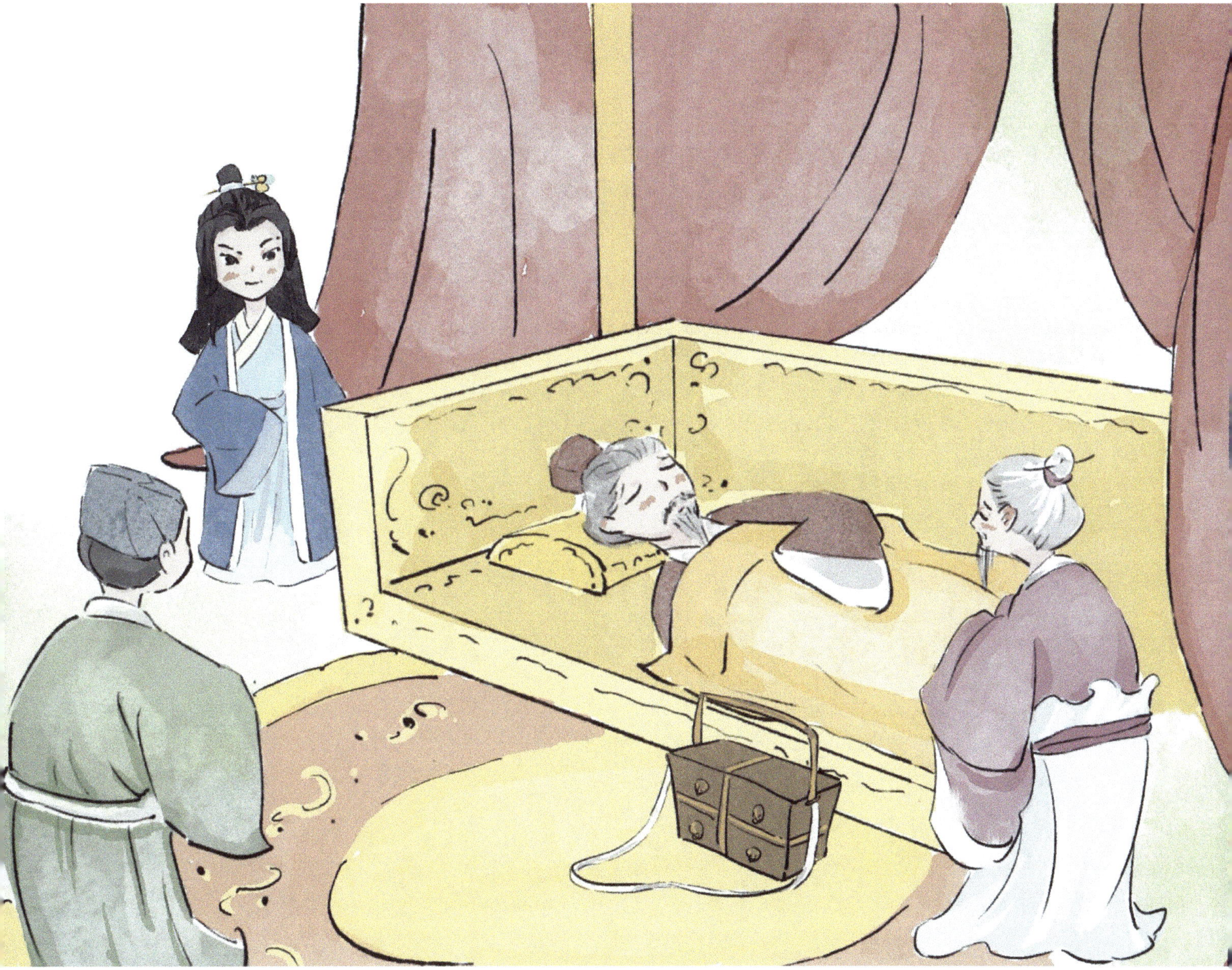

晋景公听了医生说的话，想起来刚才恍惚间做的梦，梦里两个童子的对话果然应验了，便点了点头对医生说："您的医术真高明啊!"说完之后，便让人给医生准备了一份厚礼，让医生回秦国了。

Al escuchar, se enteró que el diálogo en su sueño era de verdad, asintió y dijo al médico:

¡Su habilidad es realmente excelente! Luego le dio al doctor un generoso regalo y lo envió de vuelta al Estado Qin.

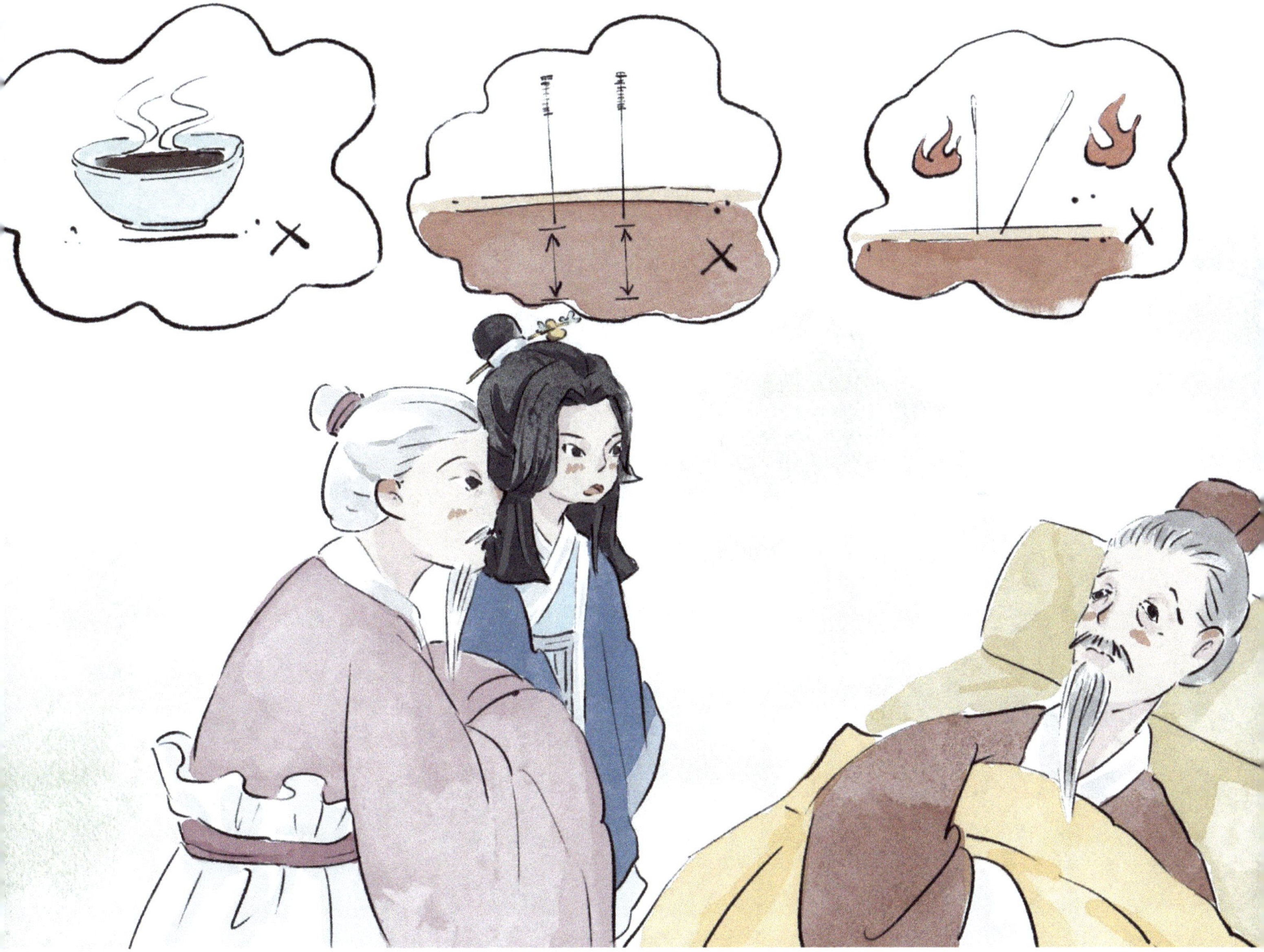

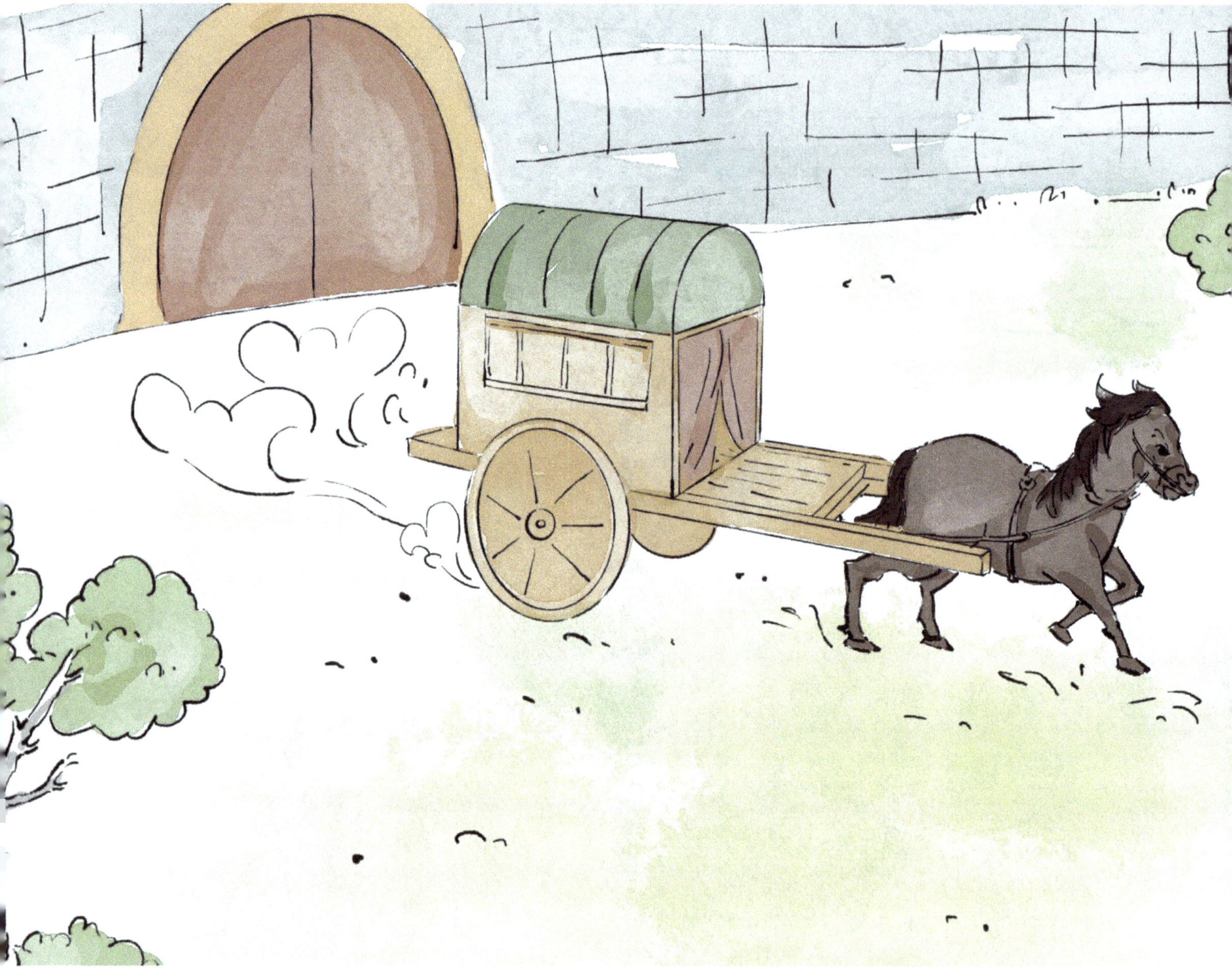

3. 讳疾忌医

3. Encubrir la enfermedad por miedo al médico

扁鹊是春秋战国时期十分有名的医生。他学成医术之后，就一直周游各国，热心地为各国百姓看病。因为他高超的医术，大家都十分敬重他。

Bian Que fue un médico muy renombrado durante el periodo de Primaveras y Otoños y los Reinos Combatientes. Tras de estudios en medicina, se dedicó a viajar por distintos reinos para tratar a la gente. Gracias a su extraordinaria habilidad médica, se ganó el profundo respeto del pueblo.

一次，扁鹊来到一个国家，在那里见到一家死了人，那个人的“尸体”已经放了很多天，但脸色依然红润，面目如生。扁鹊看到之后，就上前询问了病人临死前的一些症状，之后他断定这个人还能够被救活。他先给这个人施了针灸，随后喂他吃下药。没过一会儿，这个人果然活了过来。这个消息很快就传遍了全城，人们都说扁鹊是一位神医，有起死回生之术。

Una vez, Bian Que llegó a un reino donde se encontró una muerte, el “cadáver” llevaba ya varios días, pero su rostro seguía sonrosado y parecía estar vivo.Bian Que se acercó y preguntó por los síntomas que había mostrado antes de “morir”. Al saberlos, creía que aún era posible salvarle la vida. Aplicó acupuntura y luego le dio una decocción. Al poco tiempo, el hombre despertó. La noticia se propagó rápidamente por toda la ciudad, y todos decían que Bian Que era un médico milagroso, capaz de devolver la vida a los muertos.

没过多久，蔡桓公就听说了扁鹊的事迹，十分想要见一见自己国家的这位神医。扁鹊见到蔡桓公召见的告示，急忙赶回自己的国家觐见桓公。见到桓公之后，扁鹊在他面前站了片刻，随后对桓公坦言：“主公，您生病了，幸好现在病害还只停留在皮肤上。但是如果不及时医治，恐怕过不了多久就会严重起来。”

No hacía mucho, fue conocido por el rey Cai Huan Gong. Deseaba conocer en persona al famoso médico de su propio reino. Al ver el edicto del rey, Bian Que regresó rápidamente para presentarse ante él. Al verle, Bian Que lo observó unos momentos y luego le dijo: Mi señor, usted está enfermo. Afortunadamente, el mal aún se encuentra solo en la piel. Pero si no se trata a tiempo, temo que pronto se agravará.

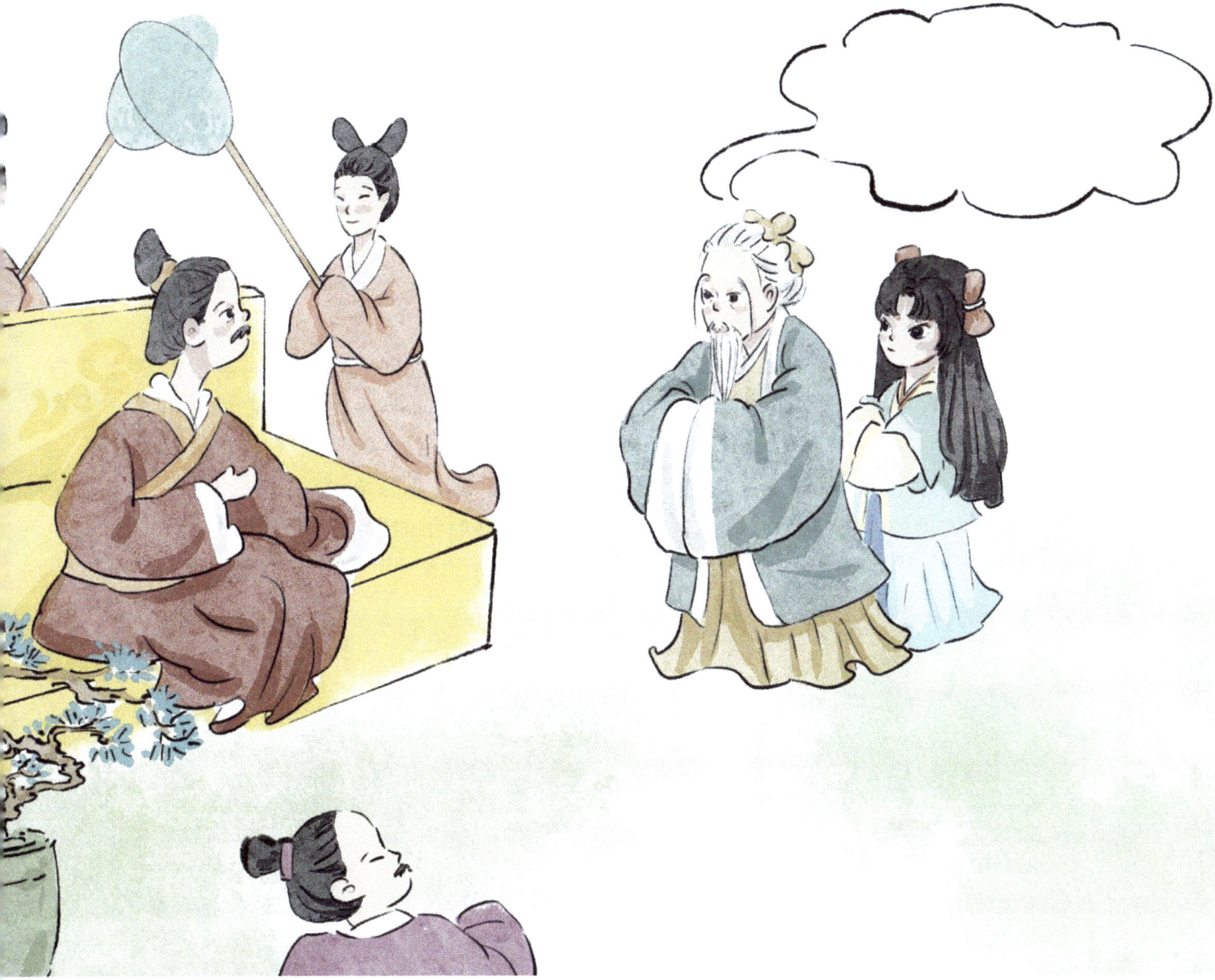

桓公听完扁鹊说的话，心中十分不悦。他摇着头对扁鹊说道：“寡人没有任何病症，身体很好 。”

Al oír las palabras de Bian Que, el rey se sintió muy molesto.

Negando con la cabeza, le respondió: Yo no tengo ninguna enfermedad. Mi salud es excelente.

扁鹊走后，桓公冷笑着说道：“名医就是这样，就喜欢挑别人的毛病。明明你根本没有生病，他却偏要说你生病了，好像只有这样才能够显示出他的医术高明，这真的十分可笑。”

Después de que Bian Que se marchó, el rey se rió con desprecio y dijo: Así son los médicos famosos, siempre les gusta encontrarle enfermedades a los demás. Aunque uno esté perfectamente sano, insisten en decir que estás enfermo, como si solo así pudieran demostrar lo buenos que son. Qué ridículo.

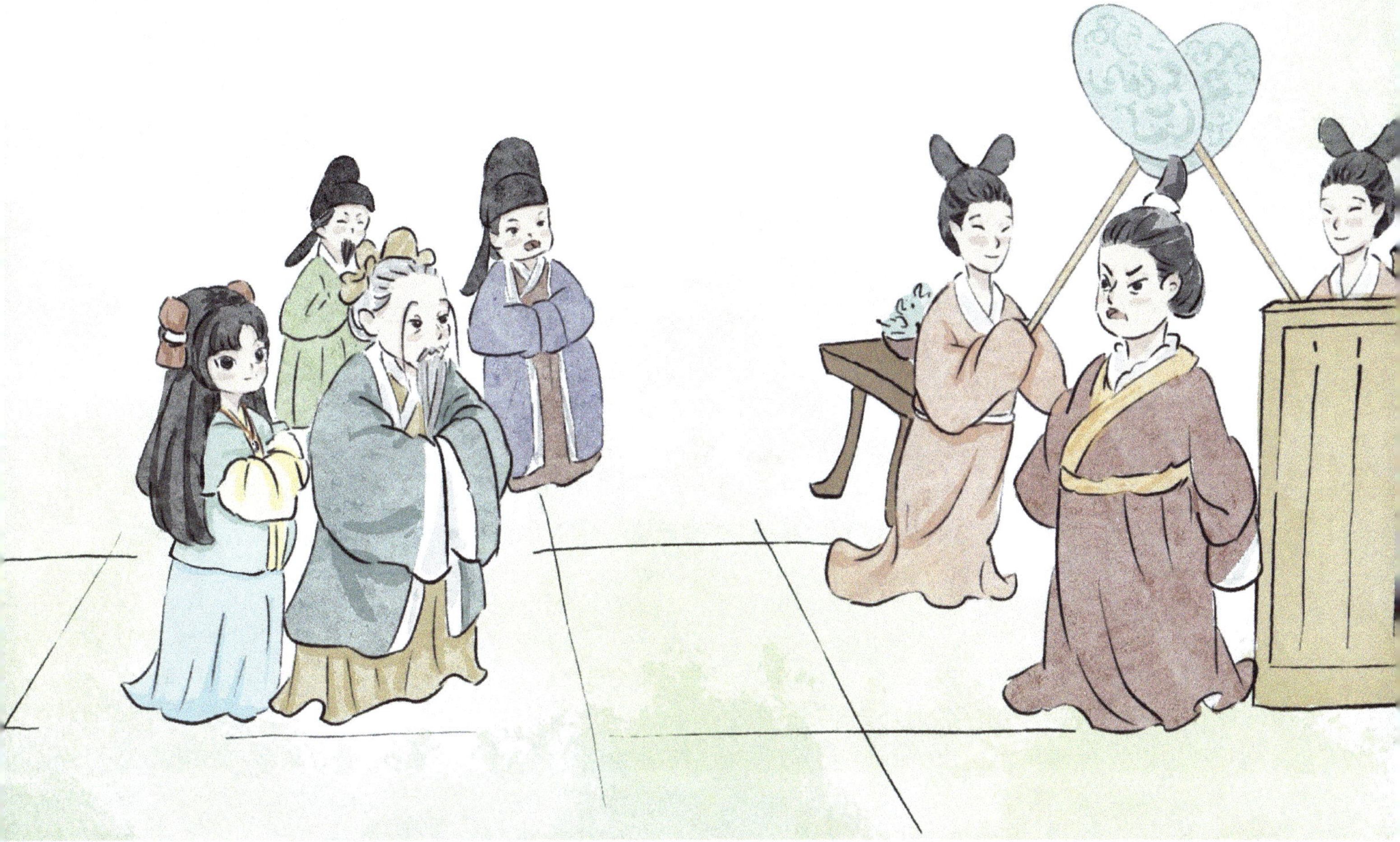

过了十天，扁鹊提着药篮又一次去拜见蔡桓公。扁鹊看到桓公的脸色，十分忧郁地说道：“主公，您的病已经发展到您的肌肉里面了，如果再不医治的话，会病得更加厉的。”桓公听了非常不高兴，再也不答理他了，扁鹊只好无奈地离开了。

Diez días después, Bian Que volvió a visitar al rey con su cesta de medicina. Al observar su rostro, le dijo con preocupación:

—Mi señor, su enfermedad ya ha invadido hasta los músculos. Si no se trata pronto, la situación empeorará gravemente. El rey se molestó y ya no quiso prestarle atención. El médico sin otra opción, se retiró con resignación.

又过去了十天，扁鹊再一次去见蔡桓公。他对桓公说：“您的病已经蔓延到肠胃里去了，这个时候还不医治的话，您的生命就会有危险。”桓公听了之后十分生气，仍然不肯让扁鹊给自己看病。扁鹊只得叹着气离开了。

Pasaron otros diez días, Bian Que volvió a presentarse ante el rey. Le dijo con seriedad: Su enfermedad ya ha llegado al estómago y a los intestinos. Si no se trata ahora, su vida podría estar en peligro. El rey se enfadó aún más y seguía negándose a recibir tratamiento. Bian Que solo pudo suspirar y marcharse.

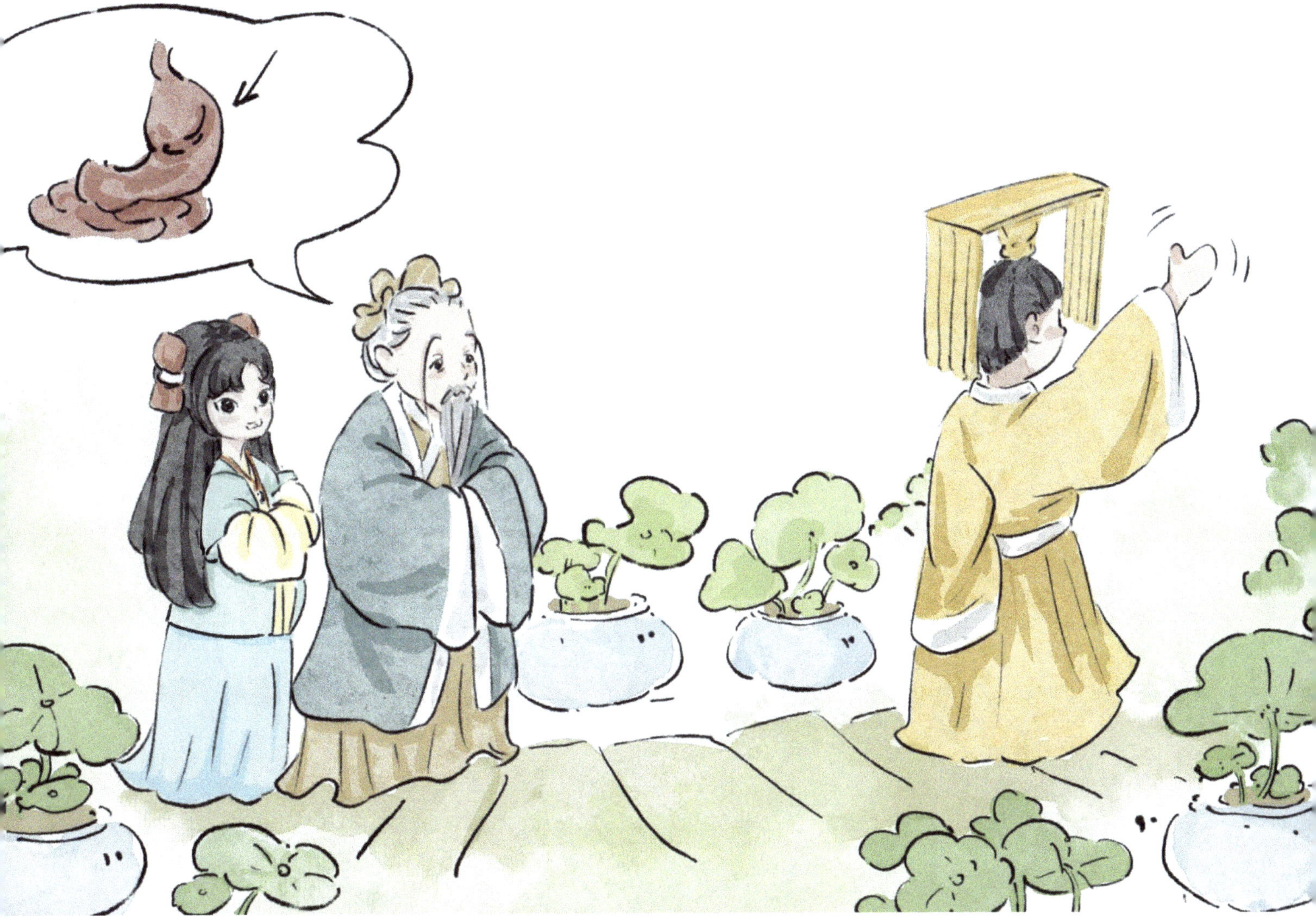

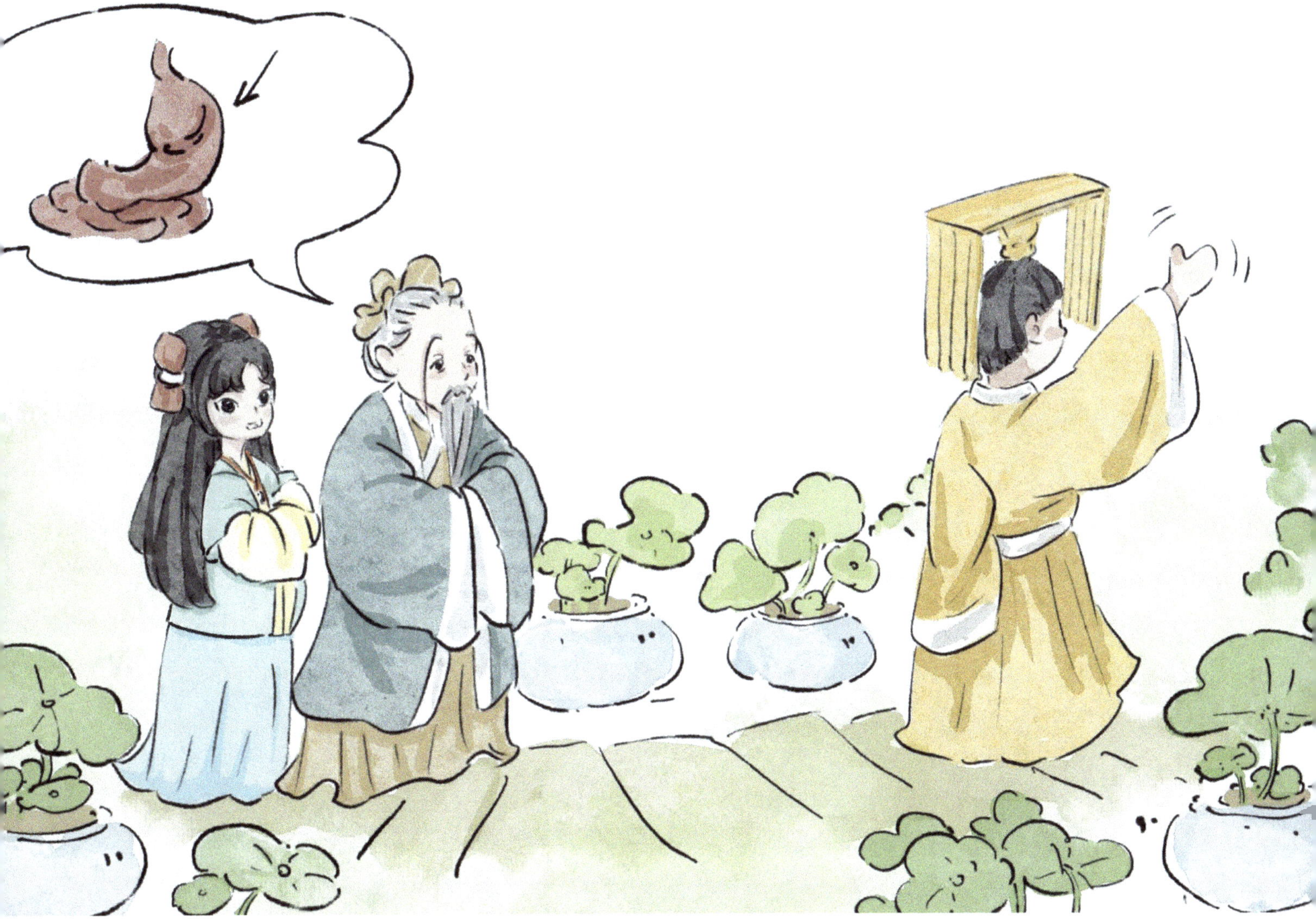

又过了十天，扁鹊第四次来见蔡桓公。扁鹊一见到桓公，什么话都没说就急忙转身走了。桓公觉得十分奇怪，就派人去把扁鹊追回来。蔡桓公问扁鹊："为什么这次你一句话不说就走了呢？"

Diez días más tarde, Bian Que fue a ver al rey por cuarta vez. Apenas lo vio, no dijo ni una sola palabra y se dio la vuelta apresuradamente para marcharse. El rey, sorprendido, envió a alguien para que lo llamara de regreso. Cuando Bian Que volvió, el marqués le preguntó: ¿Por qué esta vez no dijiste nada y te fuiste tan deprisa?

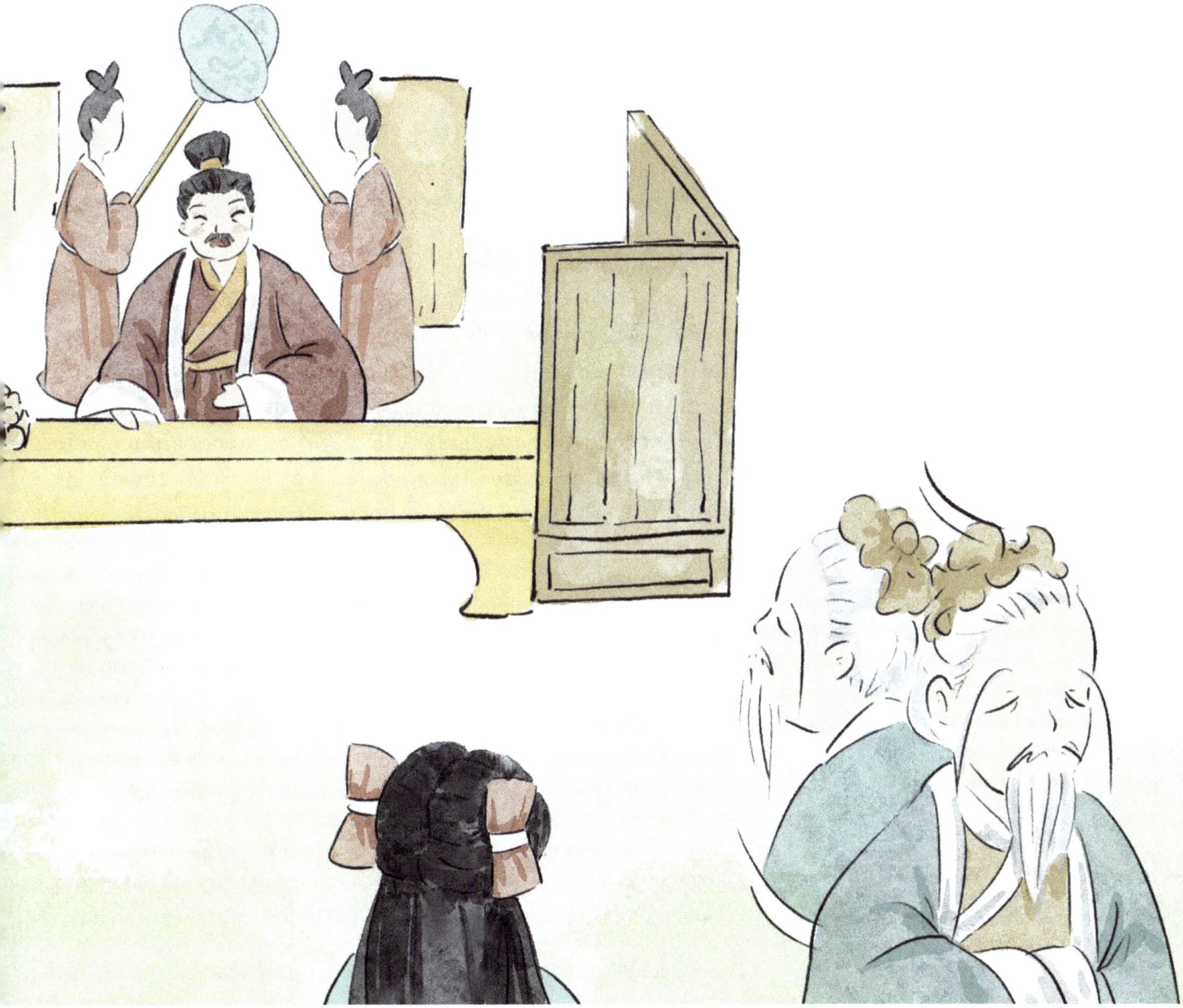

扁鹊痛心地说道：“第一次见您时，病在皮肤里，只要用热水敷一下就可以治好这个病；第二次见您时，病在肌肉里面，虽然加重了，但是使用针灸也能将病治好；第三次见您时，病到了肠胃里，即使已经更加严重，但如果吃上几服汤药，病也可以治好。但是到现在，您的病已经在骨髓里面了，这下就很难治好了。就算是我，也没办法了。”蔡桓公听了之后依旧不相信扁鹊说的，让人把扁鹊送走了。

Bian Que respondió con mucha pena: La primera vez que lo vi, la enfermedad está debajo de la piel , se puede curar fácilmente con compresas calientes; la segunda vez, la enfermedad ha invadido al músculo , pero aún podía tratarse con acupuntura; la tercera vez, había llegado al estómago y los intestinos; aunque más grave, unas decocciones aún habrían servido. Pero hasta hoy, el mal ha alcanzado la médula, ya no hay forma de curarla. Ni siquiera yo puedo hacer nada. El rey seguía sin creerle, le despidió.

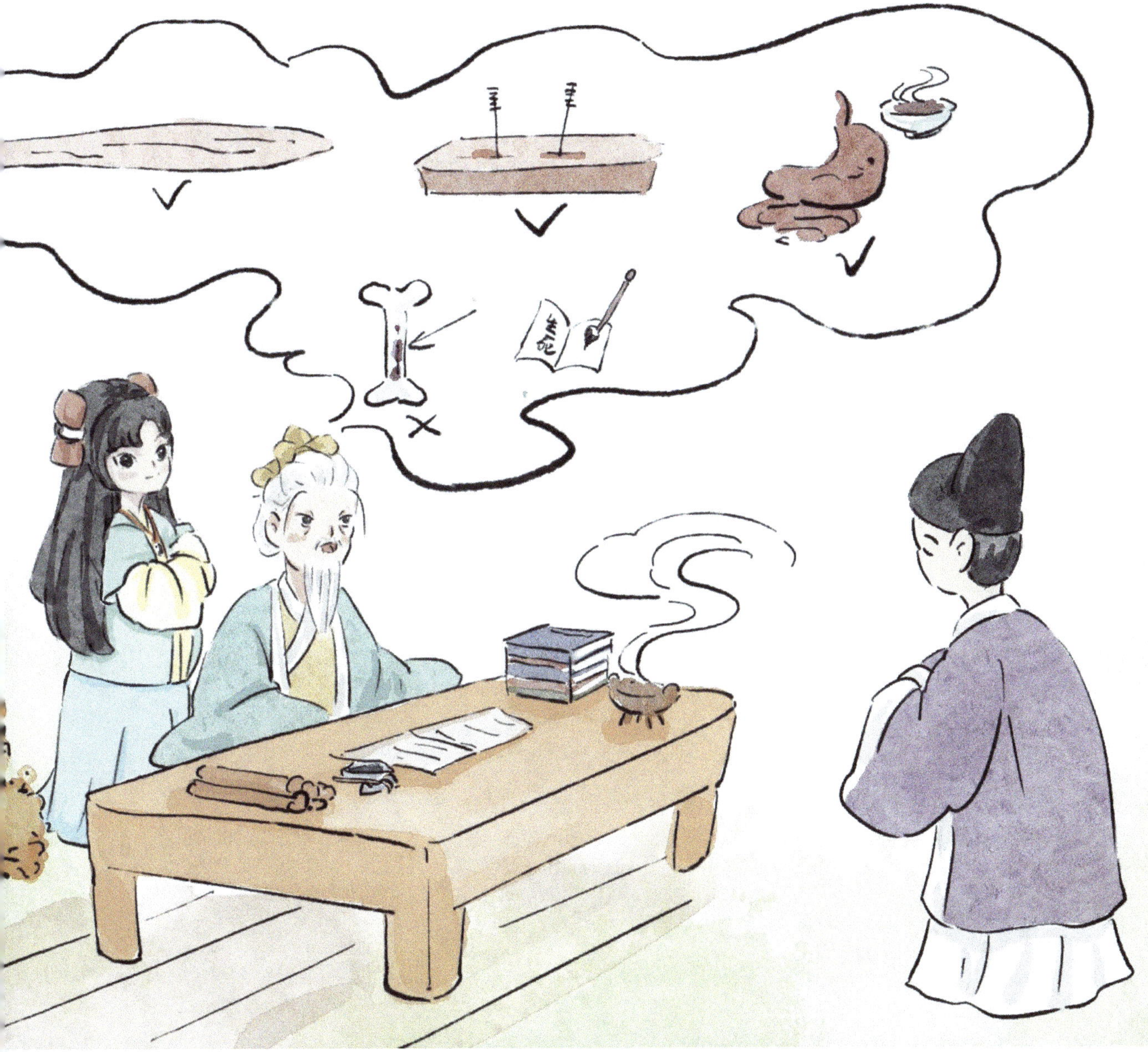

可是仅仅过了五天，蔡桓公就开始浑身疼痛，一病不起。桓公赶忙派人去找扁鹊来给自己治病，但是这时已经晚了。扁鹊深知这病已经无法医治了，早早就整理好了自己的行装，逃到秦国去了。桓公就这样因为讳疾忌医而病死了。

Pero tan solo cinco días después, el rey comenzó a sentir dolor por todo el cuerpo y cayó gravemente enfermo. Mandó buscar a Bian Que con urgencia, pero ya era demasiado tarde. Sabiendo que la enfermedad no tenía remedio, el médico había preparado sus cosas y se había marchado a Qin. Así el rey murió por haber encubierto su enfermedad y temer al médico.

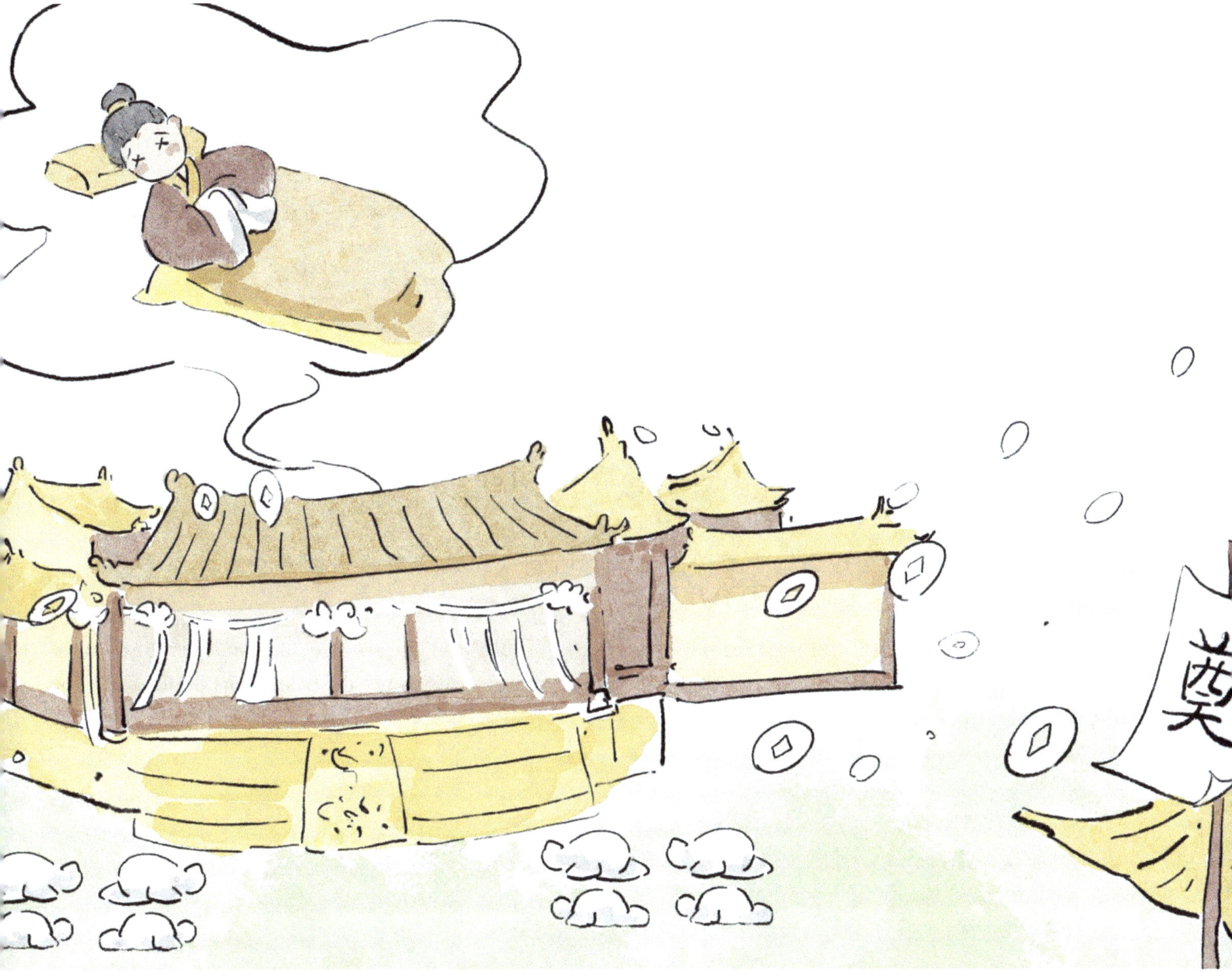

4. 悬壶济世

4. Aprender la medicina tradicional china para ayudar a la gente

据说在东汉时期，有一个名叫费长房的人，他主要负责管理集市。费长房做事情非常认真，也十分善于观察。

Había un hombre en la dinastía Han del Este, llamado Fei Changfang, trabaja en la administración del mercado, es muy concienzudo.

有一天，他在街上碰到一个卖药的老人，听别人说这个老人医术十分高明，病人吃了他的药就会马上痊愈。因此，他打算拜老人为师。

Un día, se encontró con un anciano que vendía medicinas en la calle, decían que tenía muy buena técnica que los pacientes se curaban inmediatamente después de tomar su medicina. Por lo tanto, quiso aprender de él.

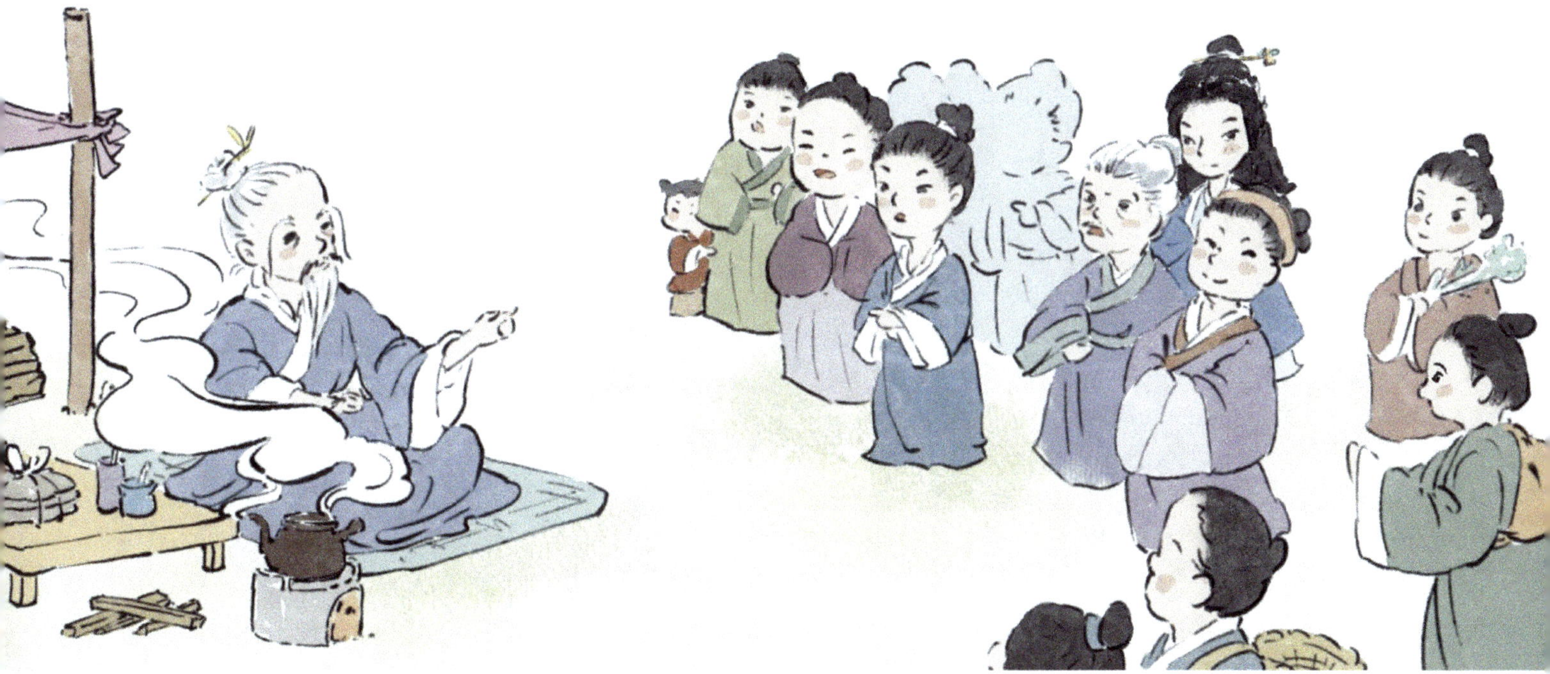

他一路跟着老人走，走着走着，忽然看见老人化作一缕青烟，钻进了挂在房梁上的葫芦里。

Siguió al anciano todo el camino, de repente vio que el anciano se convertía en humo y se metía en la calabaza colgada.

费长房看到这一切突然就明白了，这老人绝对不是一般人，这更加坚定了他拜老人为师的决心。

Entonces sabía que era especial, quería estudiar con él más aún.

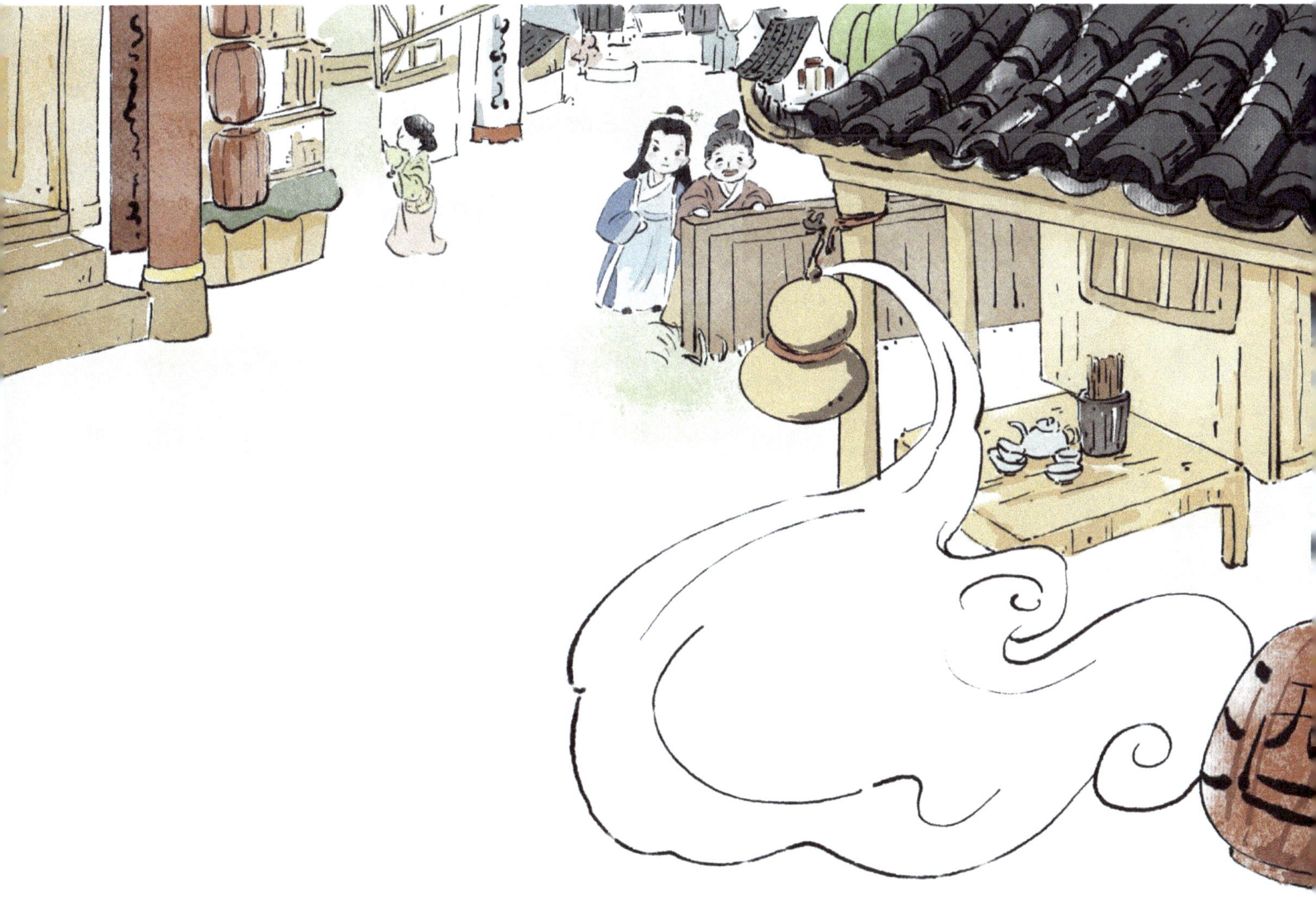

第二天，他在一家酒楼点了一桌上等的酒菜，等着老人出来。不一会儿，老人从葫芦里跳了出来。费长房当即拜倒在地，给老人磕头，请求拜他为师。

Al día siguiente, pidió una mesa en un restaurante y esperó a que saliera el anciano. Poco después, el anciano saltó de la calabaza, Fei Changfang le saludó inmediatamente.

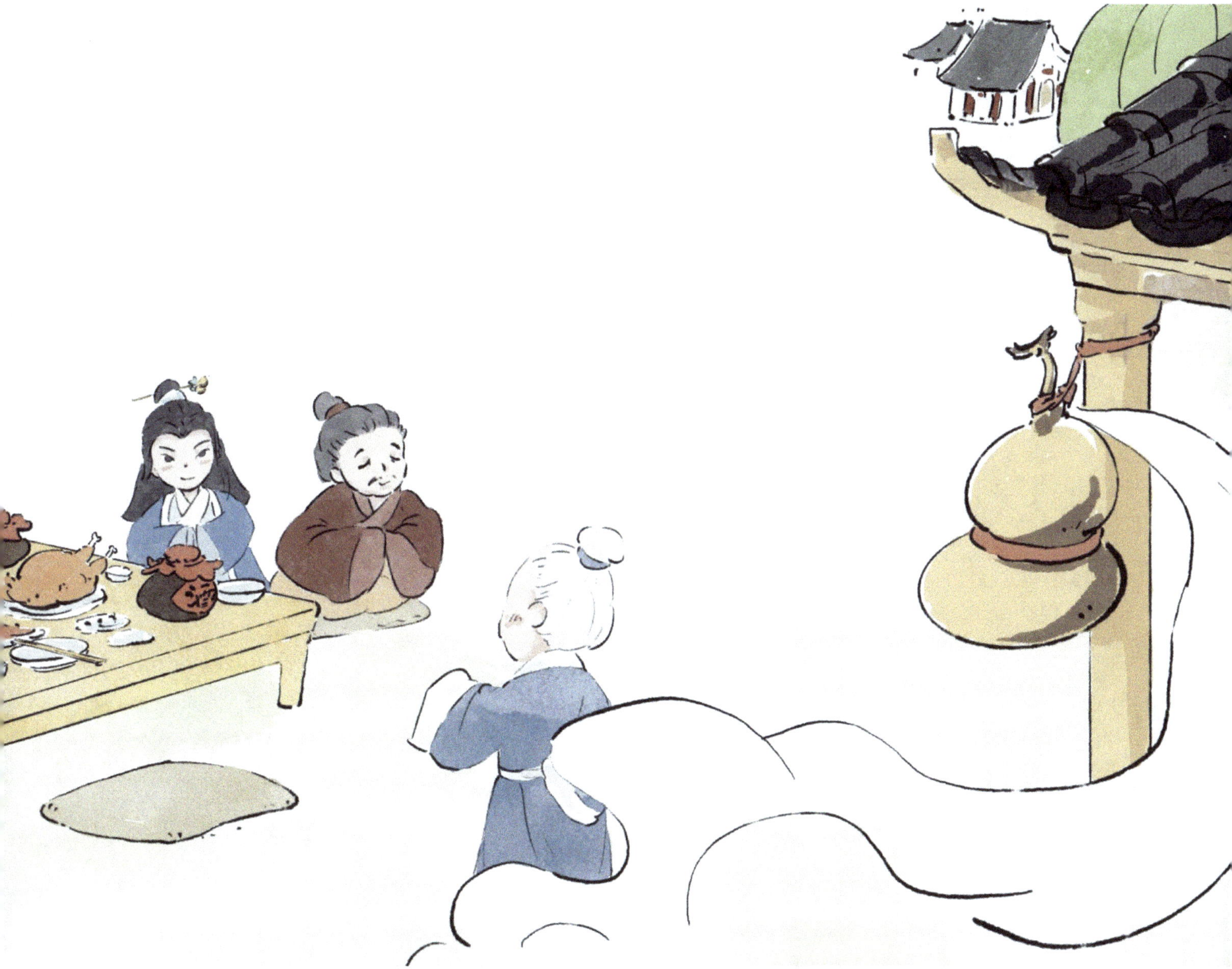

得知费长房的来意后，老人见他诚心，便收他为徒，带他一起进入药葫芦。他发现葫芦里别有洞天，有精致的房子，还有各种美酒佳肴。

Después de conocer su intención, el anciano le llevó juntos a la calabaza medicinal, se dio cuenta de que en la calabaza había otro mundo diferente, había casas exquisitas, todo tipo de vino excelente y comida deliciosa.

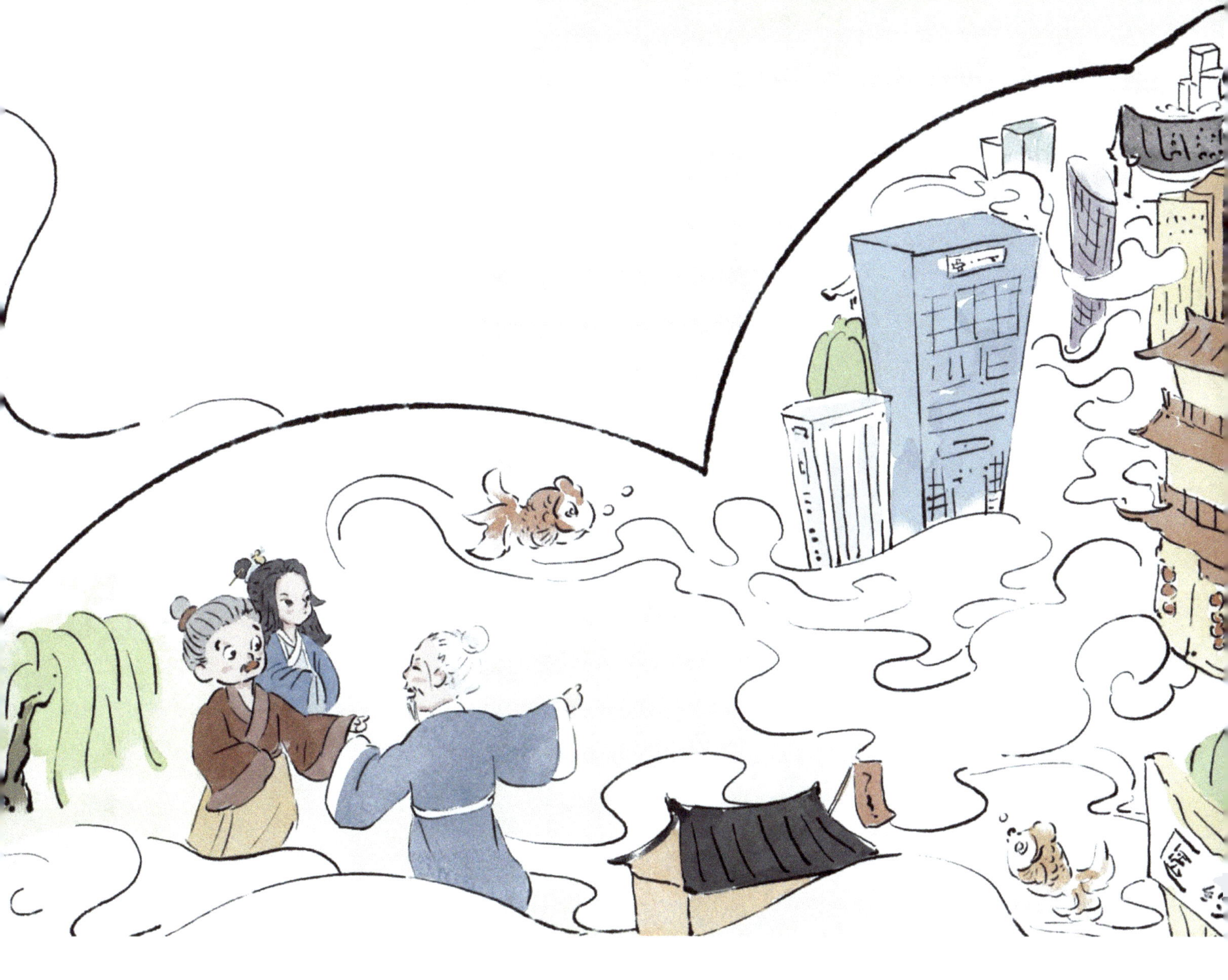

费长房拜老人为师后，跟随老人学习医术和修仙之道。费长房很快就掌握了医术，并且表现出色，名声远扬。老人发现费长房能独当一面之后，便离开了此地四处游历去了。

Desde entonces Fei Changfang estudió la medicina con el anciano, adquirió pronto las habilidades y logró mucha fama. Su maestro estaba satisfecho con su trabajo, por lo tanto le despidió para viajar a otros lugares.

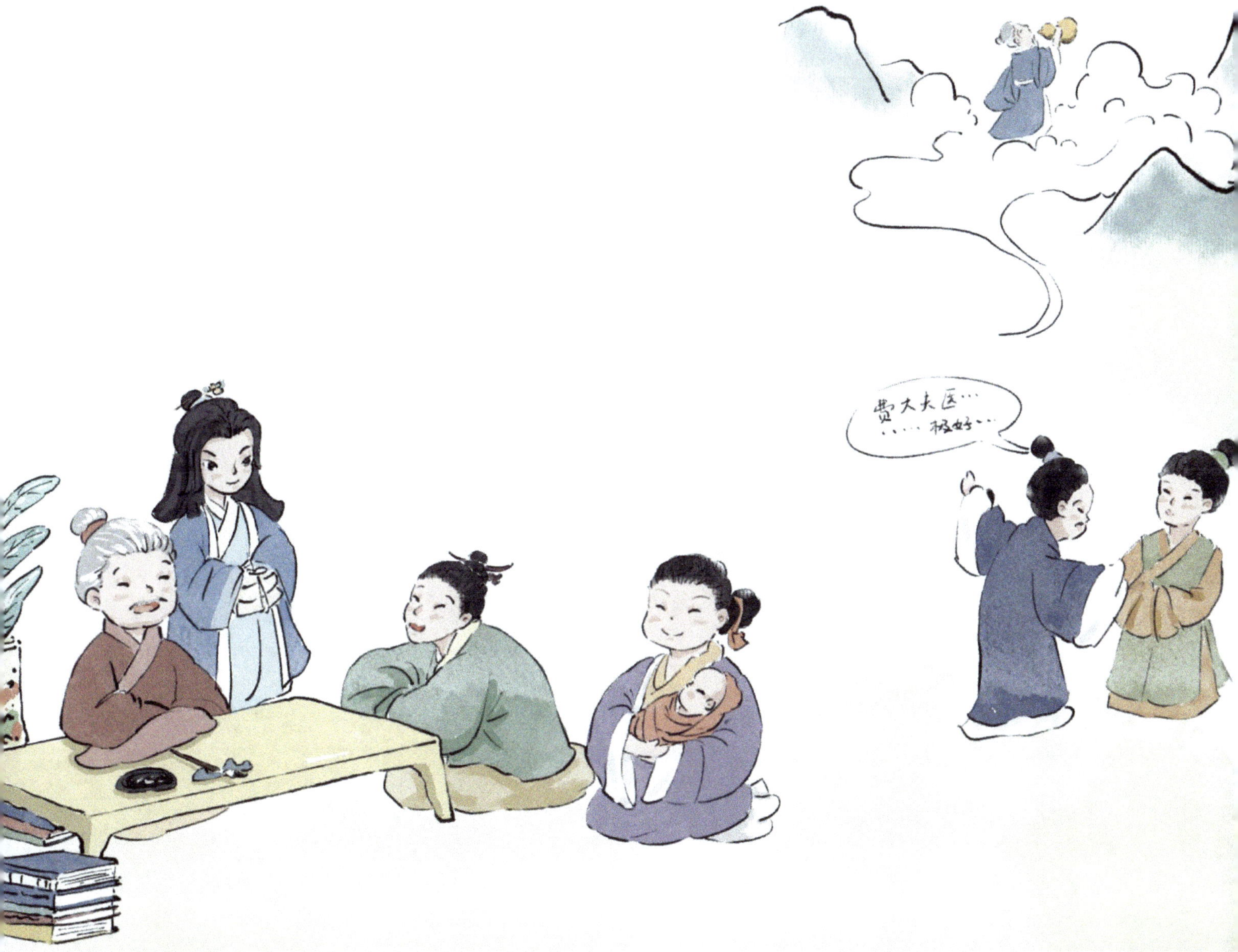
贵大夫医…
……极好…

为纪念老人，费长房行医时总将一个葫芦挂在身上。此后，行医之人纷纷模仿，用葫芦当招牌表示自己医术高超。

Para memorizar el anciano, Fei Changfang siempre llevaba una calabaza consigo, más tarde, otros médicos también pusieron calabazas, así, la calabaza se convirtió en un símbolo de la medicina china.

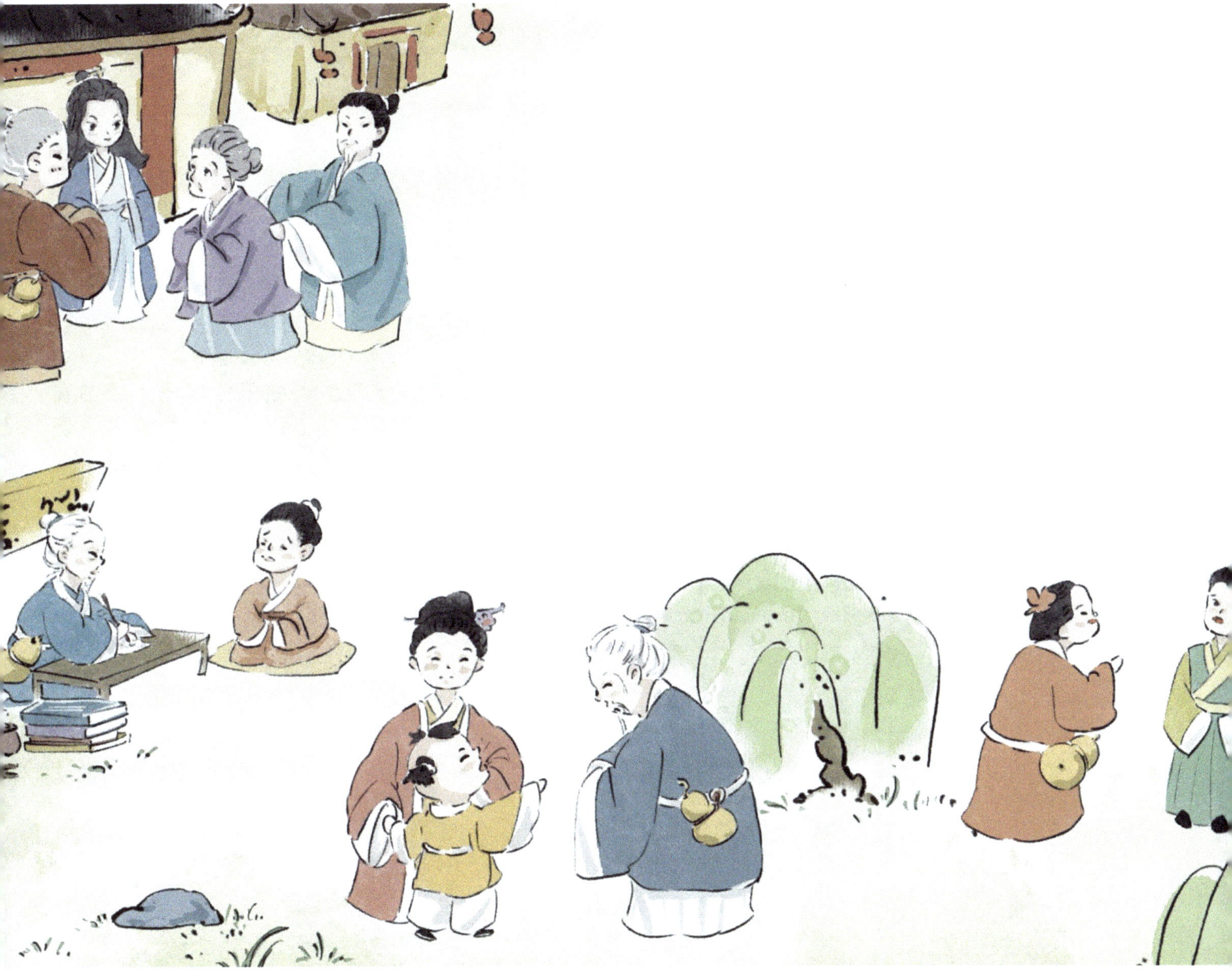

5. 防微杜渐

5. Prevenir el problema

《后汉书 · 丁鸿传》记载了一则故事:东汉和帝即位时年仅十四岁，由于他年幼，便由窦太后执政。窦太后的哥哥窦宪官居大将军，国家的军政大权实际上落入窦太后的哥哥窦宪等人手中。他们为所欲为，密谋篡权。

El emperador He de la dinastía Han Oriental asumió el trono cuando tenía catorce años. Como era joven, fue gobernado por la emperatriz viuda Dou, cuyo hermano Dou Xian era general, es decir, el poder militar y político del país cayó de hecho en manos de la familia Dou. Hicieron lo que quisieron y conspiraron para lograr el poder.

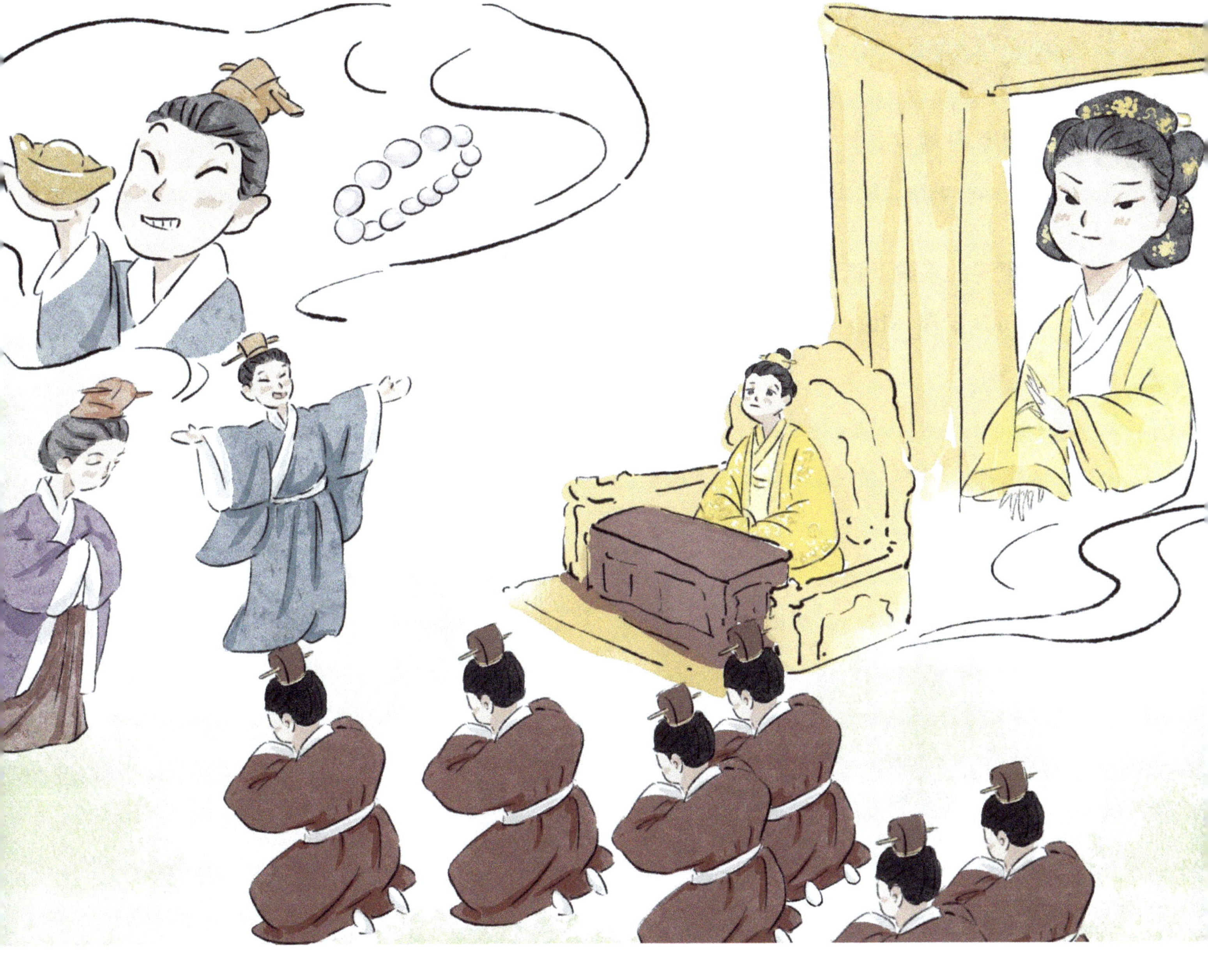

看到这种现象，许多忠于汉室的大臣心里很着急，都为汉室江山捏了把汗。

Al ver esta situación, muchos ministros leales a la dinastía Han se sentían muy preocupados y no podían evitar inquietarse por el destino del reino.

大臣司徒丁鸿就是其中的一个。

El ministro Situ, Ding Hong, fue uno de ellos.

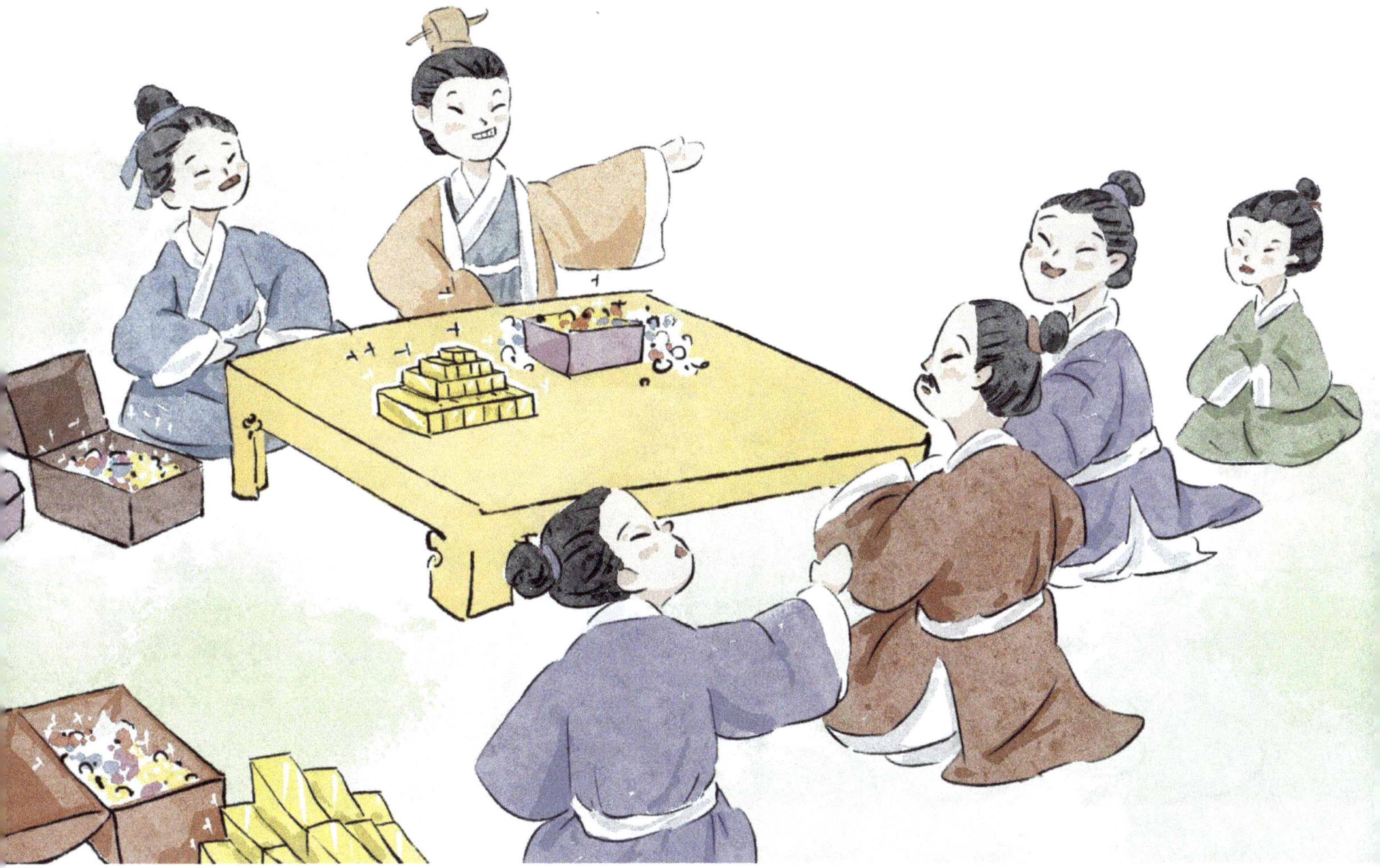

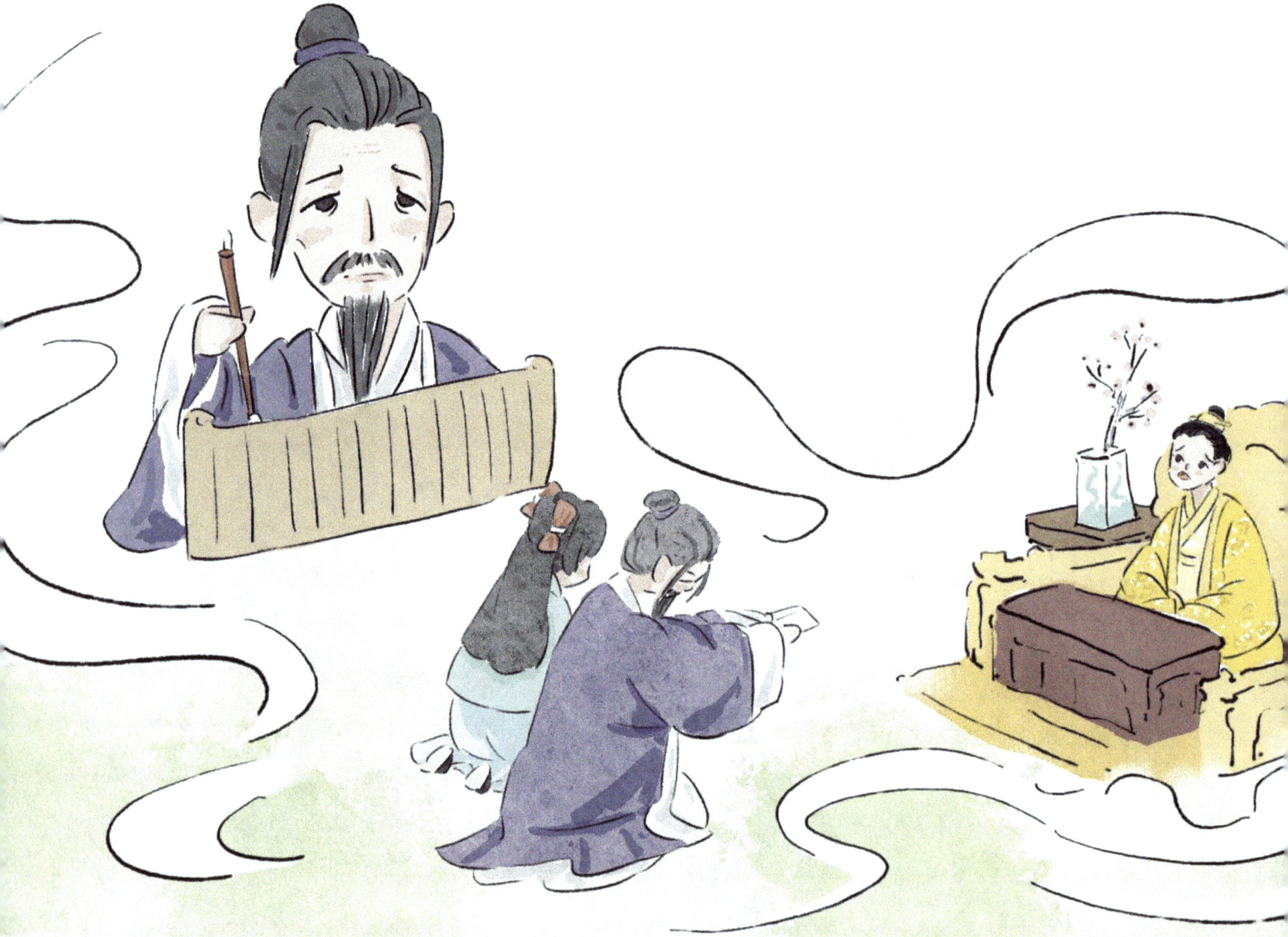

丁鸿很有学问，对经书极有研究。对窦太后的专权他十分气愤，决心为国除掉这一祸根。几年后，天上发生日蚀，丁鸿就借这个当时认为不祥的征兆，上书和帝，指出窦家权势对国家造成了危害，建议趁窦氏兄弟权势尚不大时，早加制止，以防后患，这样才能使得国家长治久安。他在奏章里说:“杜渐防萌，则凶妖销灭。”

Ding Hong era un sabio con un profundo conocimiento de los textos clásicos. Estaba muy indignado por el poder absoluto de la emperatriz viuda Dou y decidió eliminar esa amenaza para el país.

Años después, ocurrió un eclipse solar, un fenómeno considerado entonces como un mal presagio. Ding Hong aprovechó esta señal para enviar una carta al emperador He, en la que señalaba que el poder de la familia Dou estaba perjudicando al país.

Recomendó que, mientras la influencia de los hermanos Dou aún no fuera demasiado grande, se tomaran medidas rápidas para detenerlos y así evitar problemas futuros. Solo de esta manera, aseguró, el país podría gozar de estabilidad y paz duradera.

En su escrito afirmó: “Si se detiene el mal desde sus inicios, las fuerzas oscuras desaparecerán.”

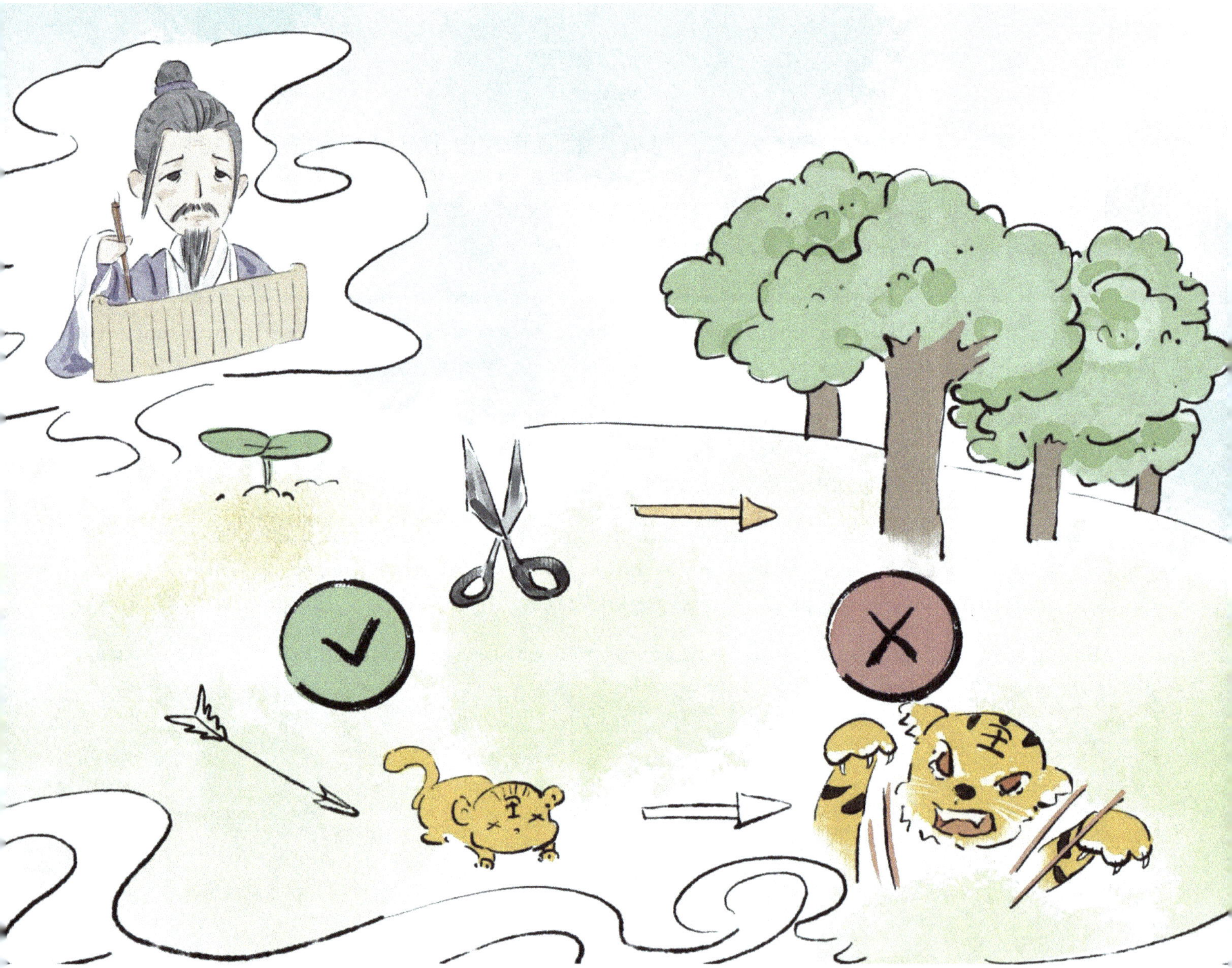

和帝本来就早已有这种打算，于是采纳了他的意见，并任命他为太尉兼卫尉，进驻南北二宫，同时罢掉窦宪的官职。

El emperador He aceptó su consejo y lo nombró funcionario supremo del gobierno a cargo de los asuntos militares, así como comandante de los oficiales de la guardia simultáneamente, luego destituyó a Dou Xian de su cargo mientras tanto.

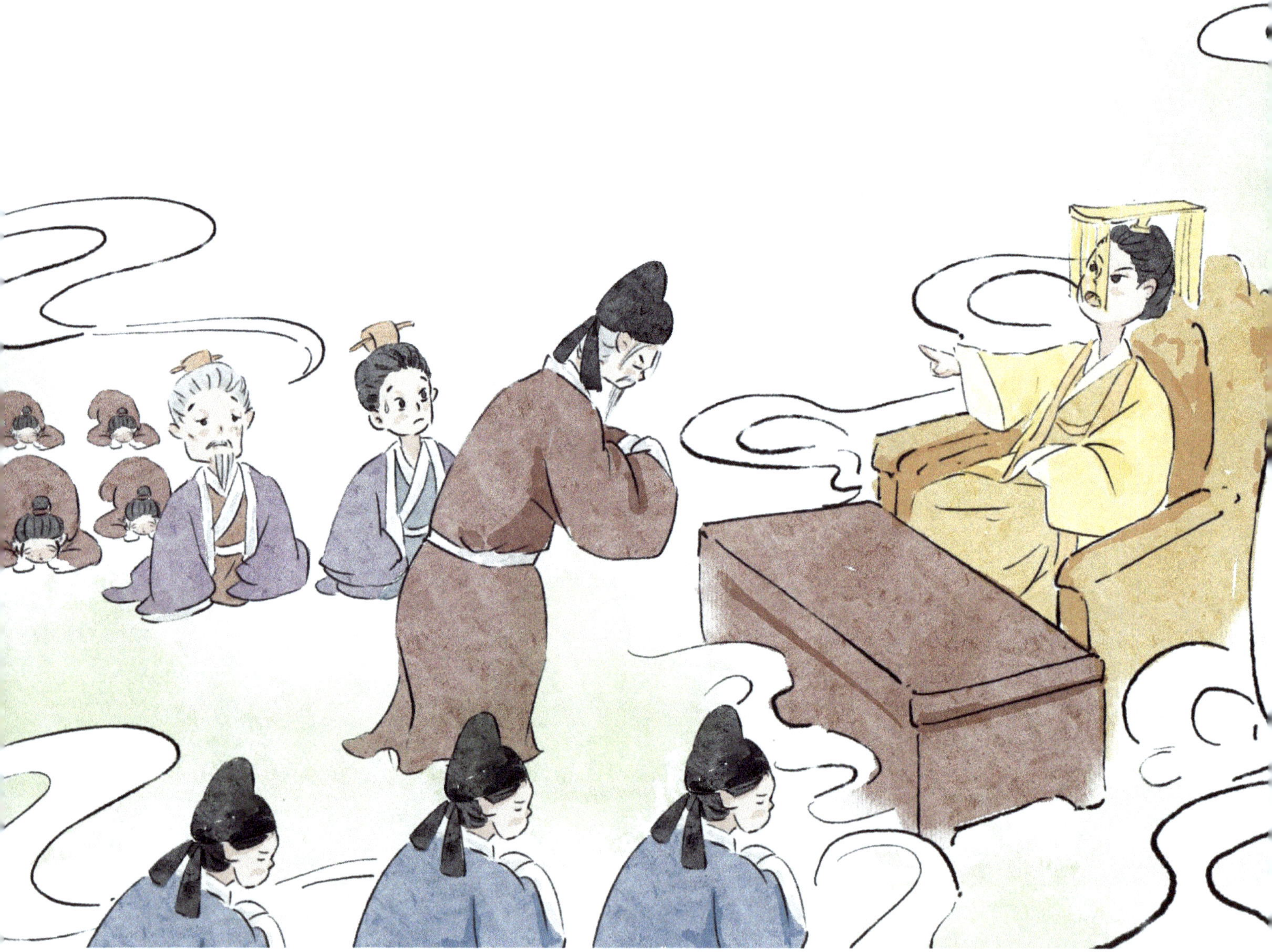

窦宪兄弟情知罪责难逃，便都自杀了，从而避免了一场可能发生的宫廷政变。

Al darse cuenta de que no poder evitar el castigo, todos los cómplices de Dou Xian se suicidaron, con lo que se evitó con éxito un posible golpe de palacio.

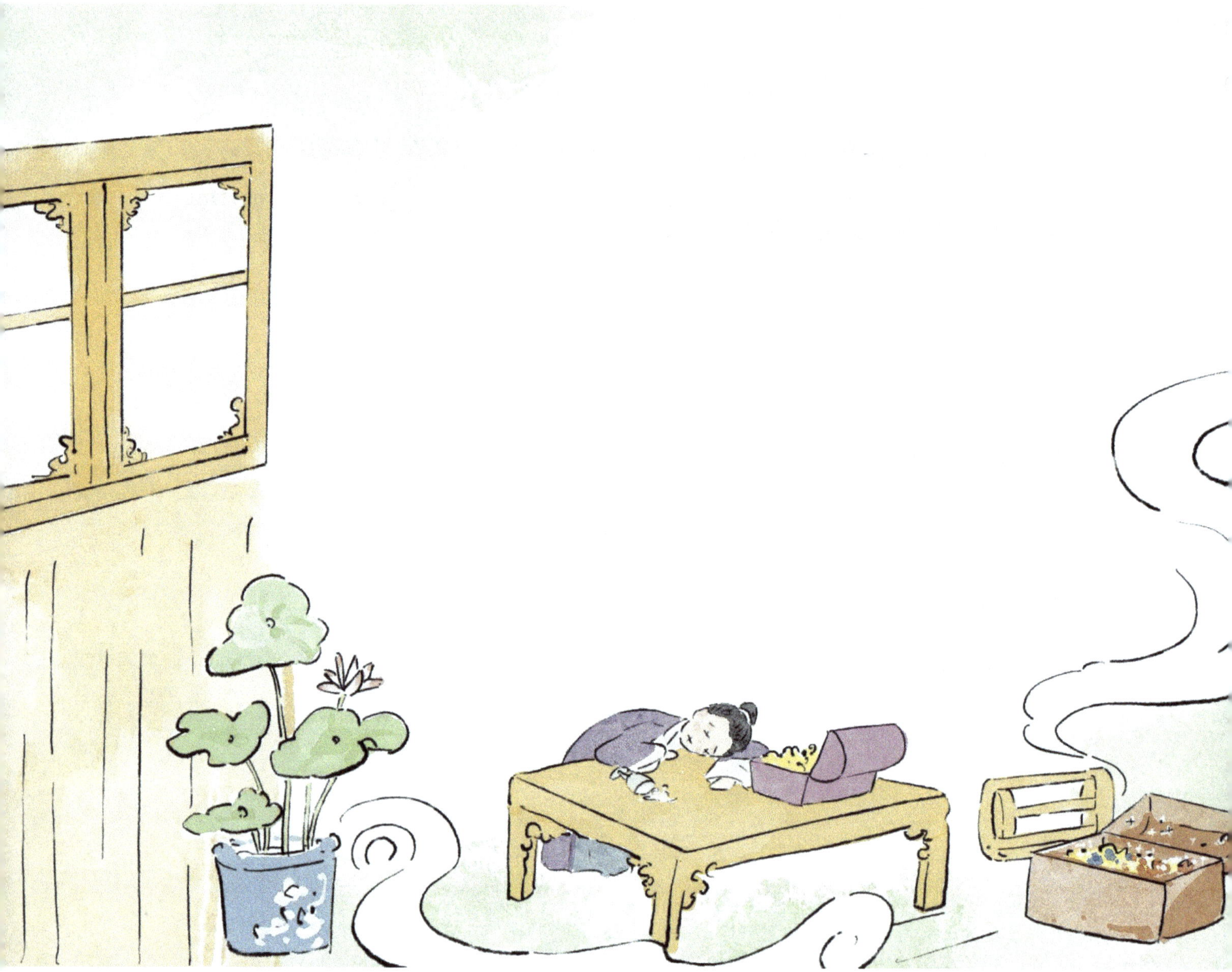

6. 对症下药

6. Recetar según los síndromes

华佗是东汉时期的一位名医。

Hua Tuo era un famoso médico de la dinastía Han Oriental.

有一天，官吏倪寻和李延都患了头痛发热的病症，便一同请华佗诊治。

Un día, dos funcionarios, Ni Xun y Li Yan, sufrieron dolor de cabeza y fiebre, fueron juntos a consultar.

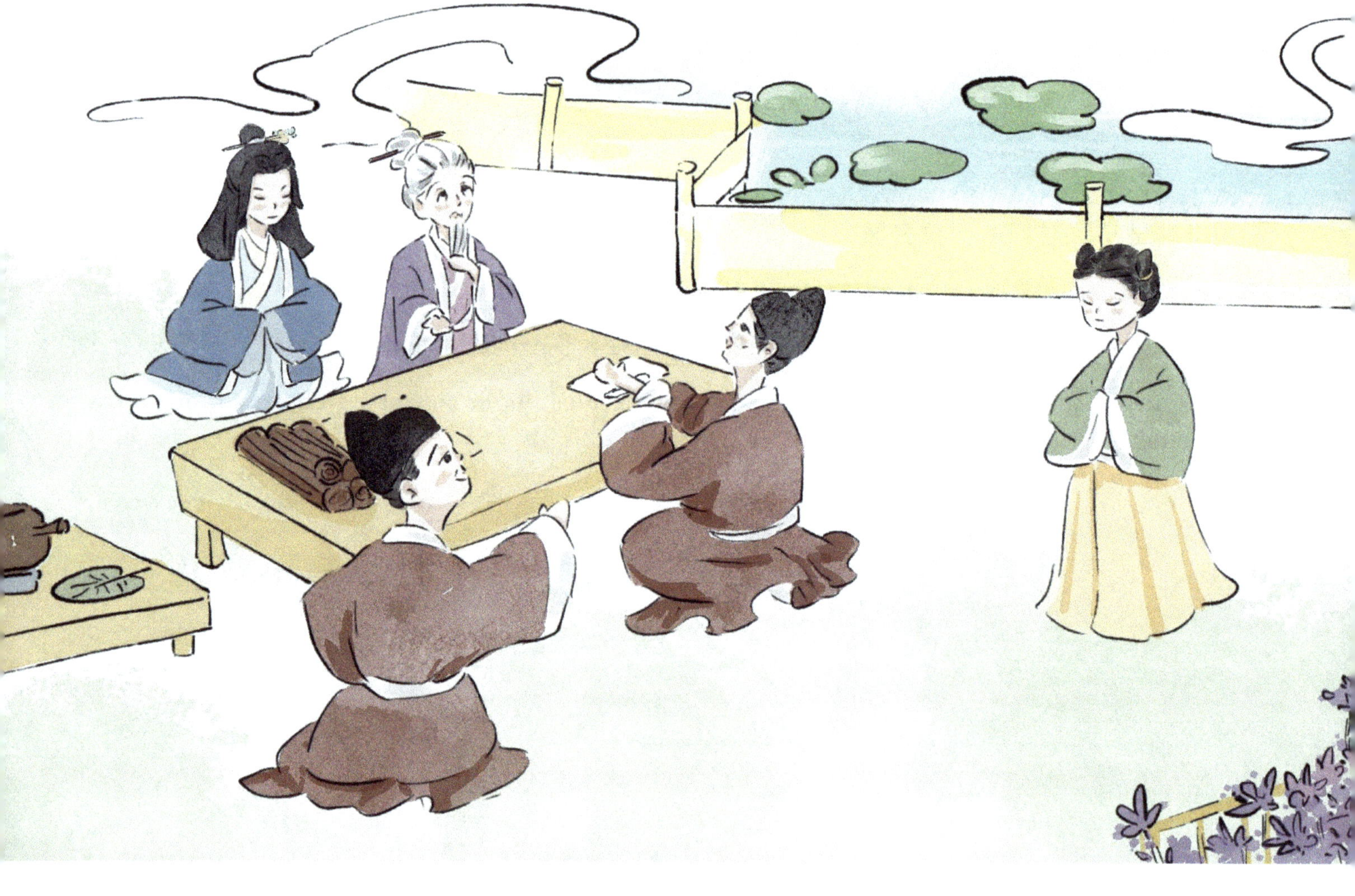

华佗为他们仔细诊断后，分别给了他们不同的药，并嘱咐他们把药带回家，煎好后服用。

Tuo los diagnosticó cuidadosamente, les dio dos decocciones diferentes para tomar.

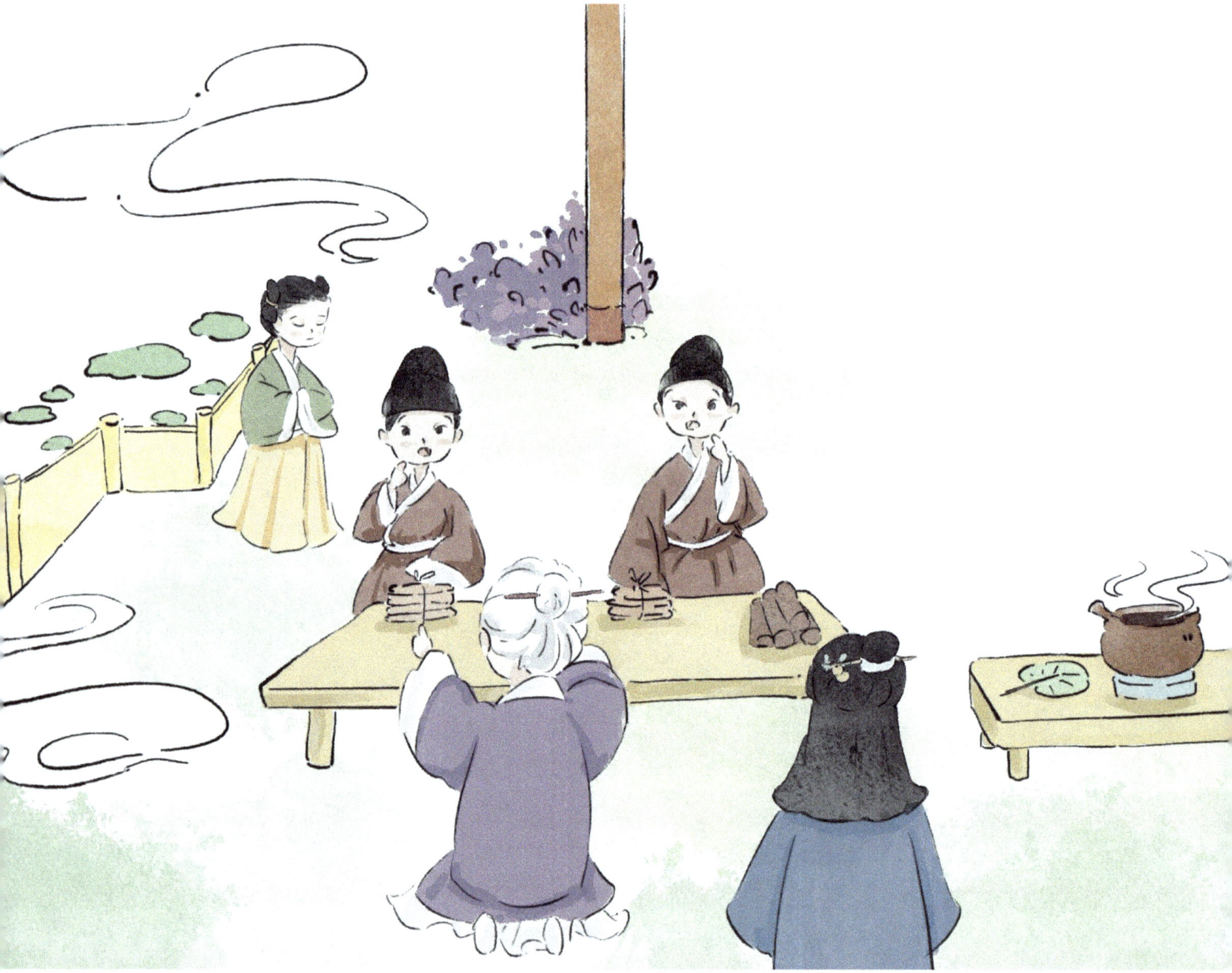

他们看了看自己的药方，给倪寻开的是泻下药，而给李延开的则是发汗解表药。

Miraron sus recetas, a Ni Xun le recetó una fórmula laxante, mientras que la medicina de Li Yan era para aliviar lo exterior y dispersar lo interior.

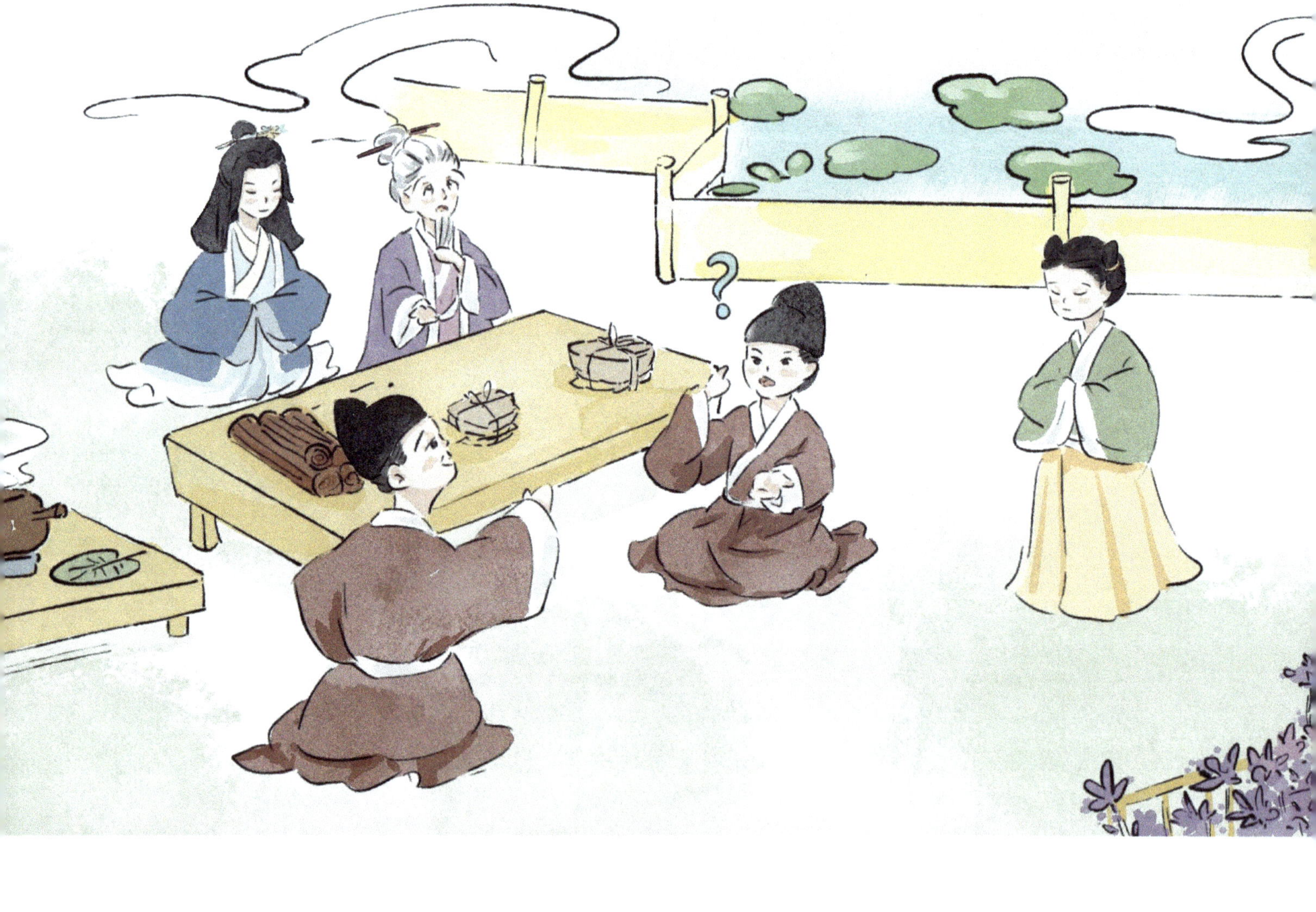

他们不明白为什么两人同样的症状会有不同的处方。

No entendieron por qué se prescribían recetas diferentes para los mismos síntomas. Por lo tanto, le preguntaron.

华佗笑着解释道："倪寻的病是由于吃得过多引起的，病因在内部，所以应当服泻下药，将积滞泻掉。"

Hua Tuo les explicó con una sonrisa: la enfermedad de Ni Xun es causada por comer demasiado, la enfermedad es interna, por lo que debe ser tratada eliminando el estancamiento con laxantes.

"李延的病是受凉感冒引起的，其证属外，宜服解表药，汗出而风邪去，头痛亦除。"

Mientras que Li Yan se enfermó por coger frío, el síntoma es externo, por lo que se debe dispersar el mal de viento con el sudor, de esta forma alivia el dolor de cabeza.

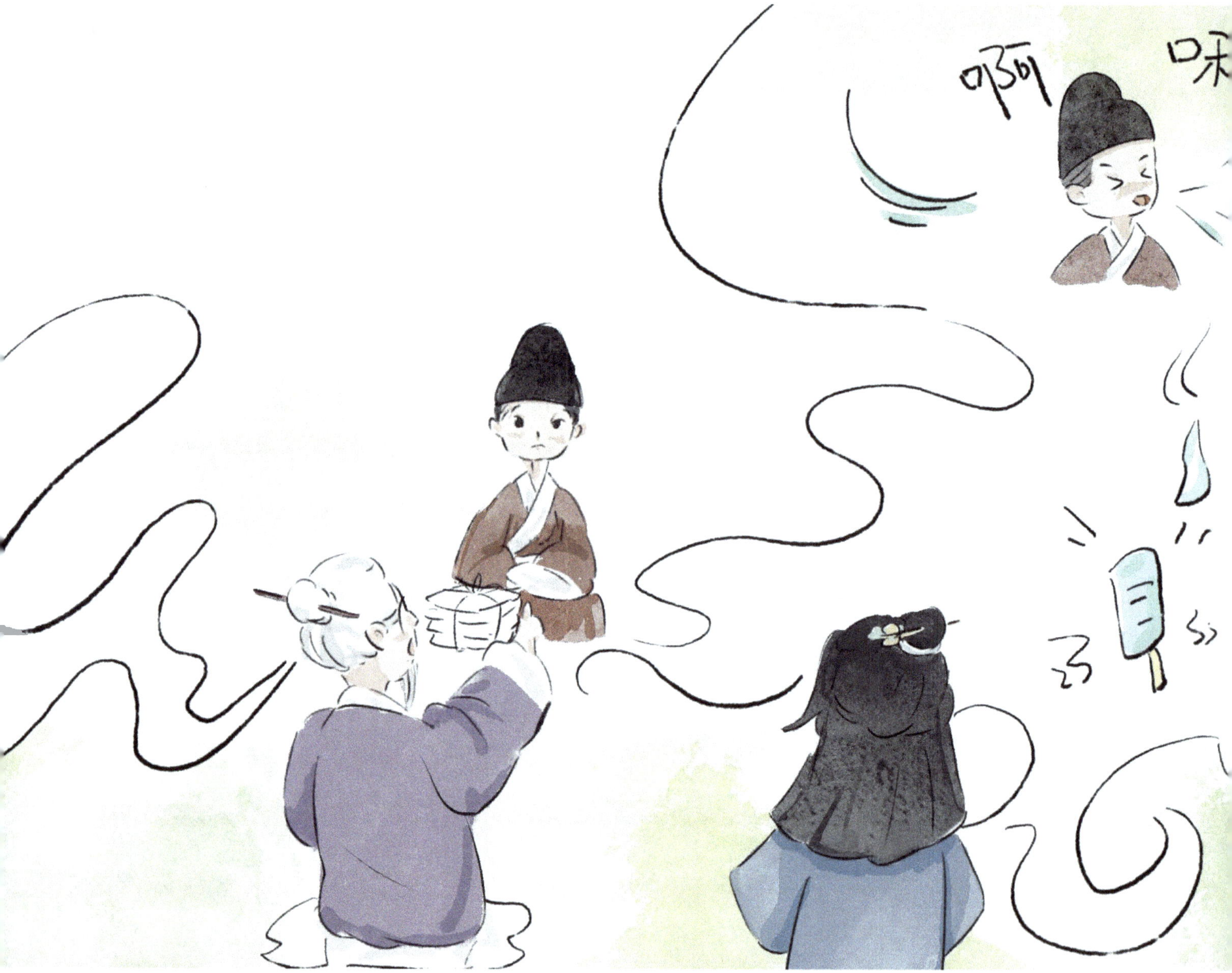
啊

两人听完后，懂了其中的道理，便回家将药熬好服下，果然很快都痊愈了。

Lo aceptaron, después de tomar la medicina, los dos se recuperaron pronto.

中医强调辨证治疗，病症相同，但引起疾病的原因不同，故治疗方法也不一样。后来，人们常用“对症下药”这个成语比喻针对不同情况，采取不同方法处理问题。

La medicina china destaca la diferenciación del síndrome, aunque tener los mismos síndromes, las causas de enfermedades son diferentes, por lo que los métodos de tratamiento serán diferentes. Posteriormente, la expresión “recetar según los síndromes” se utilizó a menudo como metáfora para referirse a la adopción de distintos métodos para solucionar los problemas en distintas situaciones.

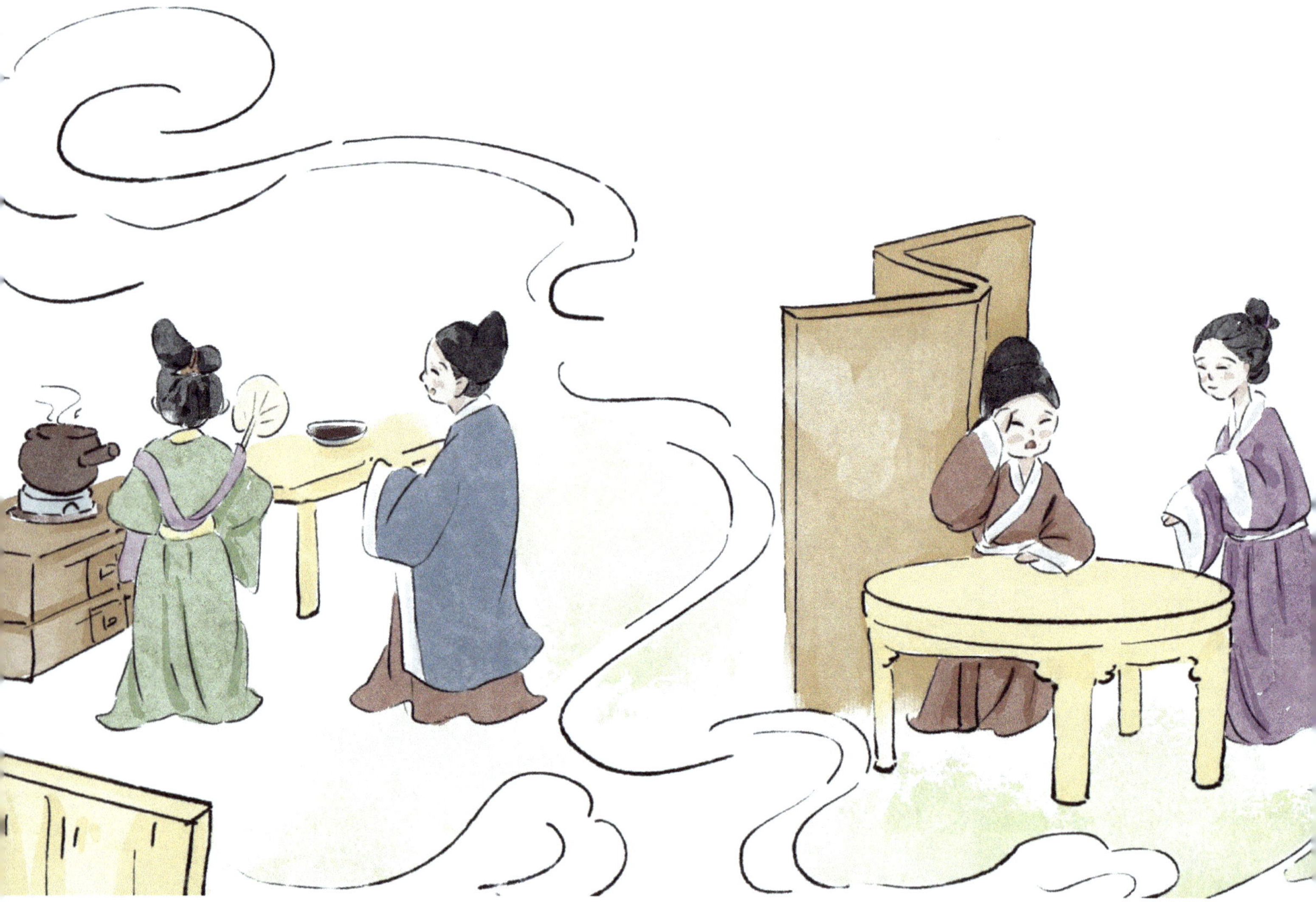

7. 刮骨疗伤

7. Raspar el veneno del hueso

传说关羽在攻打樊城时，右臂中了毒箭。他的部下发现毒已渗入骨头，便劝他去荆州治疗。

Guan Yu fue alcanzado por una flecha venenosa en el brazo derecho mientras atacaba la ciudad de Fancheng. Cuando descubrieron que el veneno ya se había filtrado en el hueso, le convencieron de que fuera a Jingzhou para recibir tratamiento.

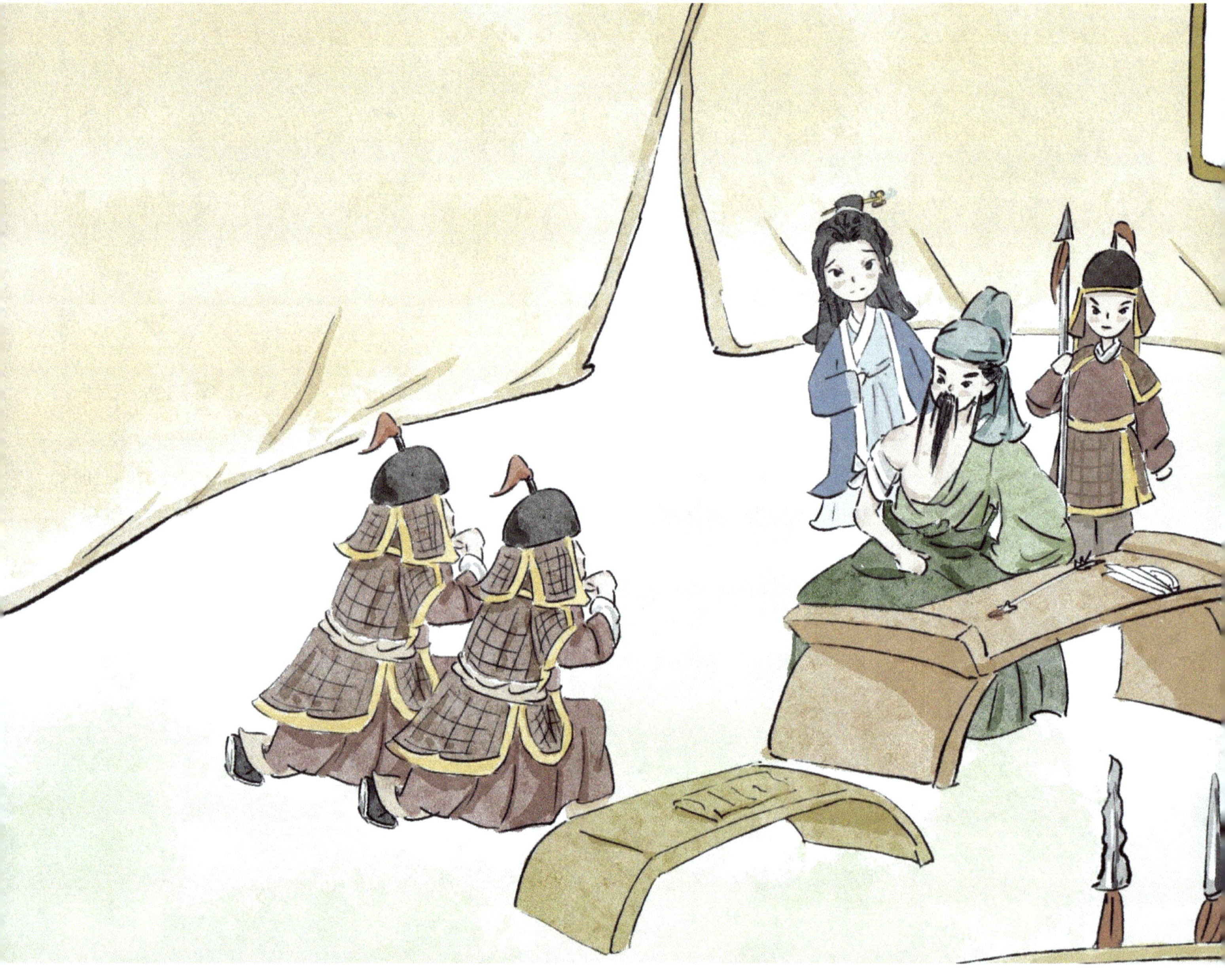

关羽一心想夺取樊城，拒绝回荆州治病。

Pero él decidió a quedarse en el campo de batalla y se negó a regresar a Jingzhou para recibir tratamiento.

眼看关羽的伤势一天天加重，将士们赶忙派人去寻找名医来为关羽治病。

Al ver que empeoraba día a día, los militares fueron a buscar médicos famosos.

一天，一个叫华佗的人乘船来到军营，为关羽治病。

Un día, un hombre llamado Hua Tuo llegó en barco al campamento, dijo que vino para curar a Guan Yu.

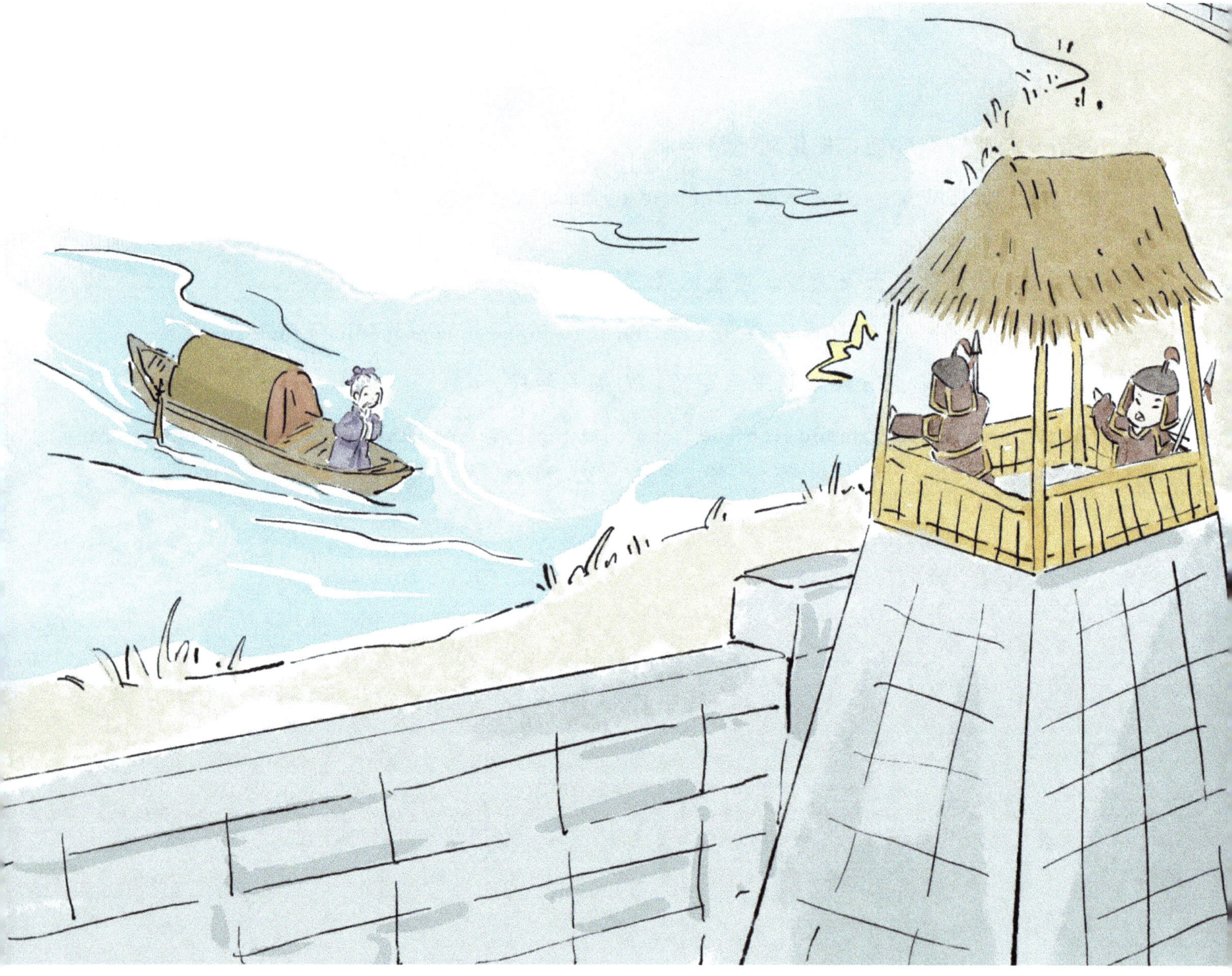

关羽问华佗要怎样医治他的伤。

Guan Yu le preguntó cómo curaría la herida.

华佗说："我要刮骨疗毒。怕您害怕，所以要在这里设立一个带环的柱子，用绳子绑住您的手臂。然后开始动手术时，会将您的眼睛蒙住。"

Respondió: Puede tener mucho miedo, sugiero que coloquemos un poste con un lazo para atarte el brazo. Cuando comenzamos puede cerrar los ojos.

关羽听了笑着说："没有必要把我捆住。"

Guan Yu dijo riendo: No hace falta.

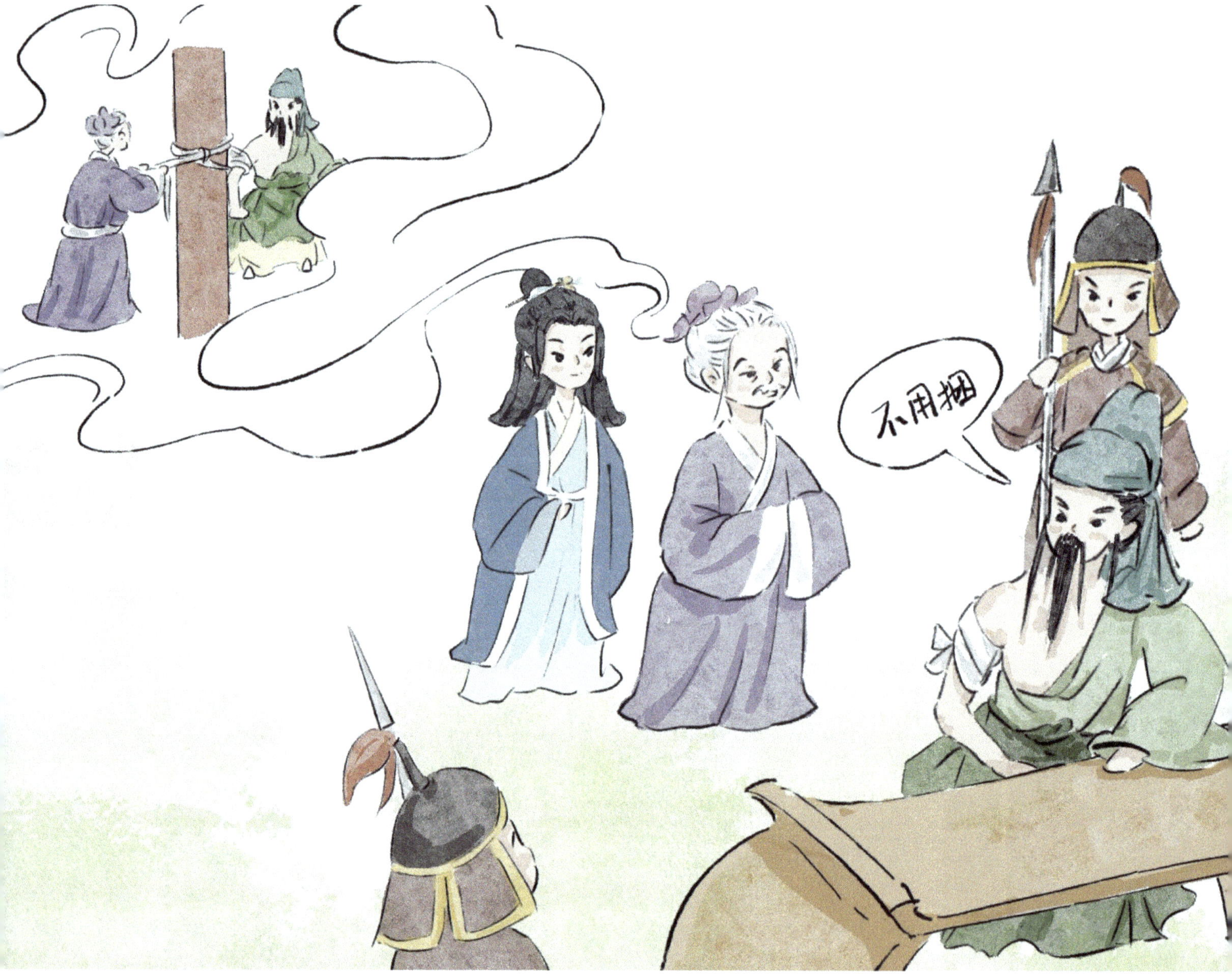
不用捆

然后，他下令设宴招待华佗。酒过三巡，关羽开始与人下棋。同时，他向华佗伸出右臂，说："任您处置，我一点也不害怕。"

Luego dio órdenes de celebrar una cena para Hua Tuo. Tras beber unas copas, se puso a jugar al ajedrez. Al mismo tiempo, extendió su brazo derecho hacia Hua Tuo y le dijo: Está a tu disposición, no tengo ningún miedo.

华佗切开关羽的皮肉，用手术刀刮骨。

Hua Tuo abrió su músculo con un bisturí y raspó el hueso.

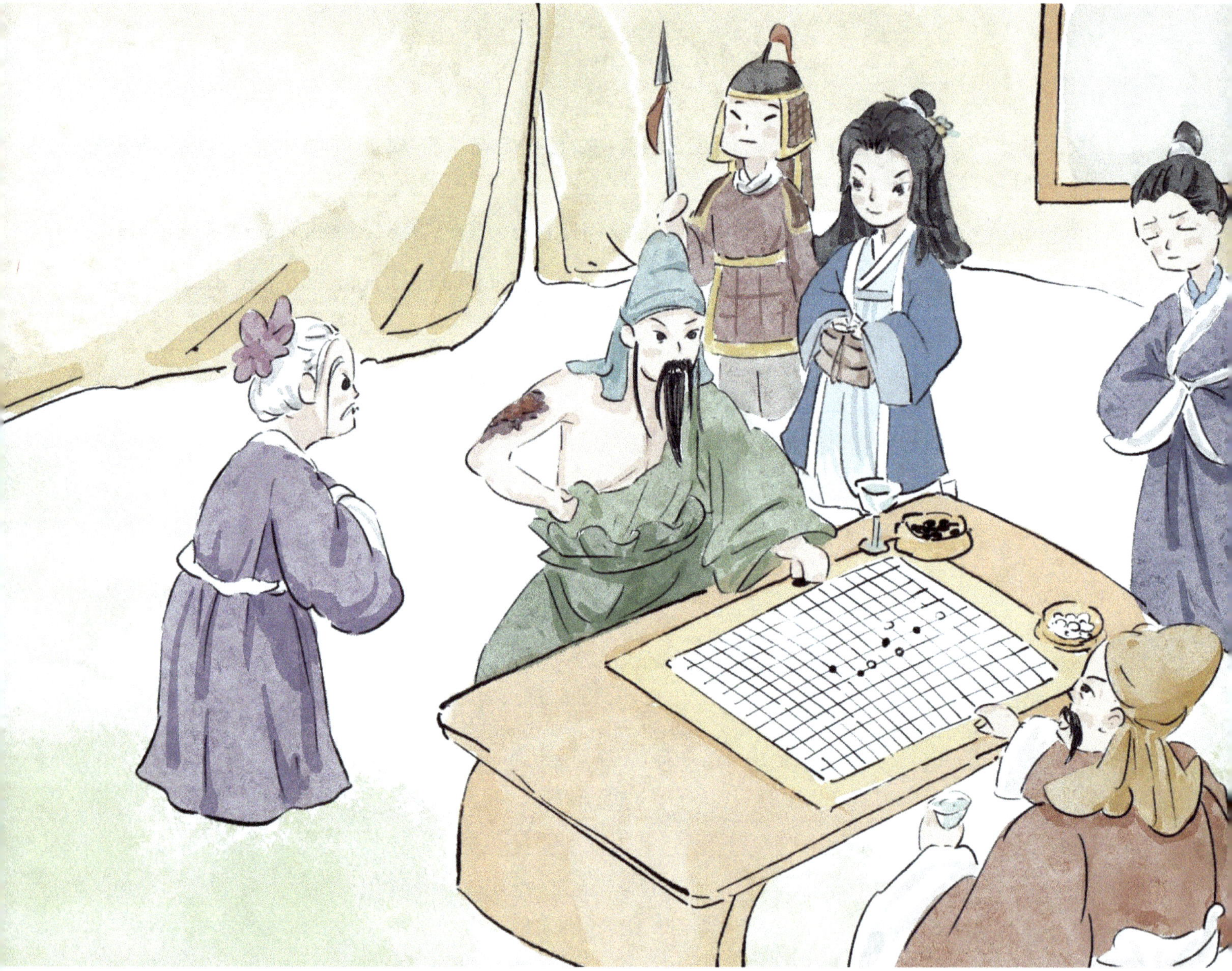

在场的人都吓得不敢直视。

Todos los presentes se taparon los ojos.

关羽则若无其事，继续喝酒下棋。顷刻间，血流满盆，骨上的毒也刮干净了。

Mientras Guan Yu seguía bebiendo y jugando al ajedrez. En un momento, salió mucha sangre, el veneno se quidó totalmente.

关羽站了起来，笑着说："现在我的手臂可以像以前一样活动自如了。华佗先生，您真是神医啊 ！"

Guan Yu se levantó sonriendo y dijo: Ahora mi brazo puede moverse libremente como antes. ¡Sr. Hua Tuo, usted es un doctor mágico!

华佗答道："我行医以来，还没见过像您这么了不起的人。将军您真是神人啊。"

Hua Tuo dijo: Desde que empecé a trabajar, no he visto a nadie tan valiente como usted. Es un general mágico.

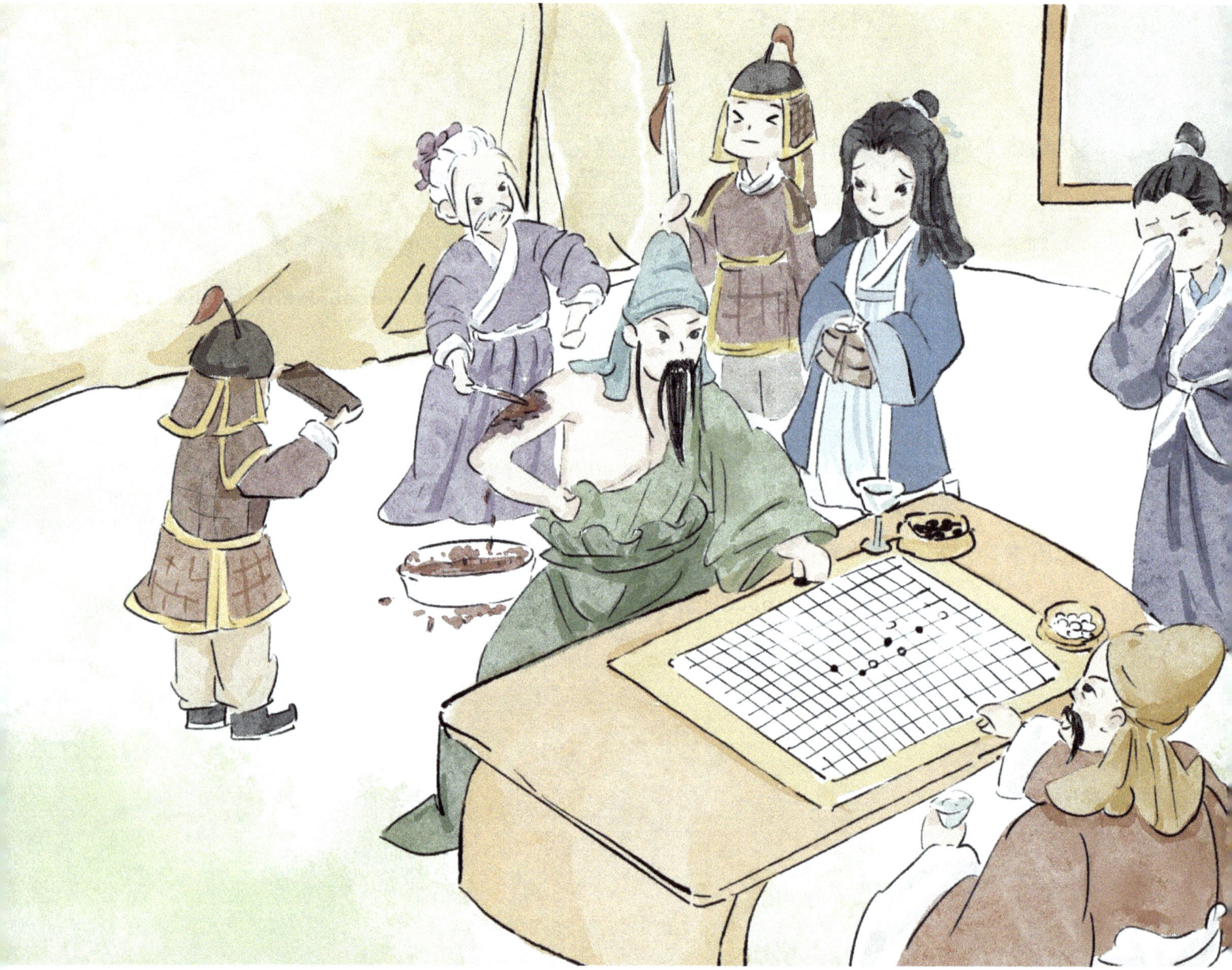

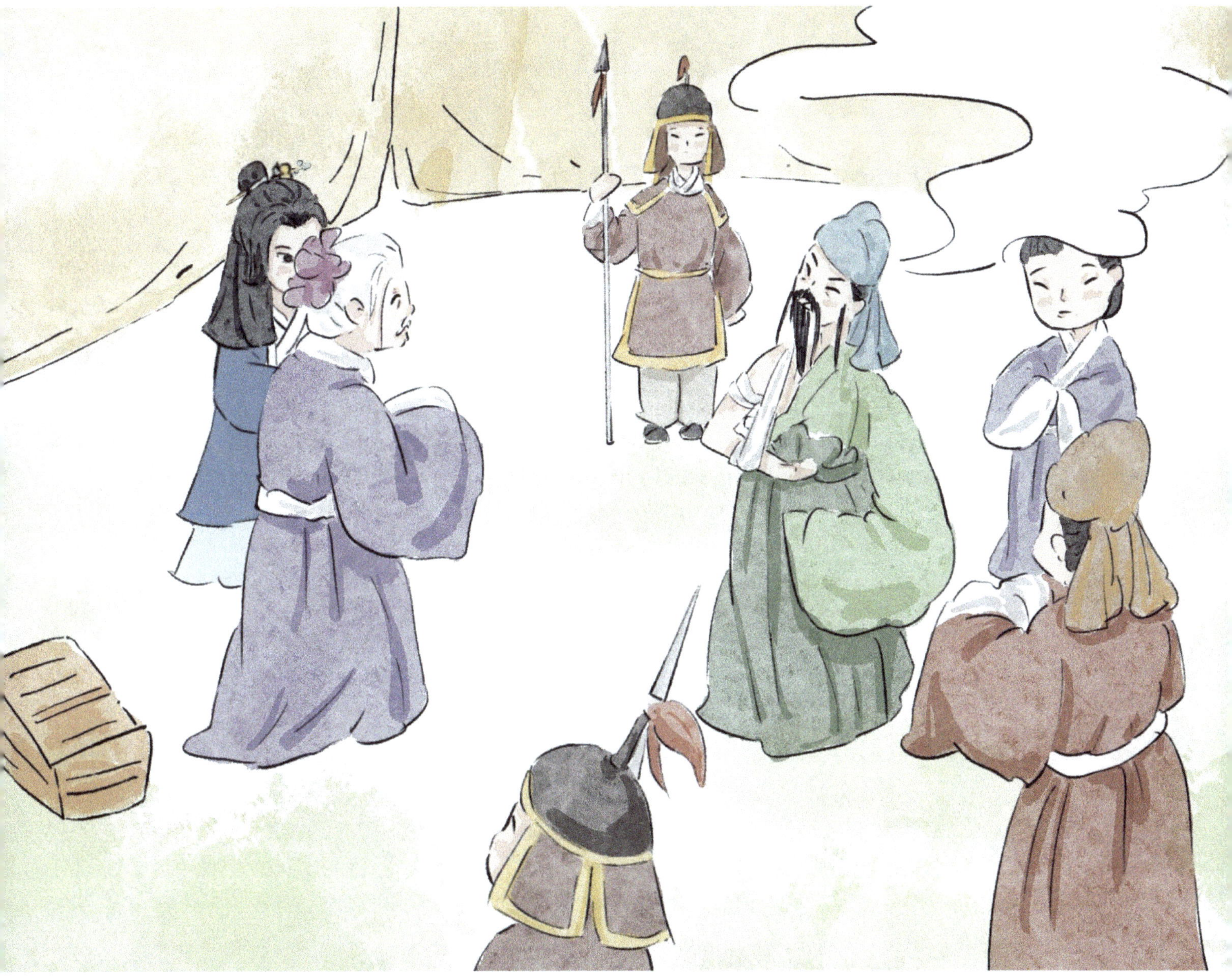

8. 杏林春暖

8. Primavera en bosque de albaricoques

三国时候，吴国侯官县（属今福建省福州市）有一位叫董奉的人，是一位医术很高明的 医生，传说身有“仙术”。

Durante el periodo de los Tres Reinos, había un hombre llamado Dong Feng en el estado de Wu, que era un médico muy hábil y del que se decía que tenía "magia inmortal".

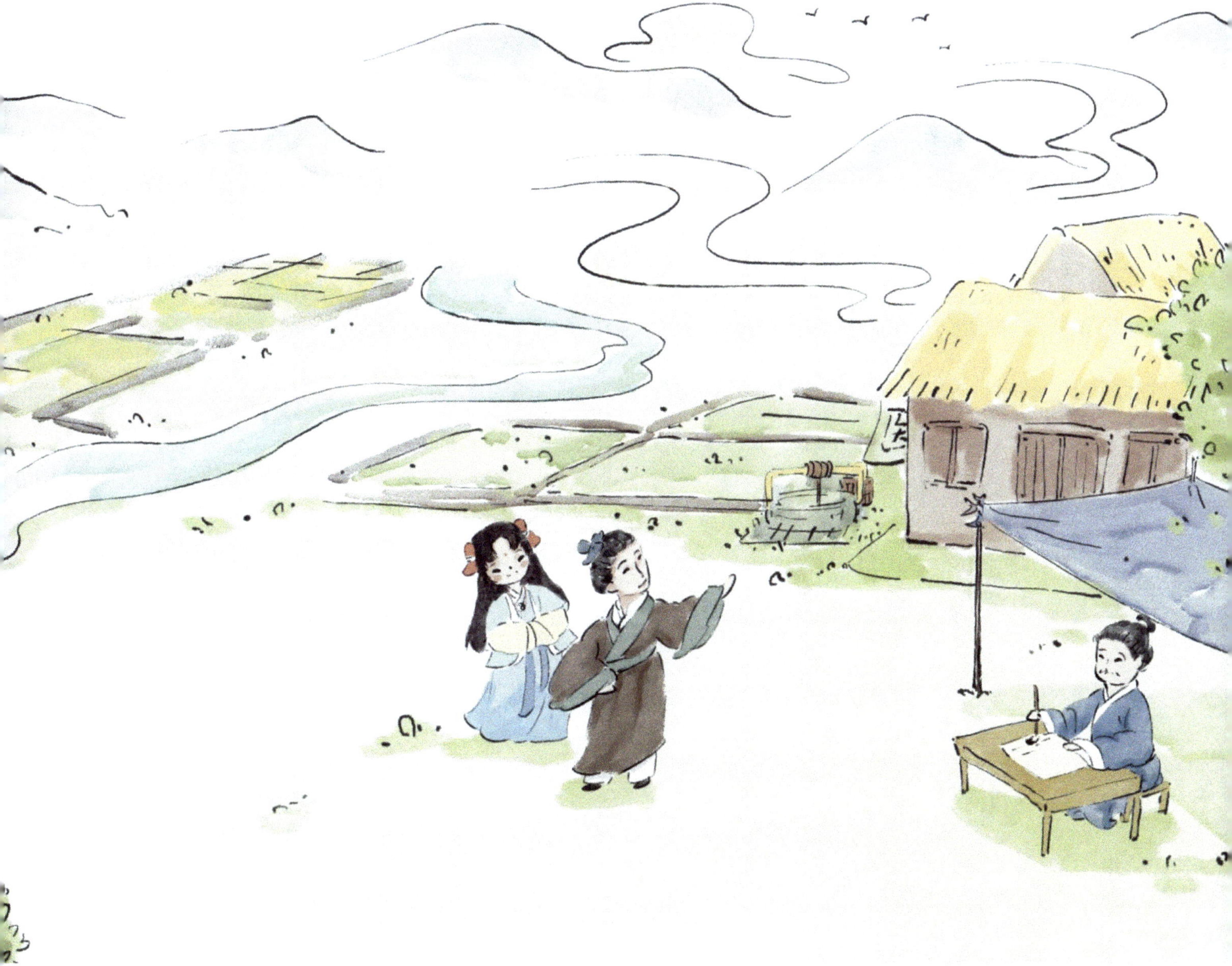
医

他居山不种田，治病亦不收钱，但要求被其治愈的患者栽种杏树，病患重者栽5棵，轻者栽1棵。

Vivía en las montañas y no se dedicaba a la agricultura, ni aceptaba dinero por tratar a la gente. Pero los pacientes si se curaban enfermedades graves, había que plantar cinco albaricoques, si se curaran las enfermedades leves, debía con plantar uno.

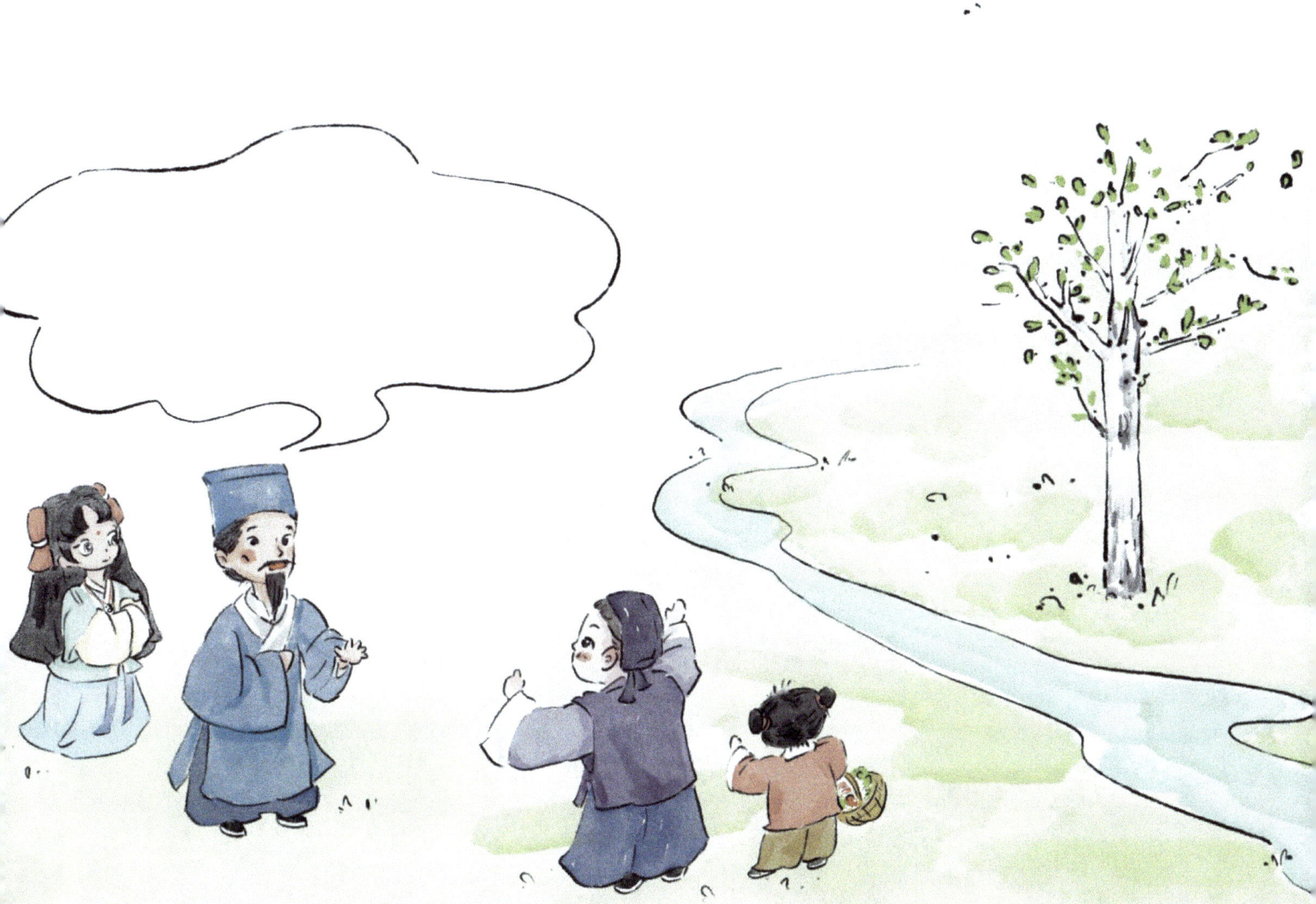

如此数年，十万余棵杏树已漫山遍野，成为杏林。山中百禽群兽游戏其下。

Varios años después, se formó un bosque de albaricoques, en donde vivían muchos animales.

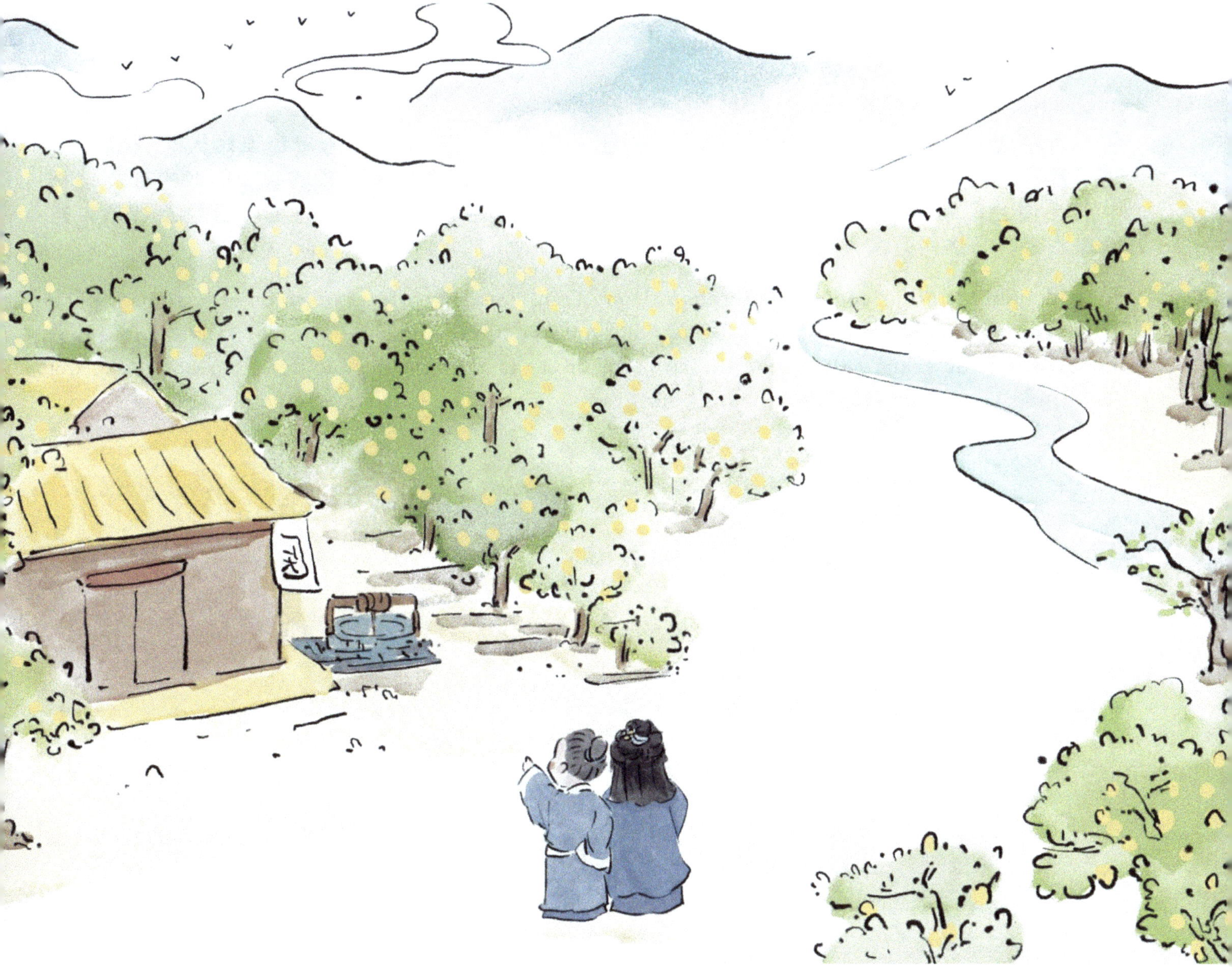

杏子成熟后，董奉于林中修一草仓，并出一告示："买杏不须告知董奉本人，只需将一器（容器）谷子倒入仓中，自取同一器杏。"如果遇到有人贪便宜，拿的谷少而取的杏多，林中老虎便会怒吼追逐，吓得其狼狈而逃。董奉每年以杏换谷，救济的贫困百姓及行旅中的落魄旅客，多达两万余人。

Cuando los albaricoques maduraban, Dong Feng construyó un granero en el bosque y puso un aviso: No hace falta informar a Dong Feng para comprar albaricoques, solo tiene que echar un recipiente de grano en el granero, así puede coger la misma cantidad de albaricoques. Cada año, Dong Feng cambiaba albaricoques por grano y ayudaba a más de 20.000 pobres y viajeros.

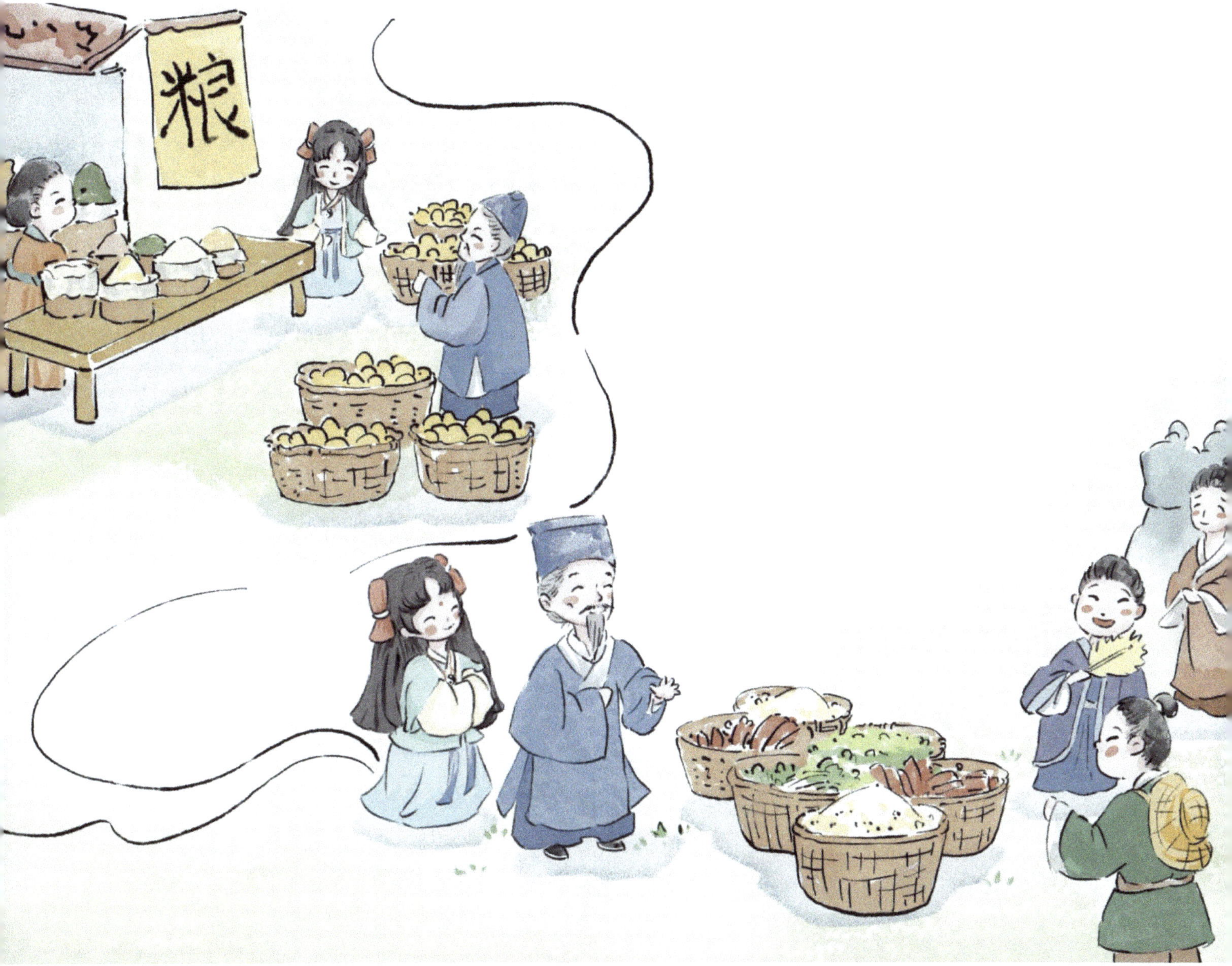
粮

后来董奉“仙去”了。为了感激董奉的善举，有人写了“杏林春暖”的条幅挂在他家门口。从此，许多中药店都挂上了“杏林春暖”的匾额，“杏林”也逐渐成了中医药行业的代名词。

En agradecimiento a las virtudes de Dong Feng, la gente colgó en su puerta una pancarta en la que se ponía: Primavera en Bosque de albaricoques. De ahí, las clínicas suele poner pancarta con las mismas letras, el “albaricoque” se haya convertido en símbolo del sector de la medicina china.

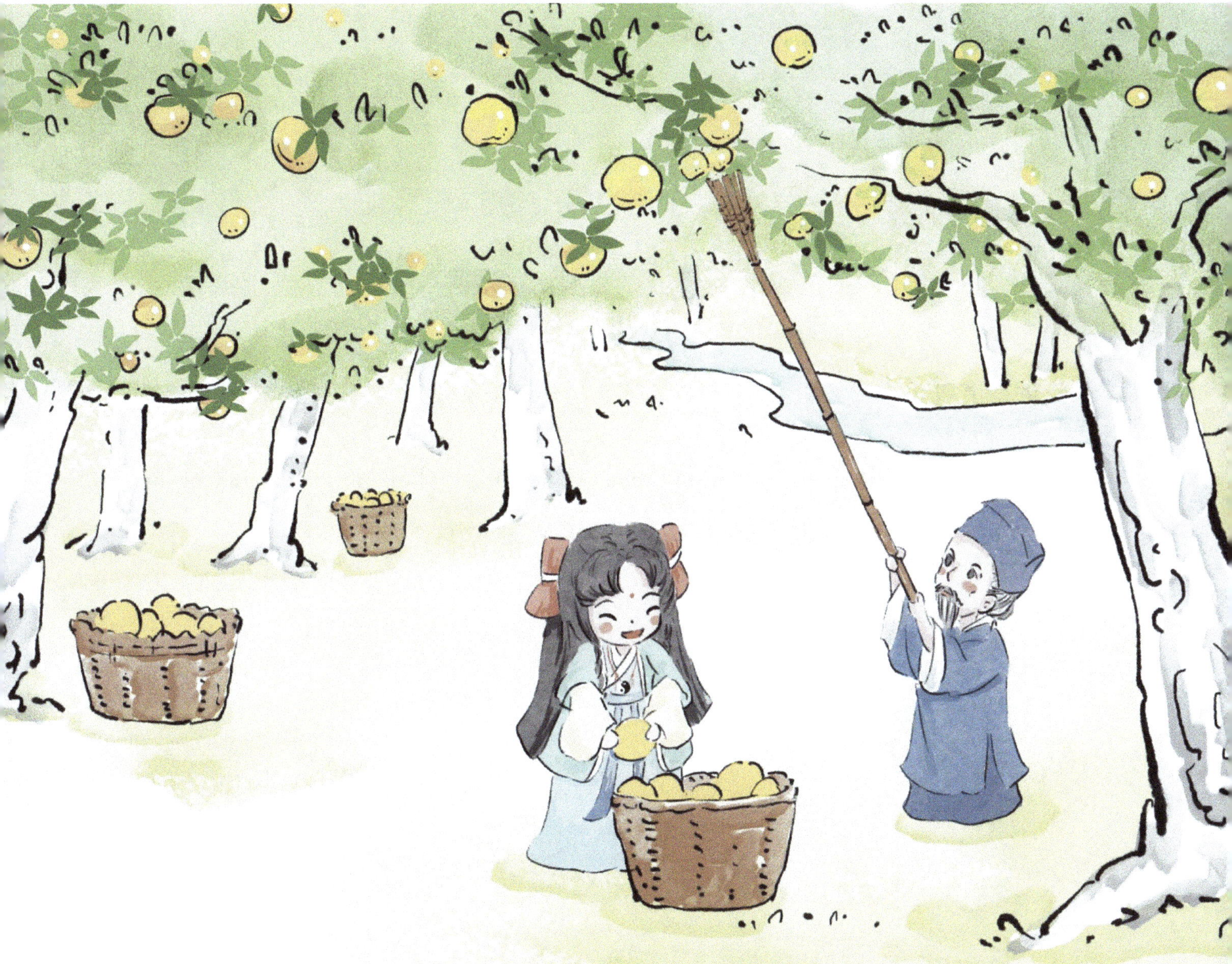

9. 杯弓蛇影

9. Reflejo de un arco en la copa como una serpiente

晋朝有个叫乐广的人，特别喜欢交朋友。一天，他在家里做了一桌美味佳肴，邀请一群客人一起喝酒。

En la dinastía Jin, había un hombre llamado Yue Guang al que le gustaba hacer amigos. Un día, preparó una mesa con platos deliciosos para sus amigos.

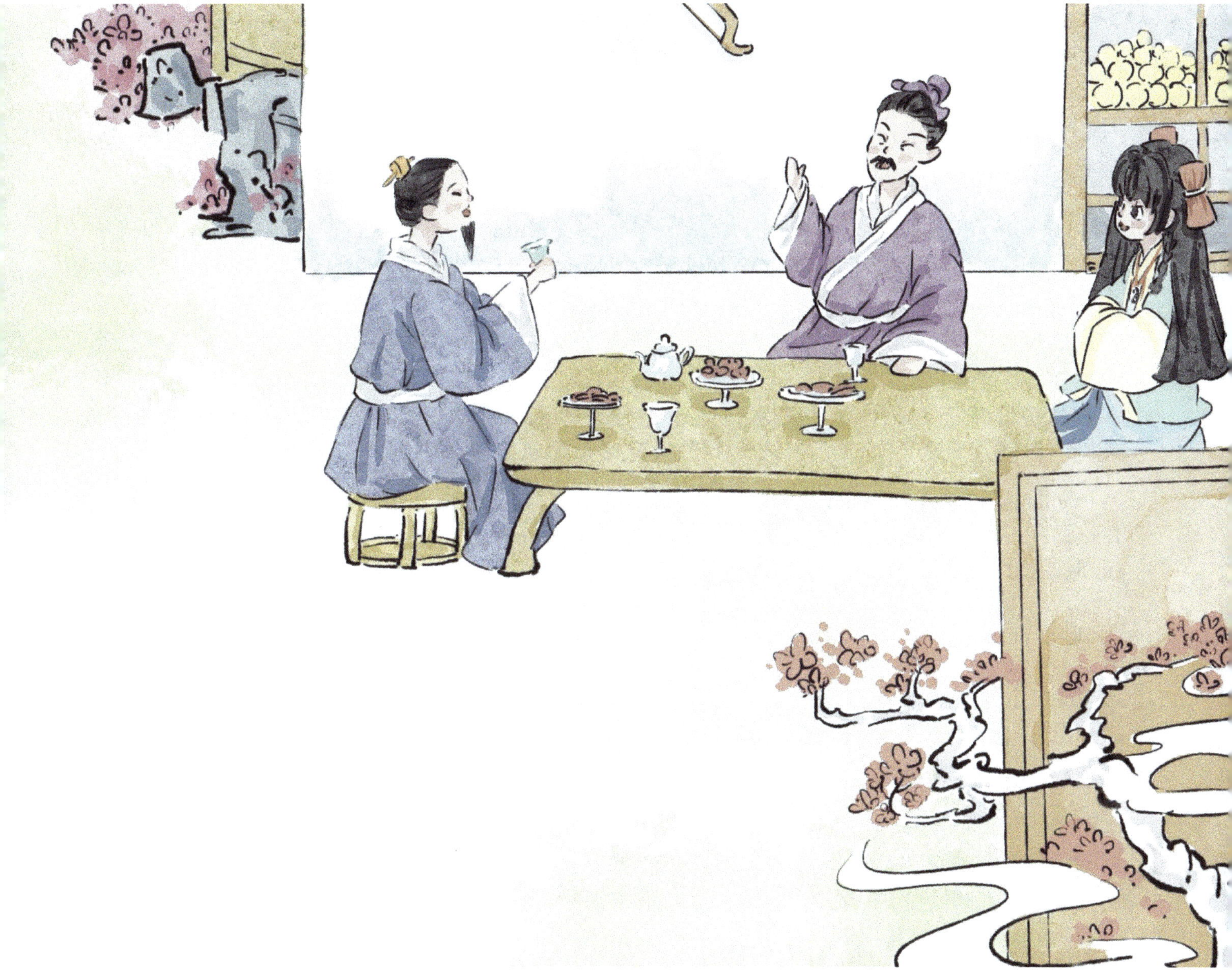

突然，一位客人在喝酒时无意中看到了一条蛇在自己的高脚杯中游动，但碍于其他客人在场，他只好硬着头发勉强咽下了这杯酒。随后，这位客人便离开了酒席。

Uno de los invitados vio el reflejo de una serpiente nadando en la copa mientras bebía, pero tragó la bebida a regañadientes debido a la presencia de otros invitados. Luego se marchó.

乐广对这个朋友的不告而别感到十分不解。

Yue Guang se sintió desconcertado.

过了好几天，乐广亲自去看望这位朋友，才得知朋友已经病了好几天。乐广好奇地问："你前几天还好好的，怎么一下子病得这么厉害？"

Varios días después, Yue Guang fue a visitarle, sabiendo que su amigo estaba enfermo desde hacía unos días. Yue Guang le preguntó con curiosidad: Estabas bien el otro día, ¿cómo puedes estar tan enfermo?

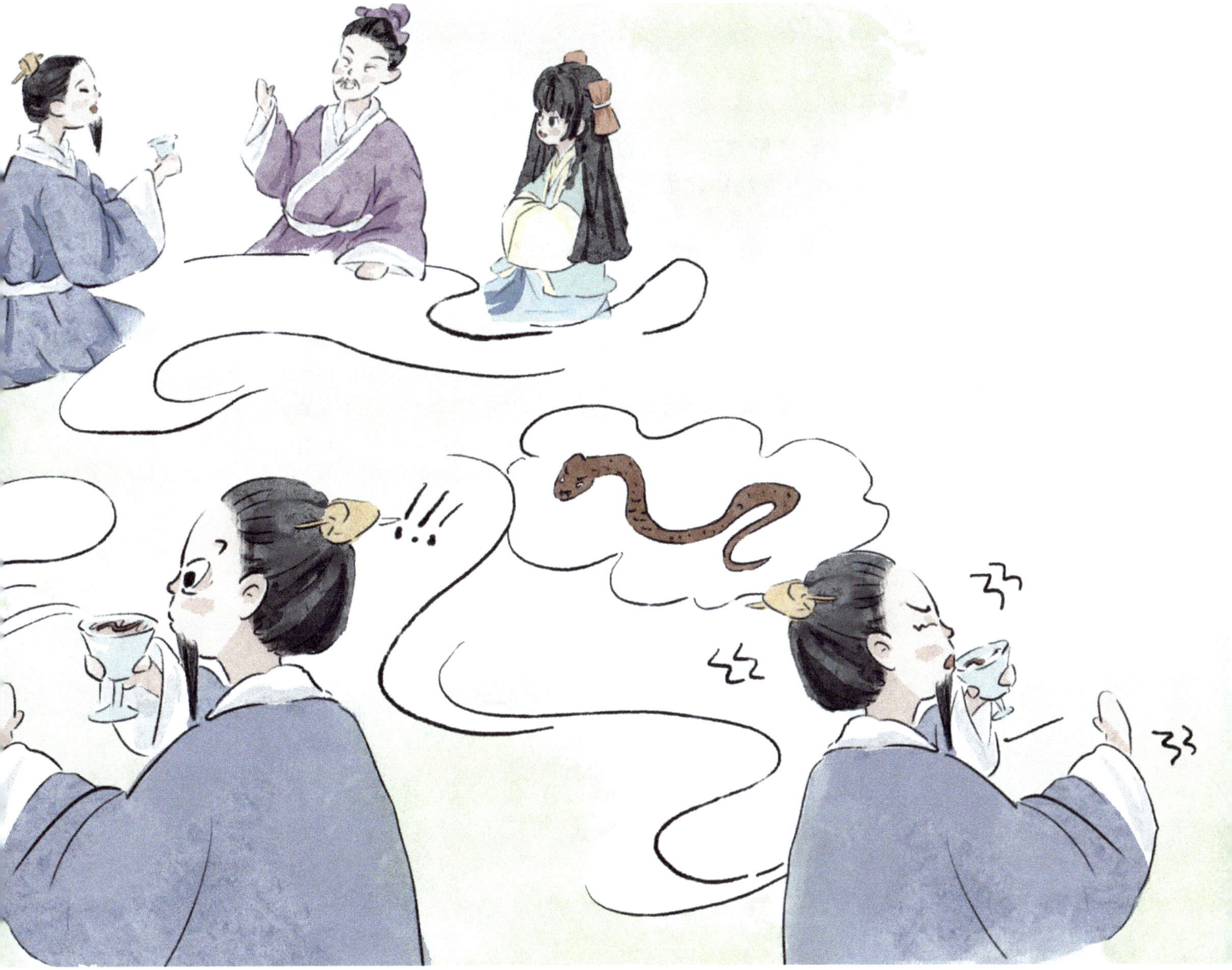

朋友起初没说什么，但在乐广的再三追问下，朋友才道出了实情："那天你招待我们喝酒，大家都喝得很尽兴。我喝了几盅之后，突然发现有一条蛇在我的酒盅里蠕动。当时我很害怕，但碍于你的盛情，我还是喝了，然后我便悄悄地离开了。回家后，我感到浑身不舒服，总感觉肚子里有一条小蛇。所以我就病倒在床上了。"

El amigo no dijo nada al principio, pero Yue Guang insistió a preguntar, su amigo dijo la verdad: El día que me invitaste, disfrutamos mucho, pero después de tomé unas cuantas copas, de repente descubrí una serpiente en mi copa. Tuve mucho miedo en ese momento, pero me lo bebí porque tuve pena de rechazar y luego volví. Cuando llegué a casa me sentía mal, como si tuviera una pequeña serpiente en mi estómago. Por eso me quedé enfermo.

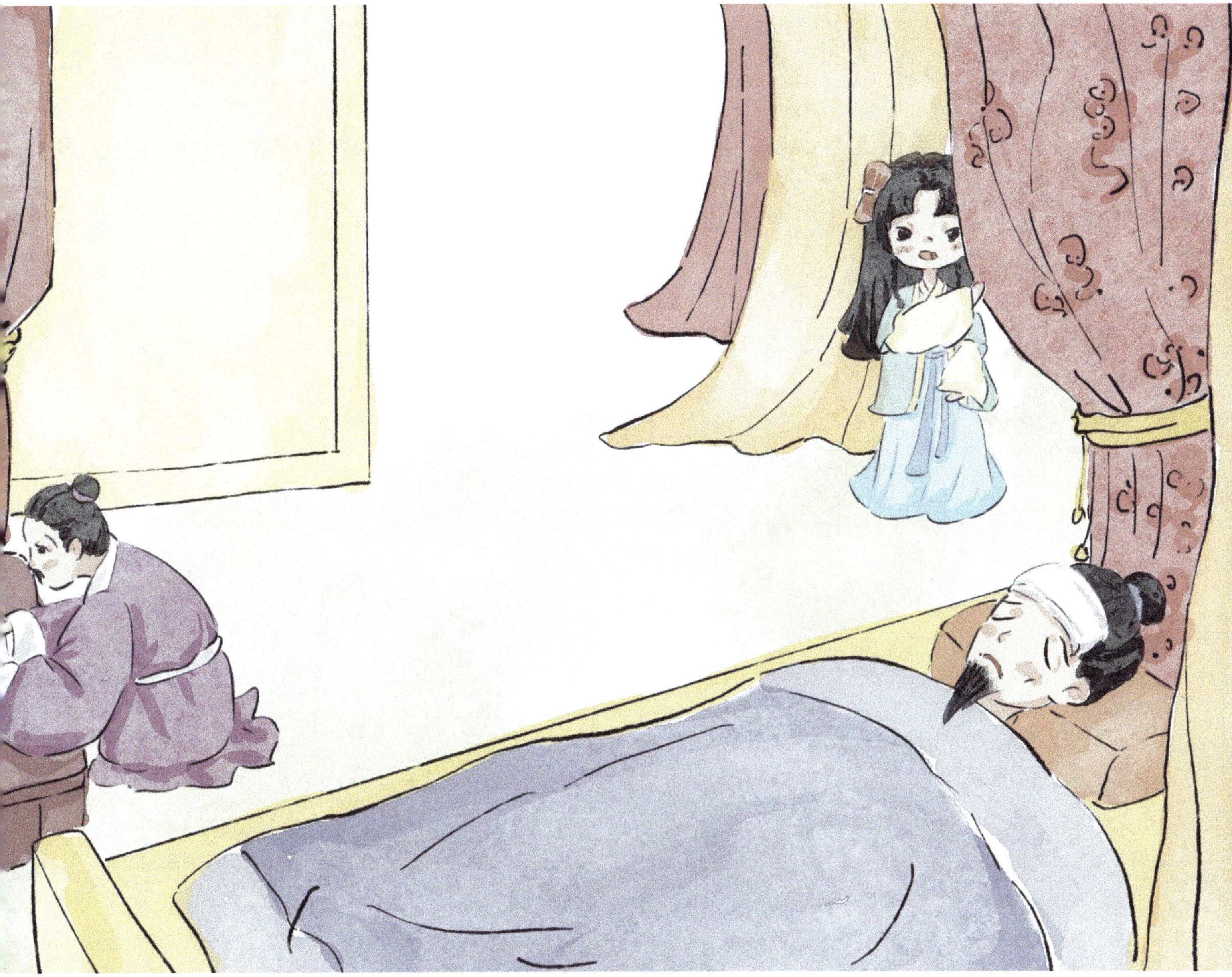

知道朋友的病因之后，乐广思考了许久，终于想起家里的墙上挂着一张弓，于是猜测朋友所说的蛇一定就是映在他高脚杯内的那张弓的影子。

Al conocer la causa de su enfermedad, Yue Guang lo pensó detenidamente, finalmente recordó que había un arco colgado en la pared de su casa, intuyó que la serpiente que había mencionado su amigo debía de ser la sombra del arco.

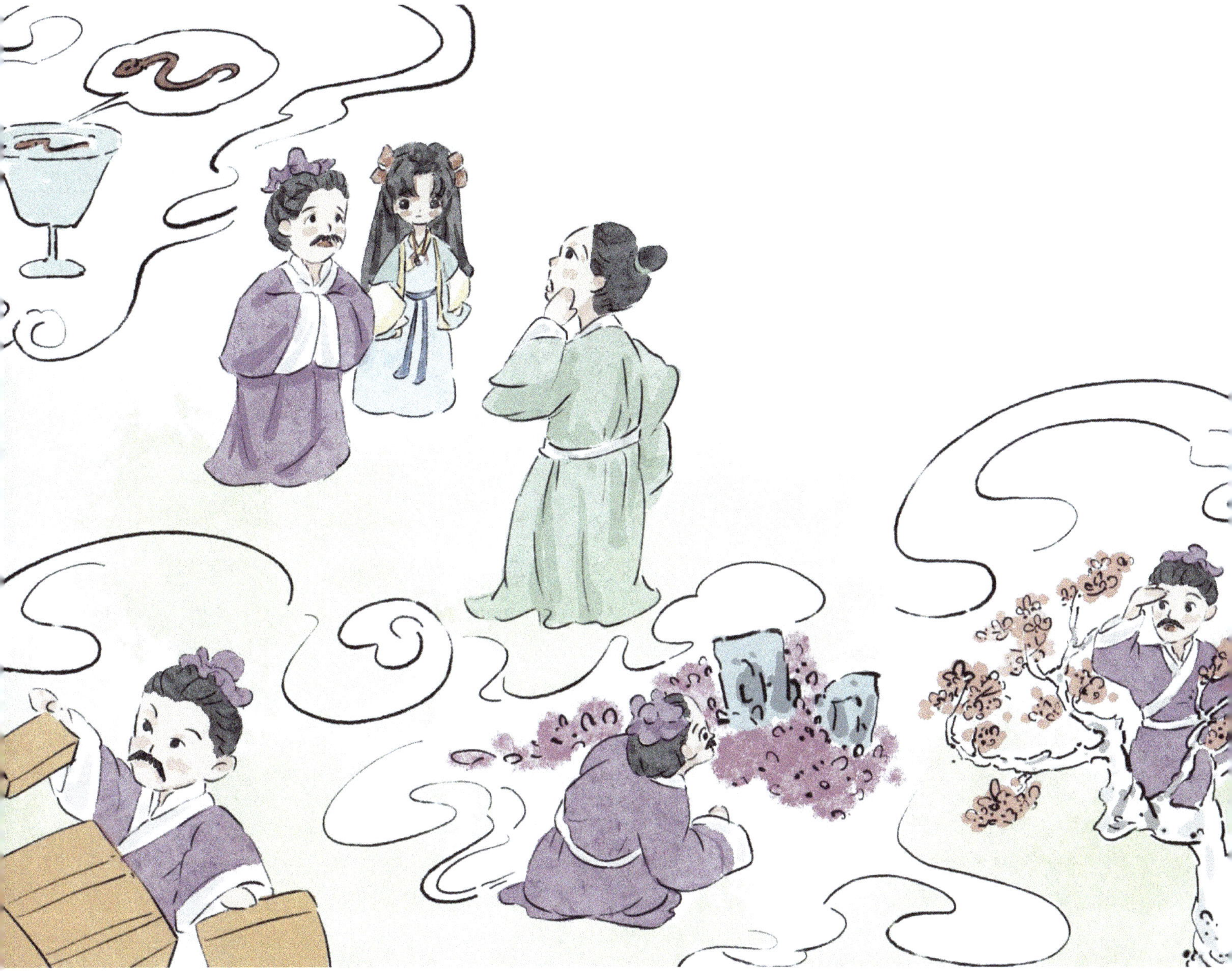

于是，他又把朋友请到了家里，提议把酒言欢。那人刚举起酒杯，墙上的弓影又映入杯中，就像一条小蛇在游动。他看得目瞪口呆。乐广指着挂在墙上的弓说道：“你杯中的蛇只是这张弓的倒影罢了！”

Entonces volvió a invitarle a casa y le dio una copa, en cuanto el hombre levantó la copa, la sombra del arco volvió a reflejarse en la copa, igual que una pequeña serpiente nadando. Se quedó boquiabierto y Yue Guang señaló el arco que colgaba de la pared y dijo: ¡La serpiente de tu vaso es el reflejo de este arco!

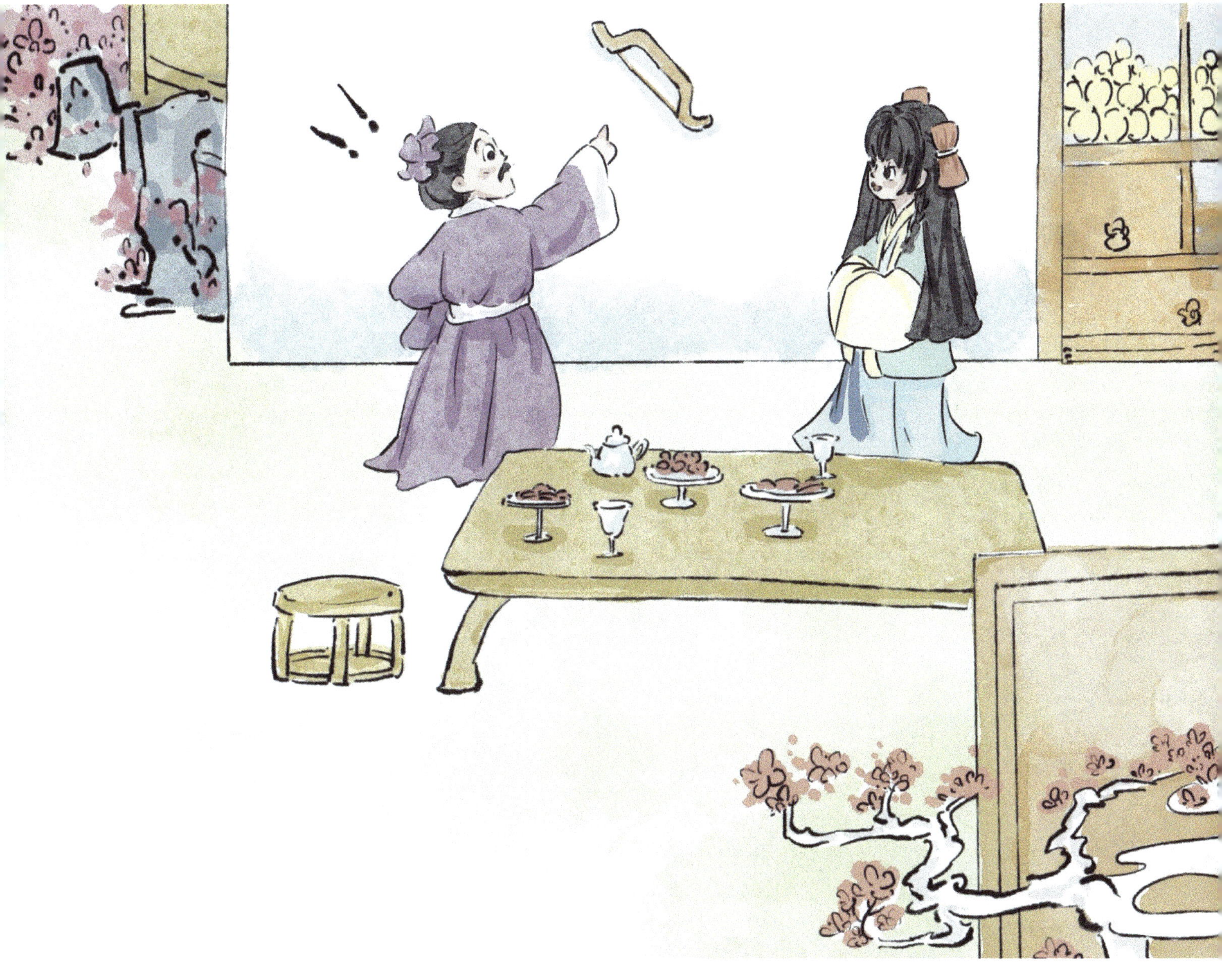

随后，乐广随手拿走了挂在墙上的弓，杯中的蛇果然立刻消失了。朋友恍然大悟，原来酒杯里的是弓的影子，朋友随之释然，病也渐渐好了。

Yue Guang quitó el arco y la serpiente del vaso desapareció de inmediato. Al saber todo, el amigo se recuperó paulatinamente.

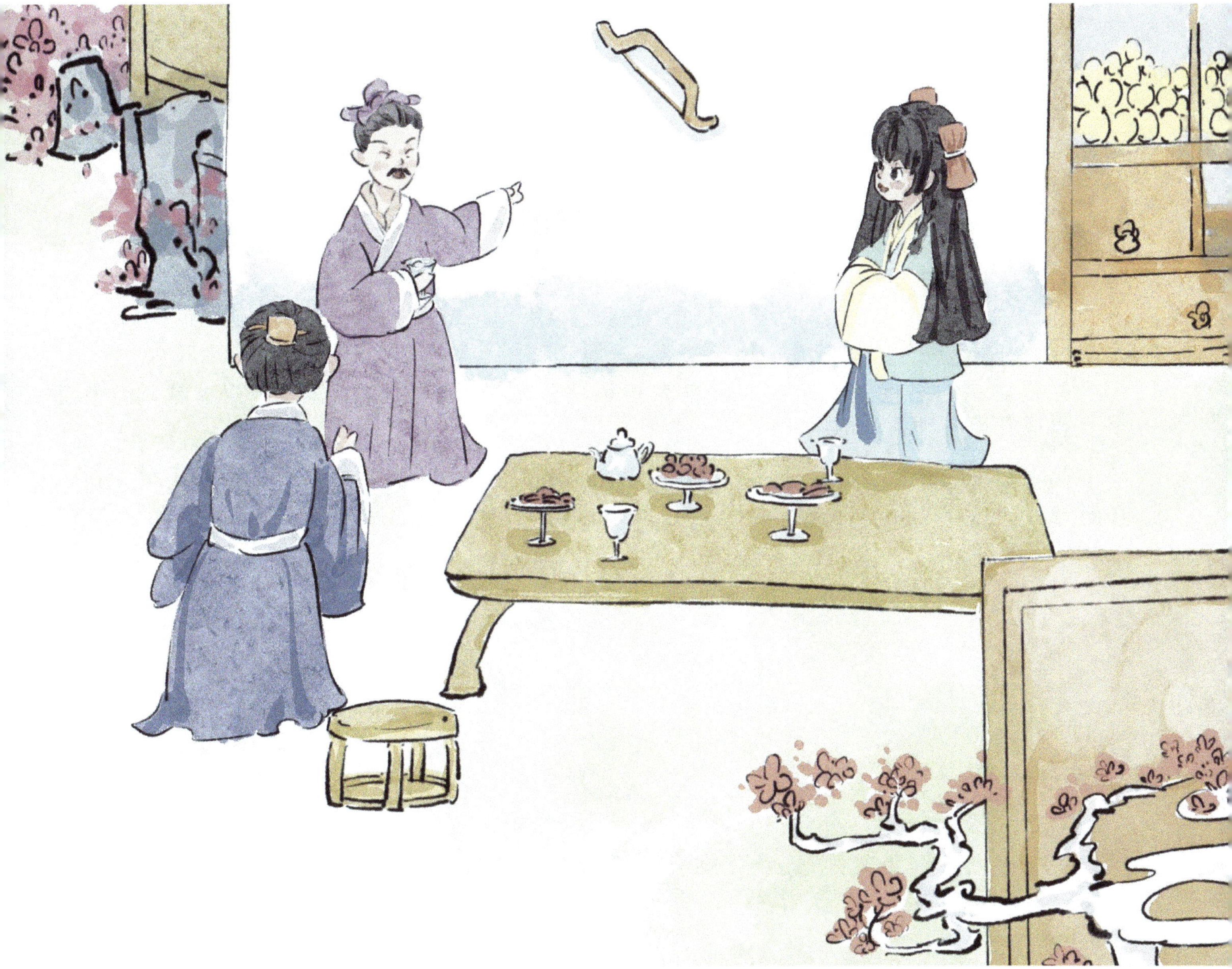

10. 沁人心脾

10. Refrescante Mentalmente

元代有一位名医叫葛可久，他曾为当地一位富家小姐治病。这位小姐喜欢闻各种香味，也很爱用各种香味的脂粉。

Ge Kejiu, un famoso médico de la dinastía Yuan, trató una vez a una rica dama. La chica le encantó las fragancias y los maquillajes aromáticos.

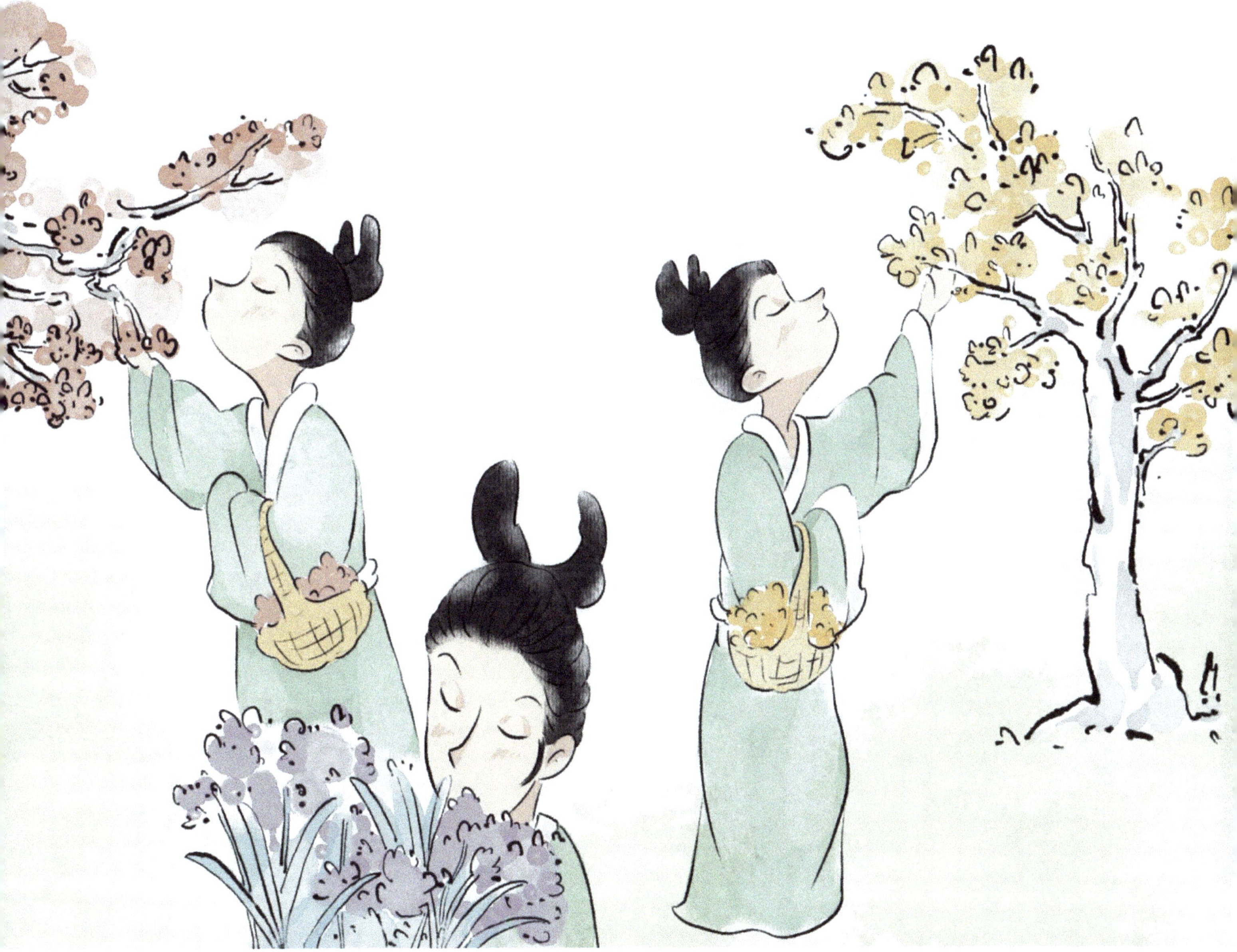

这位小姐在十八岁那年，患上了一种怪病，四肢变得无力、麻木，不能动弹，很多医生都无法治愈她的这个病。

Hasta los 18 años, tenía una extraña enfermedad con las cuatro extremidades muy débiles que no podía moverse. Su familia consultó a muchos médicos pero no tuvieron remedio.

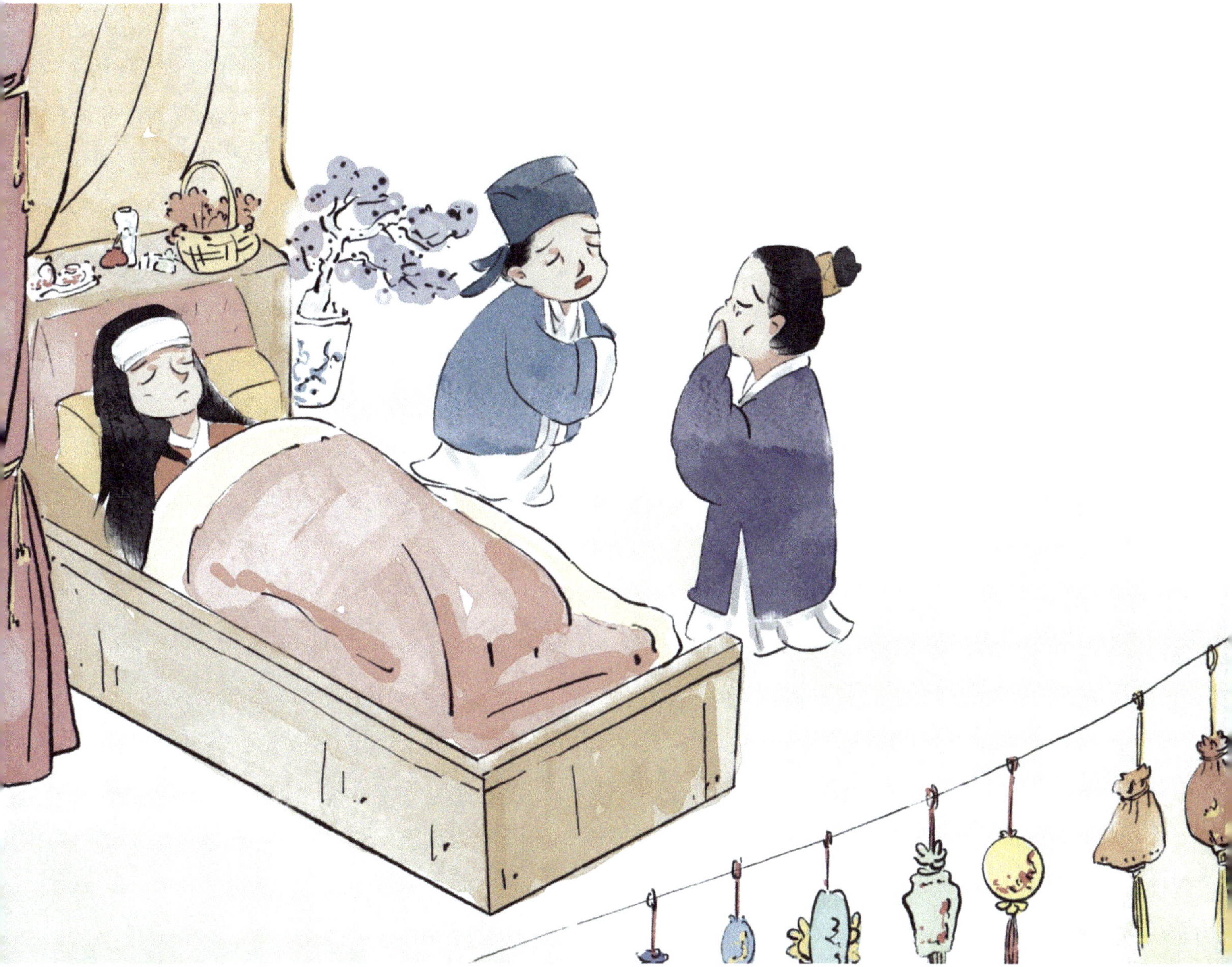

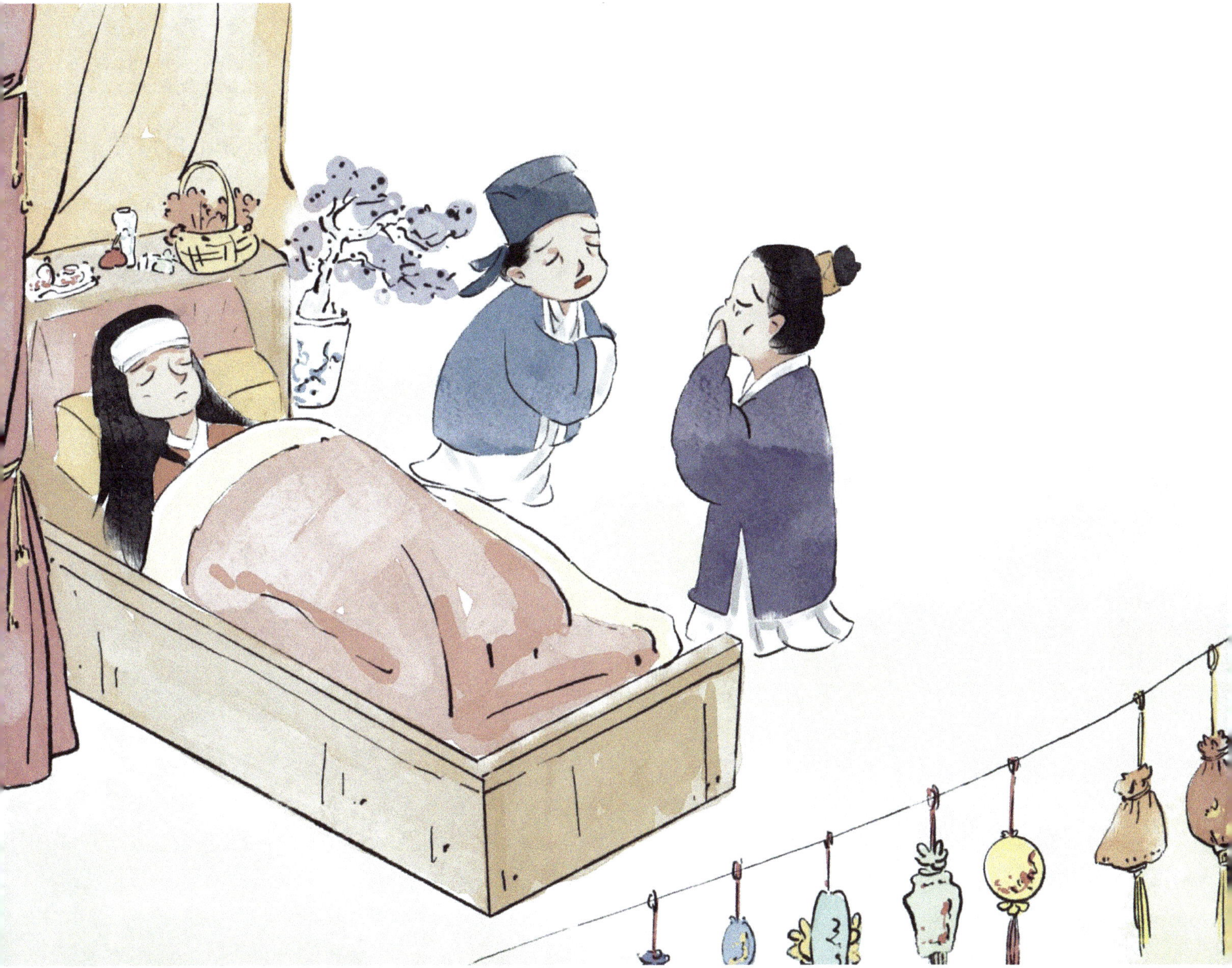

葛可久来到小姐的家中，检查了她的情况后说："把穿衣工具、粉饼、口红和胭脂这些有香味的东西都搬出她的房间。"

Ge Kejiu fue invitado, al examinar su estado, dijo: hay que sacar de su habitación todas las cosas aromáticas.

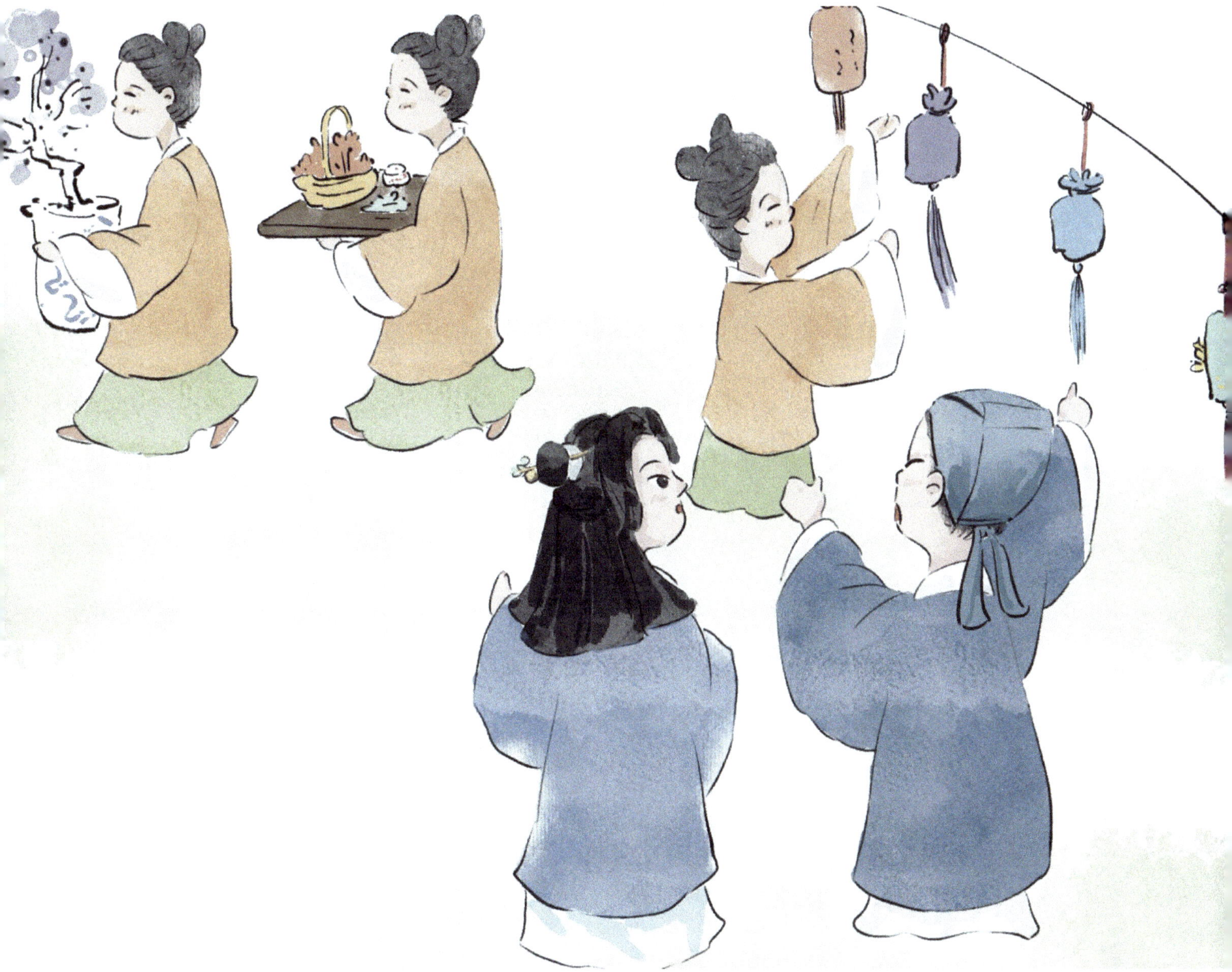

然后命人在小姐的房间里挖了一个坑，把她放进坑里。与此同时，葛可久告诉小姐的家人："一旦她的四肢能动弹了，能够喊叫了，就马上通知我。"

Luego ordenó a la gente que cavara una fosa y la metiera en la fosa. Dijo a la familia de la paciente: Informadme en cuanto pueda moverse o gritar.

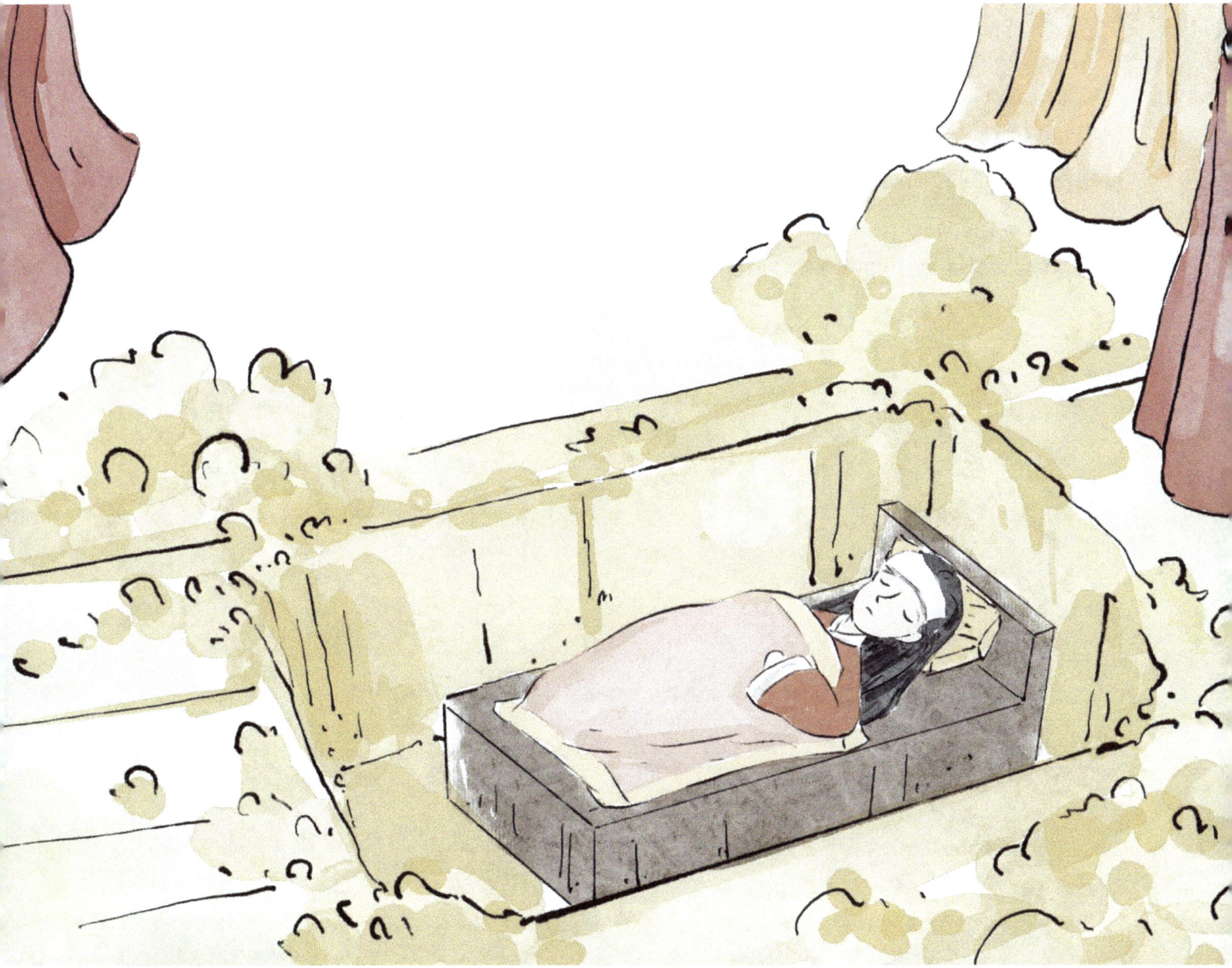

过了很久，小姐四肢能动了，并开始哭了起来。葛可久到屋里看了看小姐的情况，给她吃了一粒药丸，第二天她就能下床自由活动了。

Más tarde, la joven se levantó y echó a llorar. El médico le examinó y le dio una bola de medicina, el día siguiente ya podía caminar.

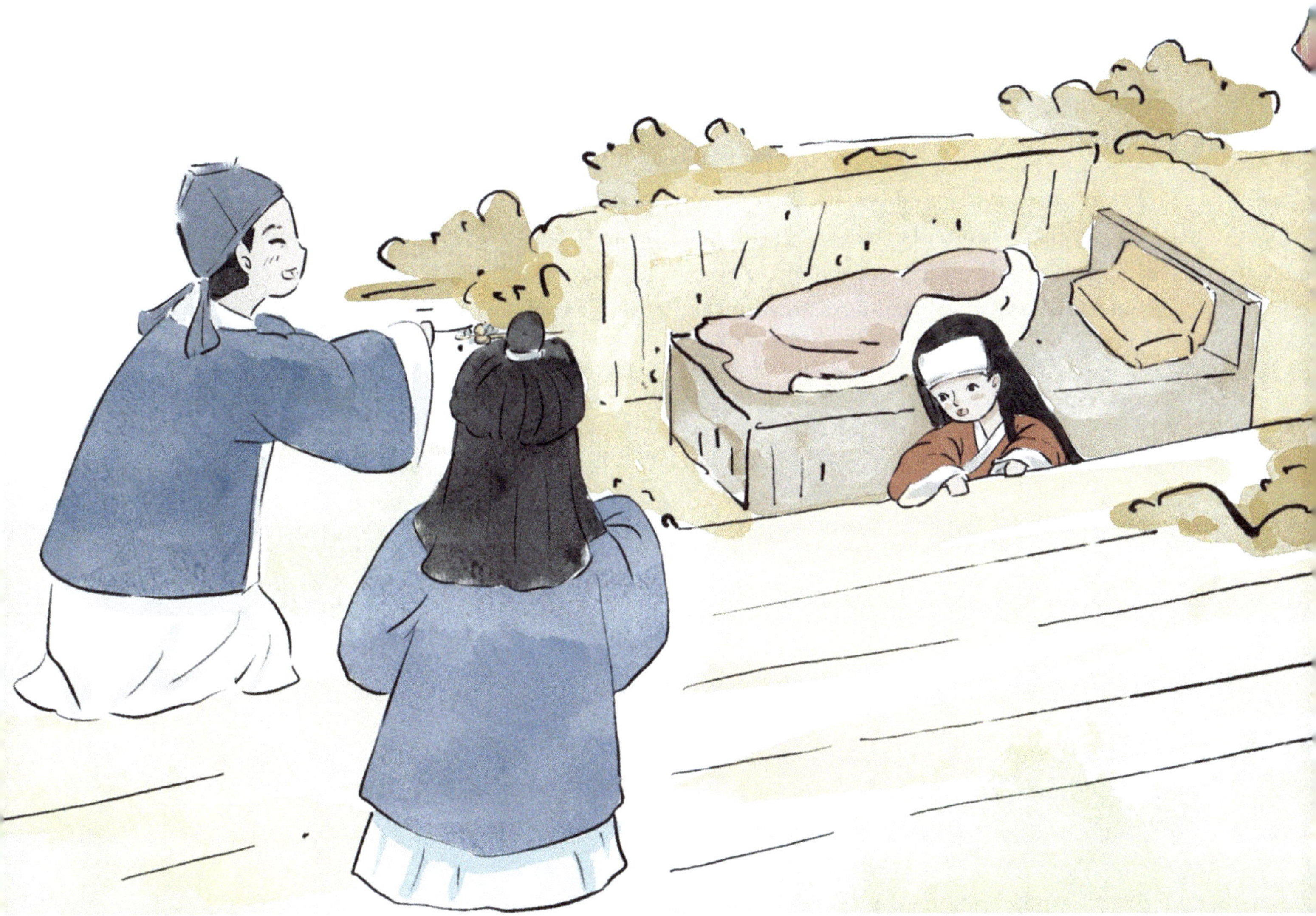

众人询问葛可久是如何将小姐的病治好的。他解释道："小姐每天涂抹的粉饼、口红和胭脂是她的病因。中医认为，香气可入脾，脾主四肢。长期受香气影响，可导致四肢无力，运化功能异常。当坑中的湿气将小姐体内的香气吸走之后，她的四肢便能活动自如了，病也就好了。"

Preguntaron al médico el porqué, dijo: Esta enfermedad se debe al maquillaje que utiliza. El bazo controla las extremidades, la habitación está llena de especias aromáticas, al oler demasiado el aroma dañará el bazo. La humedad de la fosa puede sacar la fragancia del cuerpo, así que recupera la fuerza y la joven puede levantarse.

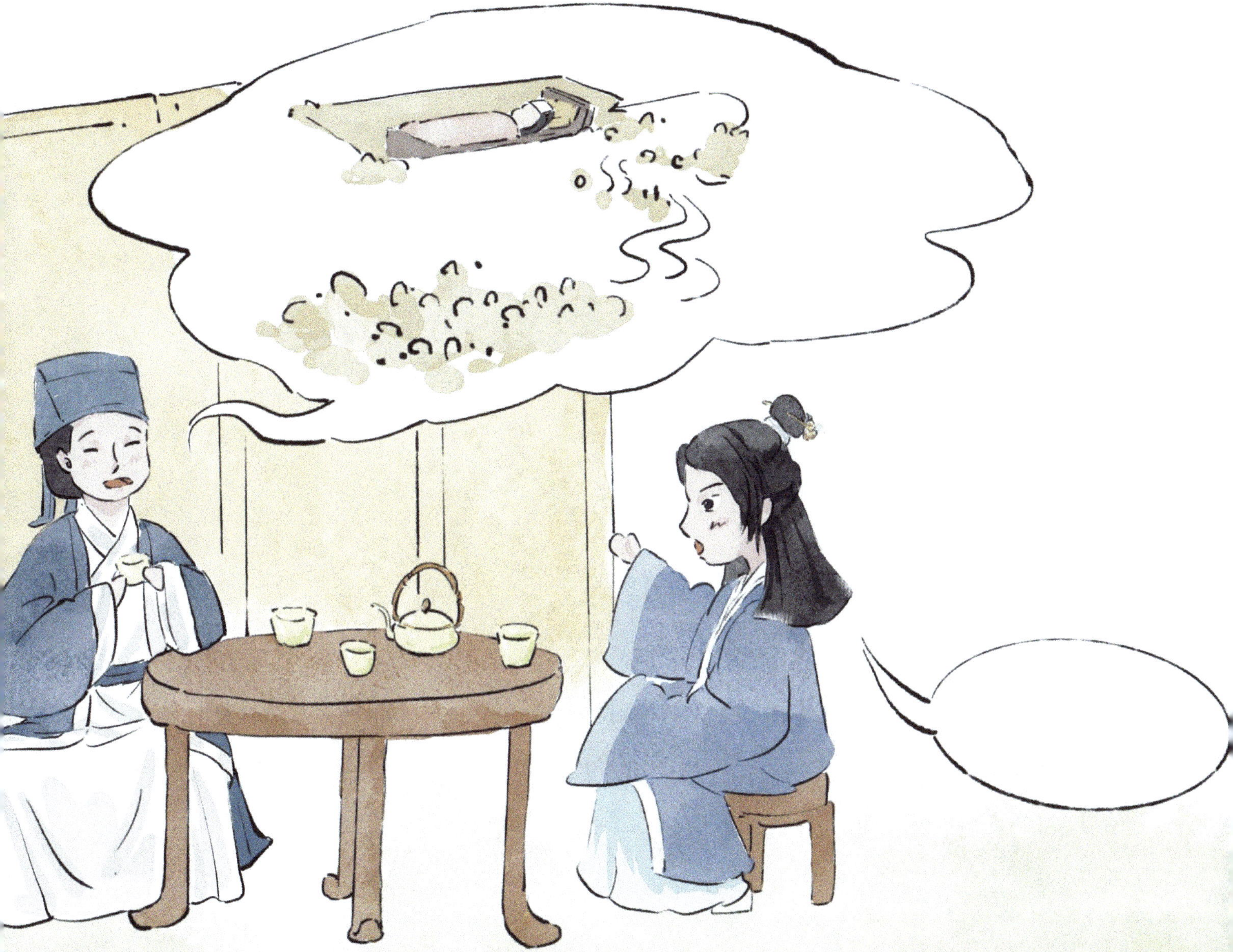

11. 天麻

11. Tian Ma (Gastrodia elata)

小午在阿初的带领下对中医药的兴趣日渐浓厚，问的问题时常让阿初也答不上来。云南杨林有一名医叫作兰茂，在当地开设学堂讲学，传授中草药知识。阿初和小午决定一同前往学堂跟随兰茂先生学习。

Bajo la dirección de A Chu, el interés de Xiao Wu por la medicina tradicional china ha aumentado gradualmente, hasta que A Chu no podía responder a veces a las preguntas planteadas. Un famoso médico se llamaba Lanmao, del pueblo de Yanglin, creó una escuela para enseñar la fitoterapia. A Chu y Xiao Wu se decidieron a aprender de él.

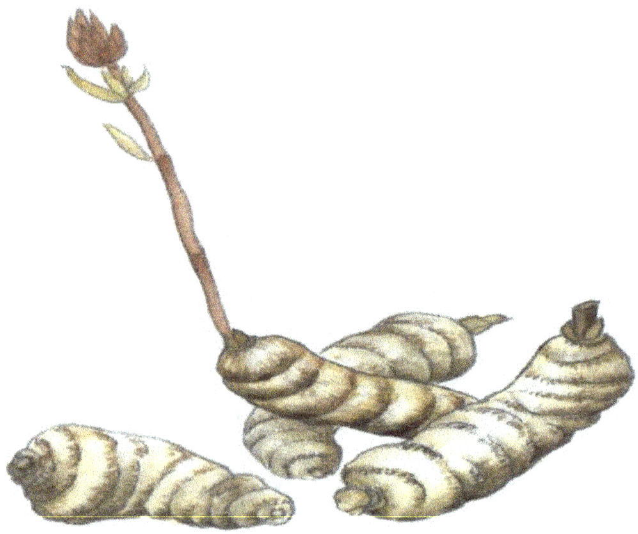

兰茂先生看阿初和小午对中草药十分感兴趣，便收二人为徒，带领他们一同认药、采药，学习中医药知识。

El Sr. Lanmao los aceptó y les enseñó a reconocer, identificar las hierbas y aprender la medicina tradicional china.

跟着兰茂先生学习了一段时间后，为给兰茂先生即将编写的《滇南本草》做准备，三人踏上了走遍滇南、认药采药的旅程。

Con el fin de preparar el libro Materias Medicinales de Diannan, tras de un período de estudio, el Sr. Lanmao y los chicos empezaron un viaje por toda la zona para identificar las Materias medicinales locales.

他们要找的第一味药是：天麻。

La primera planta que buscaban era Tian Ma.

这天，兰茂先生带着小午和阿初追寻着天麻的身影到了大山深处。

Ese día, Sr. Lanmao viajó a las profundas montañas con Xiao Wu y A Chu en busca del Tian Ma.

晌午时，三人所带食物已耗尽，便在山间寻了一户农家寻饭吃。

Cuando se le acabó la comida al mediodía, se fueron a comer a casa de un granjero en Las montañas.

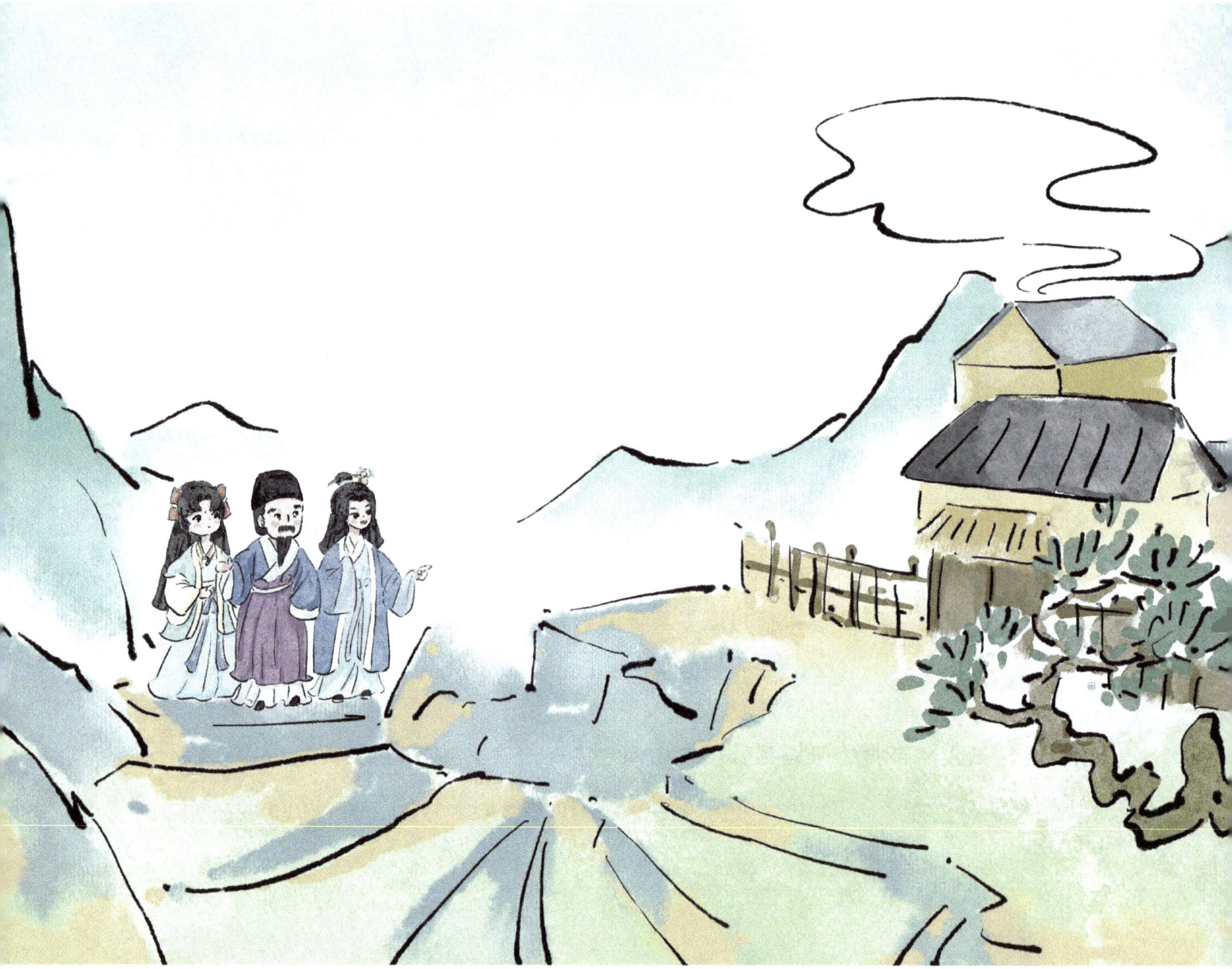

小午上前敲了敲农家的门，一位白发苍苍的老奶奶前来开门，并招呼师徒三人进屋休息。

Xiao Wu llamó a la puerta, una abuela de pelo blanco vino a abrirles y les dio la bienvenida.

此时一位年轻的妇人端着一碗热气腾腾的酷似芋头的食物走过来，招呼老奶奶坐下喝药。

Entonces se acercó una mujer joven con un cuenco de comida caliente parecida a la patata y le pidió a la abuela que se sentara y bebiera la medicina.

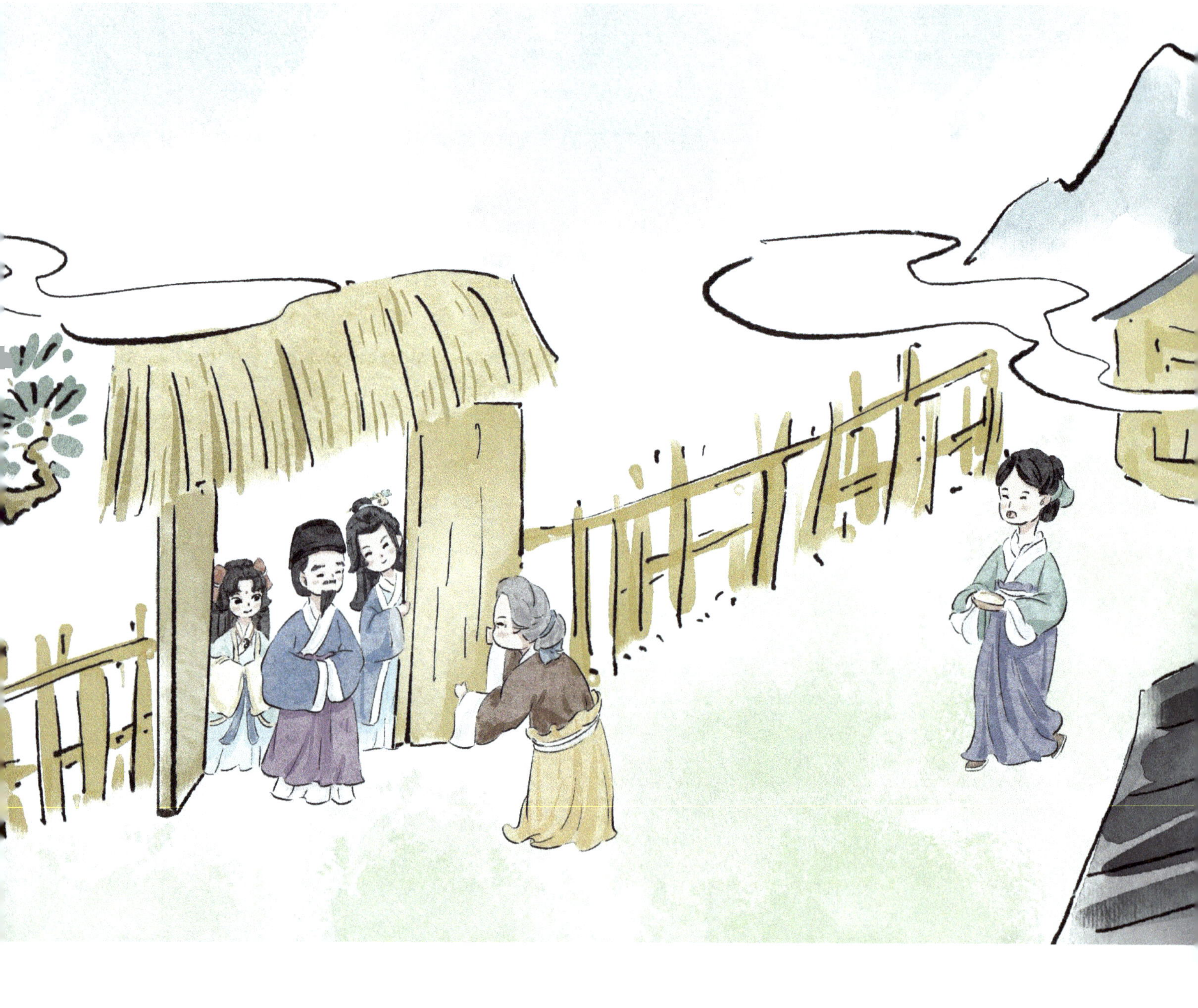

妇人招呼师徒 三人坐下，给他们倒水，并说道 ：“三位请稍休息片刻，我现在去做饭。”

La mujer les invitó a sentarse, les sirvió el agua y les dijo: Por favor, tómense un descanso, voy a preparar la comida.

小午一脸疑惑地盯着老奶奶碗里的药，老奶奶见状便解释道：“我近来头痛眩晕，视物不清，肢体麻木，胃口不佳，儿女孝顺，为我求得此药膳，日日服用，身子才得以好转。”

Xiao Wu miró la medicina de la abuela con duda, la abuela se dio cuenta y explicó: Recientemente he estado teniendo dolor de cabeza y mareos, mala vista, entumecimiento de las extremidades y falta de apetito. Los hijos se preocuparon mucho, me pidió esta receta para tomar todos los días, así que mejorara.

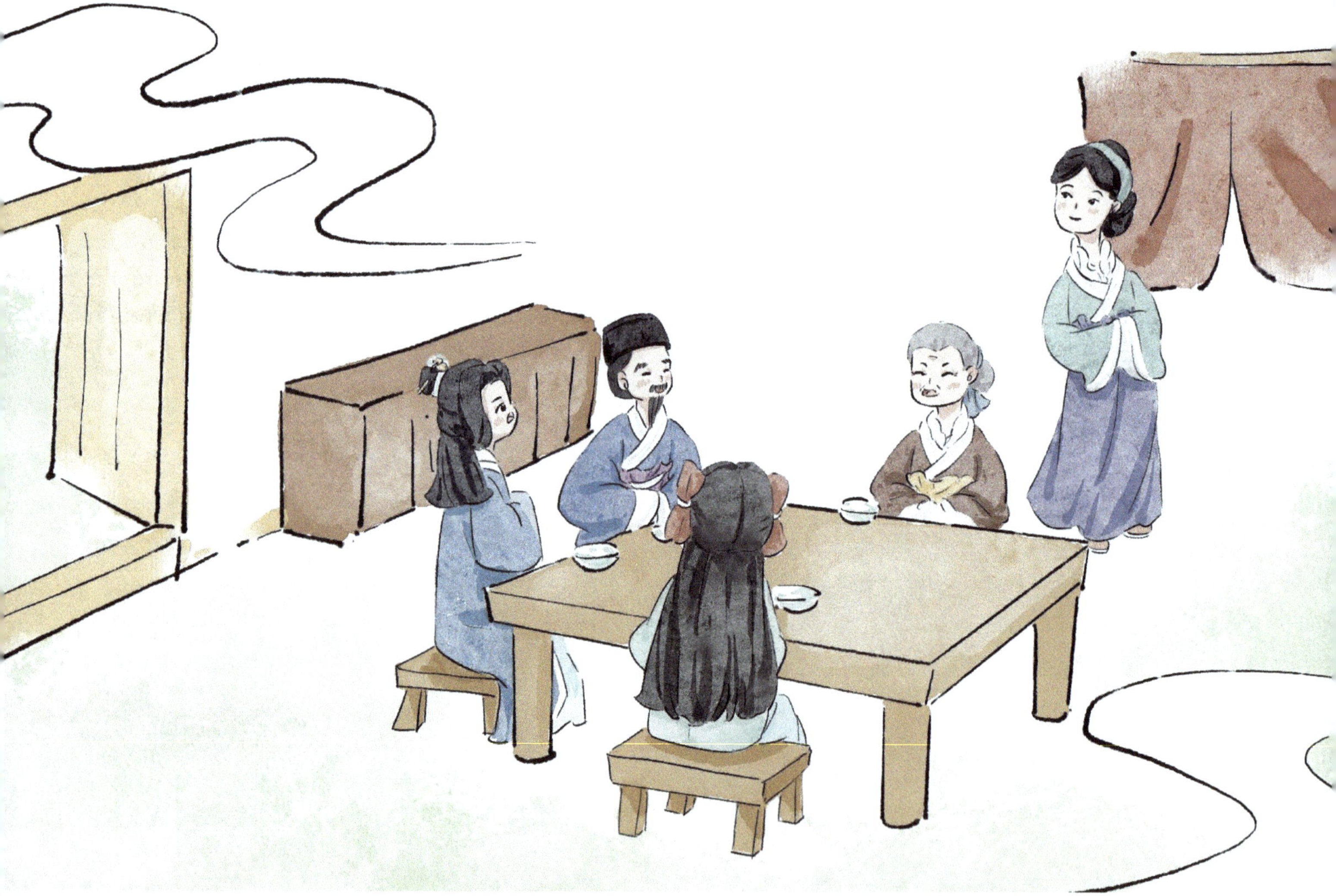

正说着，外面传来了敲门声，老奶奶上前开门，只见一位身强体壮的青年进门来，并高兴地对老奶奶说道："这次上山很有收获，我在后山大树下的腐木里找到好些天麻，够您吃上一段时间了，您的病很快就会好了！"

En ese momento, alguien llamó a la puerta, la abuela abrió y entró un joven fornido que dijo alegremente: Encuentro una gran cantidad de Tian Ma en la madera podrida bajo los grandes árboles de las montañas, ¡puedes tomarlas durante mucho tiempo y pronto estarás bien!

那青年慢慢放下篮子，只见篮子躺着一个个白白胖胖的酷似芋头的块茎，一端还有鹰嘴状的小红芽，很是漂亮。兰茂先生走到篮子旁拿起一个端详了一番，开心地对小午和阿初讲道："这就是我们追寻多日的天麻，快过来仔细瞧瞧。"小午和阿初仔细地观察着篮子里的天麻。

El joven baja lentamente la cesta y en ella se ve unas raíces blancas y gordas parecidas a la patata con un pequeño brote rojo en forma de pico de loro. El Sr. Lanao se acercó a la cesta, cogió el Tian Ma y lo miró detenidamente, luego habló encantado con Xiao Wu y A Chu: Este es el Tian Ma que hemos estado buscando durante días, ven y echa un vistazo más de cerca. Xiao Wu y A Chu observaron detenidamente la cesta de Tian Ma.

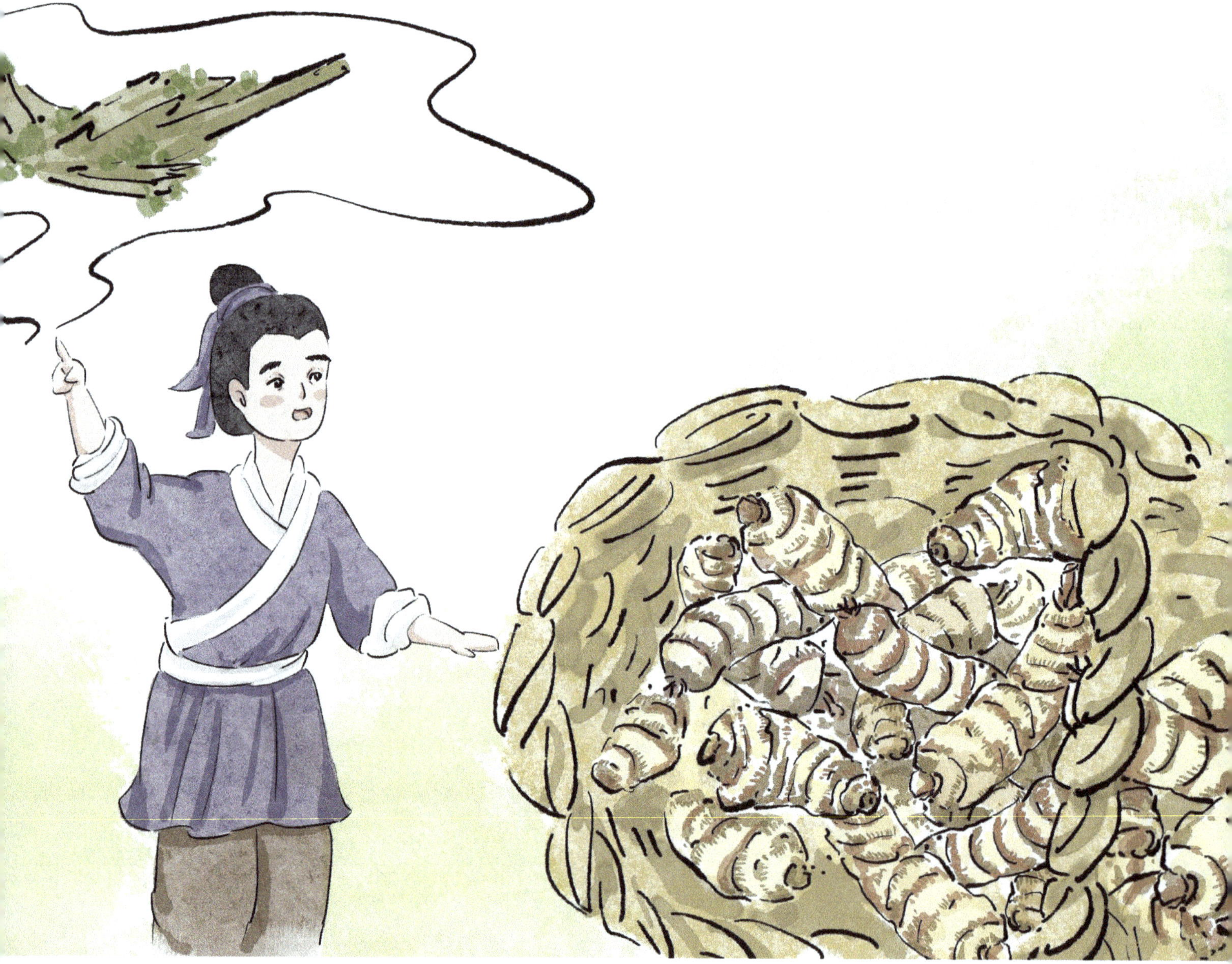

坐在饭桌上，老奶奶从碗里夹了一小块天麻给小午，让她尝尝。小午以为是药会很苦，没想到尝了一口之后竟然非常美味，于是便大口吞下。

Sentada a la mesa, la abuela cogió un trocito de Tian Ma para que lo probara Xiao Wu. Ella pensó que sería amargo, pero le pareció muy delicioso que se la tragó tras el primer bocado.

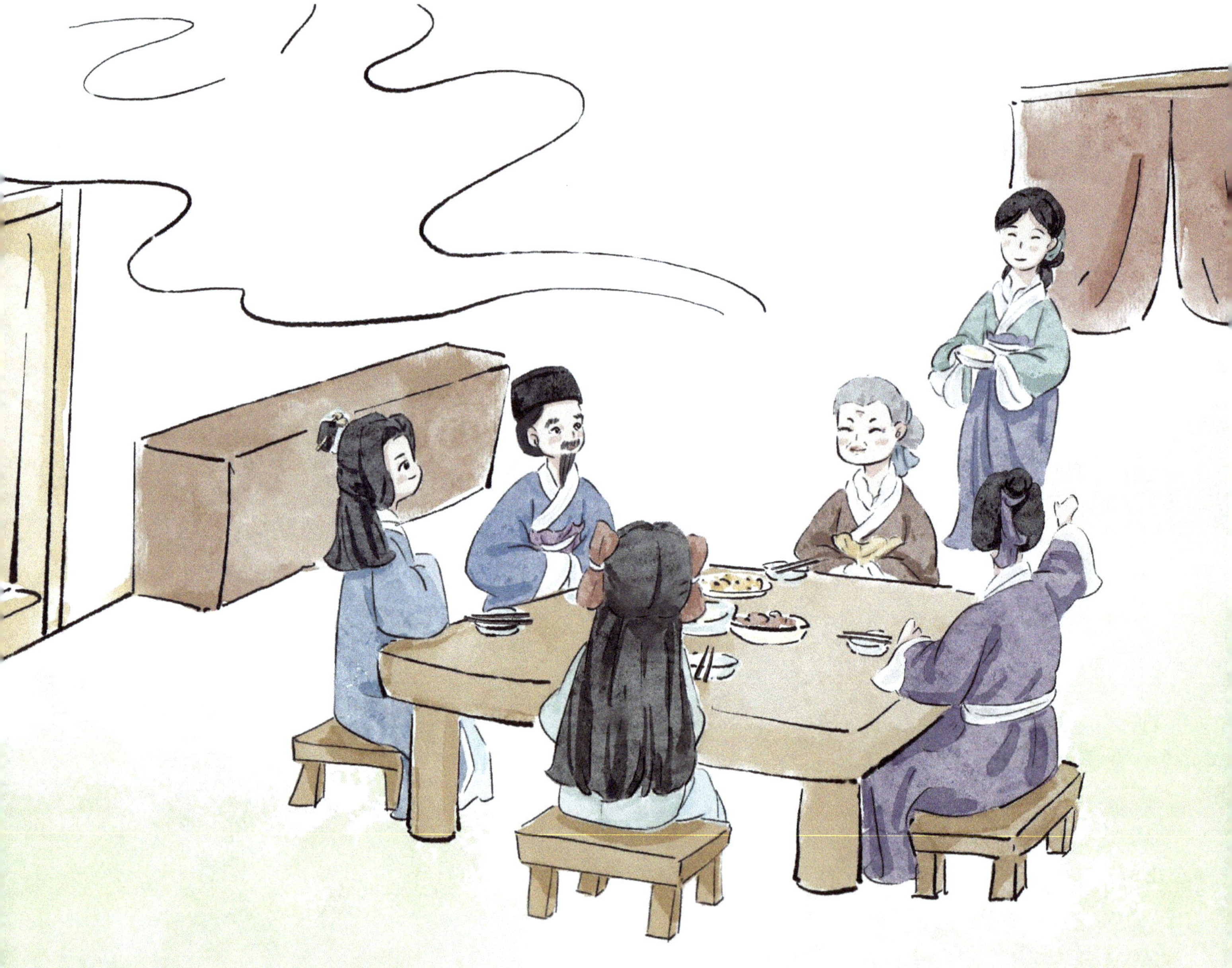

吃完饭后，青年给师徒三人装好干粮和水，并送了他们一小袋天麻。师徒三人道谢后继续踏上了寻找其他药草的路程。

Después de comer, el joven les preparó comida, agua y les dio una bolsa de Tian Ma. Los tres continuaron su viaje en la búsqueda de materias medicinales.

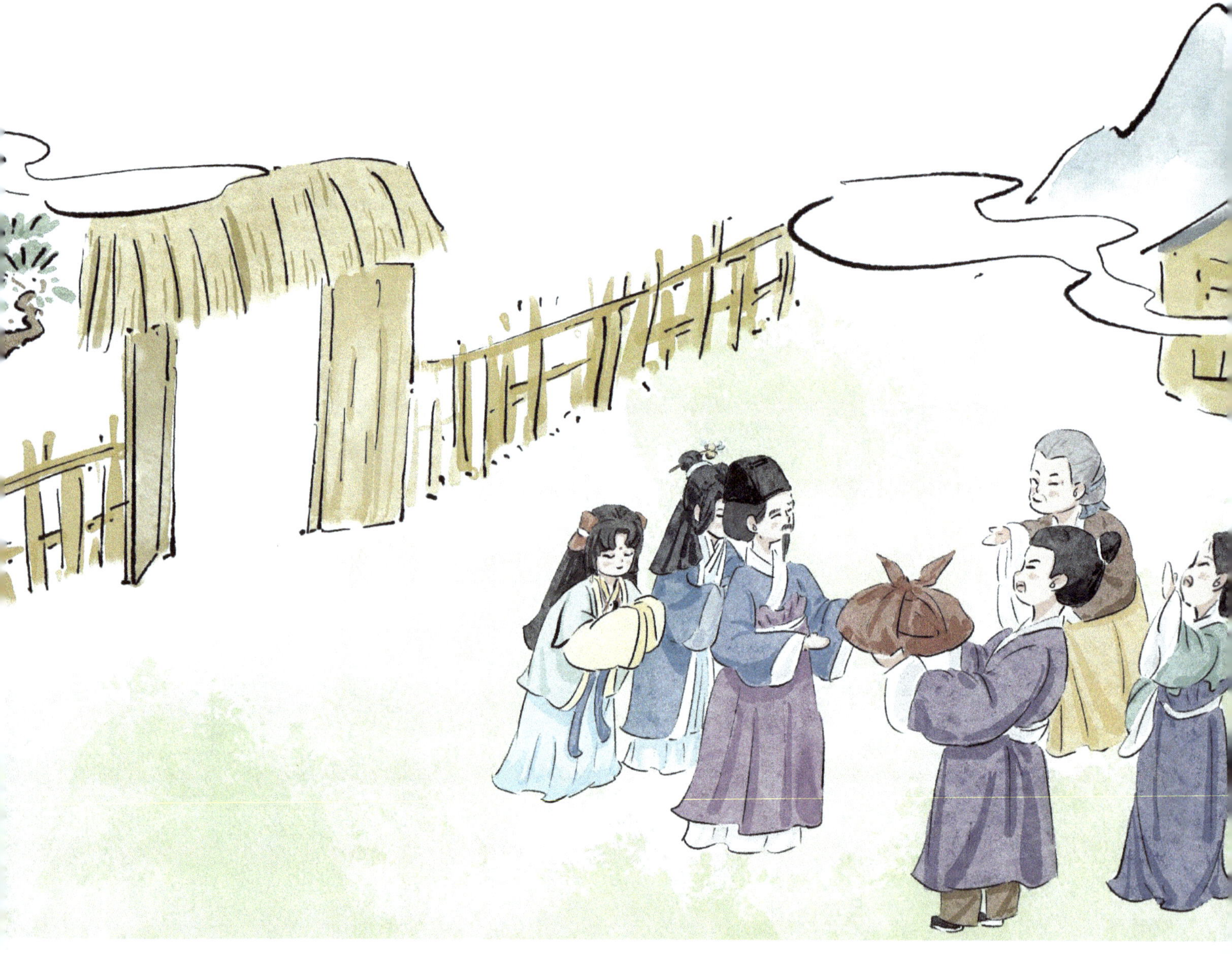

12. 三七

12. San Qi (Panax notoginseng)

在一个阳光正好的午后，兰茂先生正带着阿初和小午整理收集回来的药材。

El Sr. Lanmao estaba organizado las materias medicinales con A Chu y Xiao Wu por la tarde bajo la luz del sol.

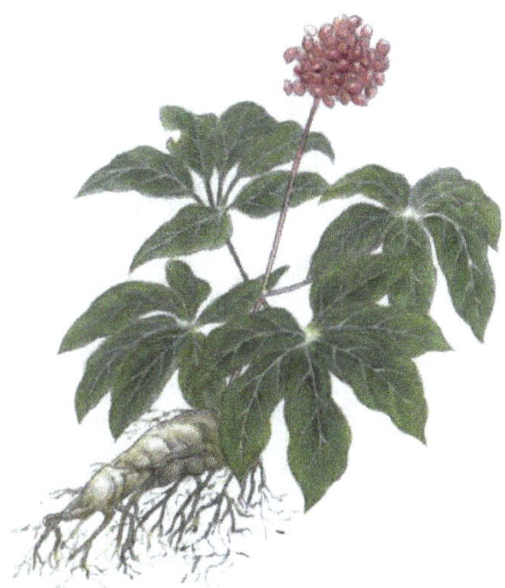

小午拿着一棵三七端详了许久，突然问道："它为什么叫三七？"阿初回答说："师父讲过它还有其他名字，比如：山漆、金不换等 。"

Xiao Wu miró el San Qi durante mucho tiempo y preguntó de repente: ¿Por qué se llama San Qi? Respondió A Chu: Nuestro maestro nos dice que también tiene otros nombres, como Shan Qi, Jin Bu Huan etc.

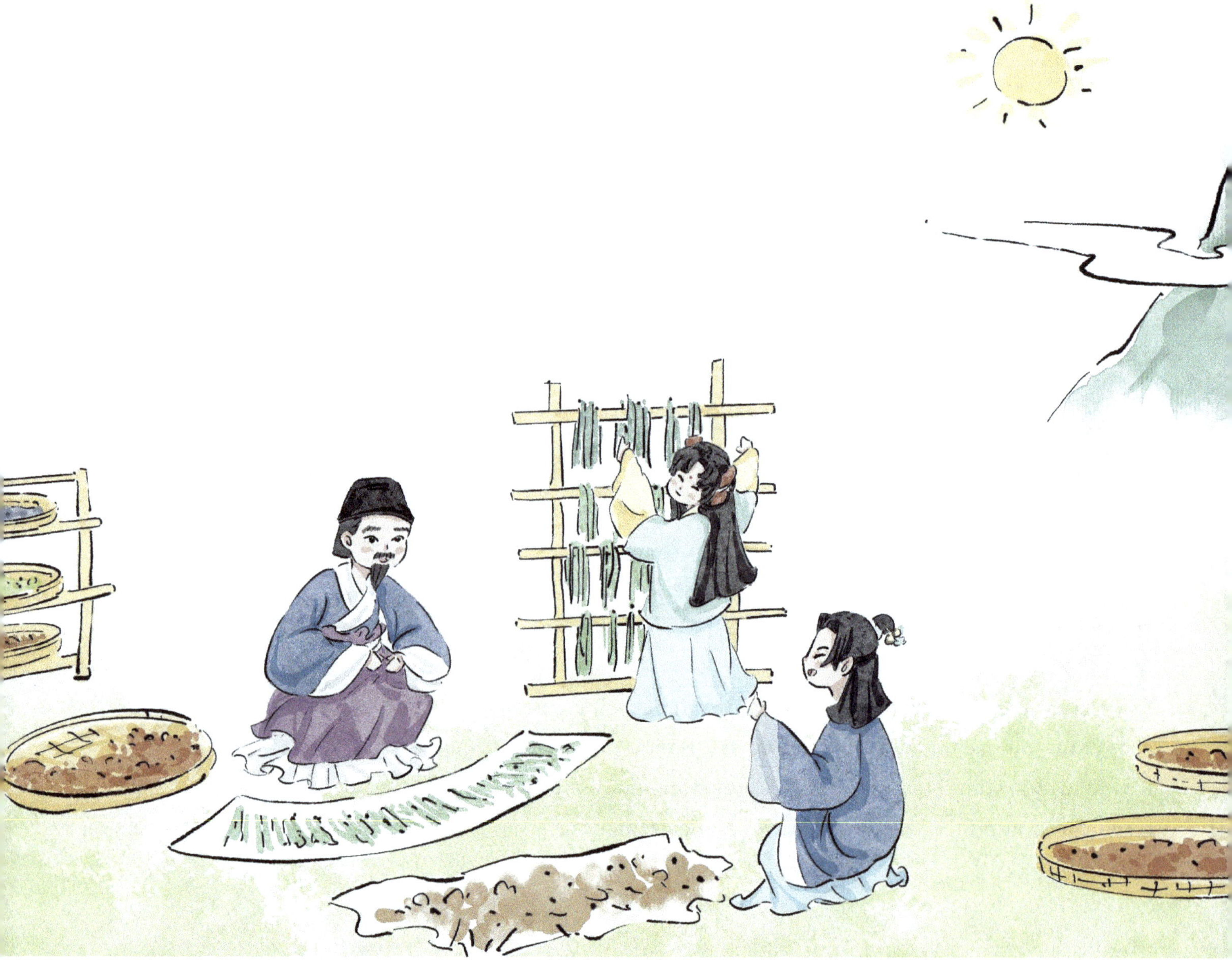

兰茂先生停下手里的活儿，拿起三七讲道：“三七名字的由来是有故事的。民间流传，在云南文山地区的老君山密林中，生长着一种‘春苗如翠，秋实似火’的神药。”

El Sr. Lanmao dejó de trabajar, cogió el San Qi y dijo: Existe una leyenda sobre su nombre. Dicen que hay una especie de medicina mágica con brotes verdes en primavera y sus frutos con color de fuego en otoño que crece en los grandes bosques de la montaña Laojunshan, en Wenshan, provincia de Yunnan.

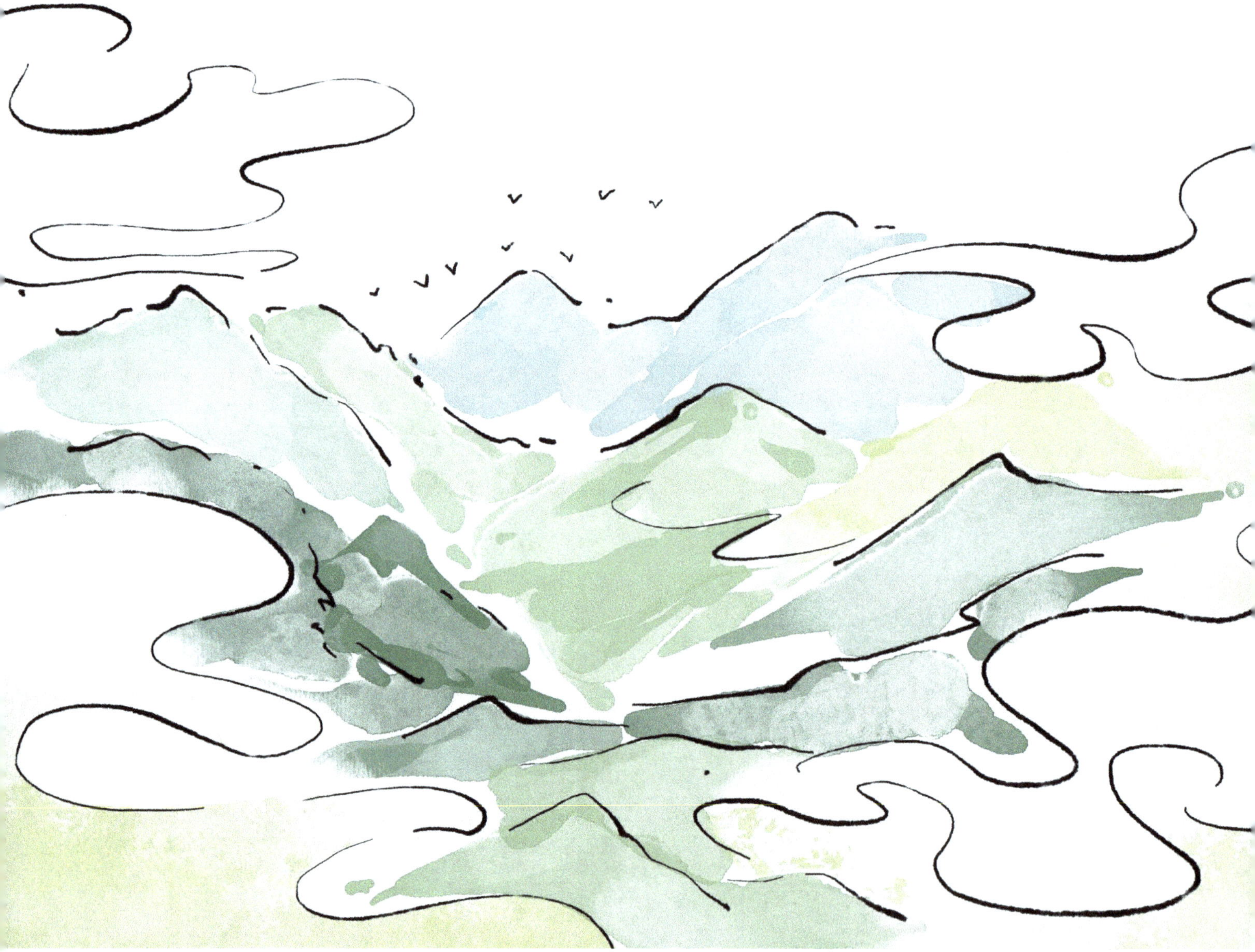

“有一位猎人打猎时不慎坠崖骨折，人们将这种神药嚼烂敷于猎人伤口的出血处，伤口就被封住了，血立马止住了 。”

Un cazador se cayó por un acantilado y se rompió su hueso mientras cazando, el resto masticaron una medicina mágica y se la aplicaron en la herida, entonces se detuvo de sangrar inmediatamente.

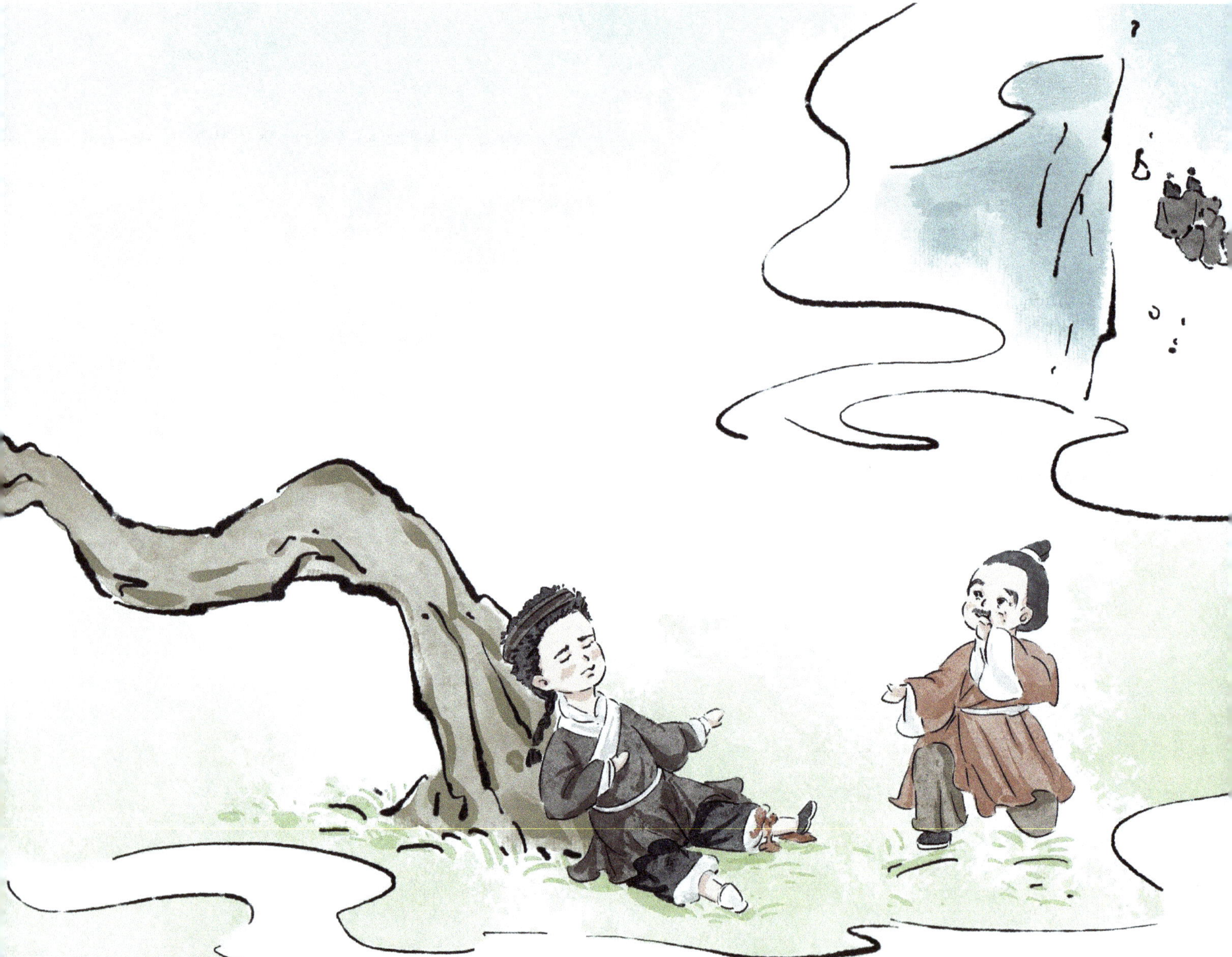

“还有一位石匠不小心砸伤了脚，疼痛难忍，将这种神药捶烂包扎于伤处，马上就能止痛。这种神药被苗族的祖先称作‘山漆’，因‘山漆’与‘三七’发音相似，在代代流传中便被记作了‘三七’。”

Un cantero dolía los pies por accidente, entonces puso la medicina mágica aplastada, el dolor se alivió de inmediato. Esta medicina se denominó Shan Qi por los antepasados del pueblo Miao, posteriormente se pronuncia como San Qi y así pasa de generación en generación.

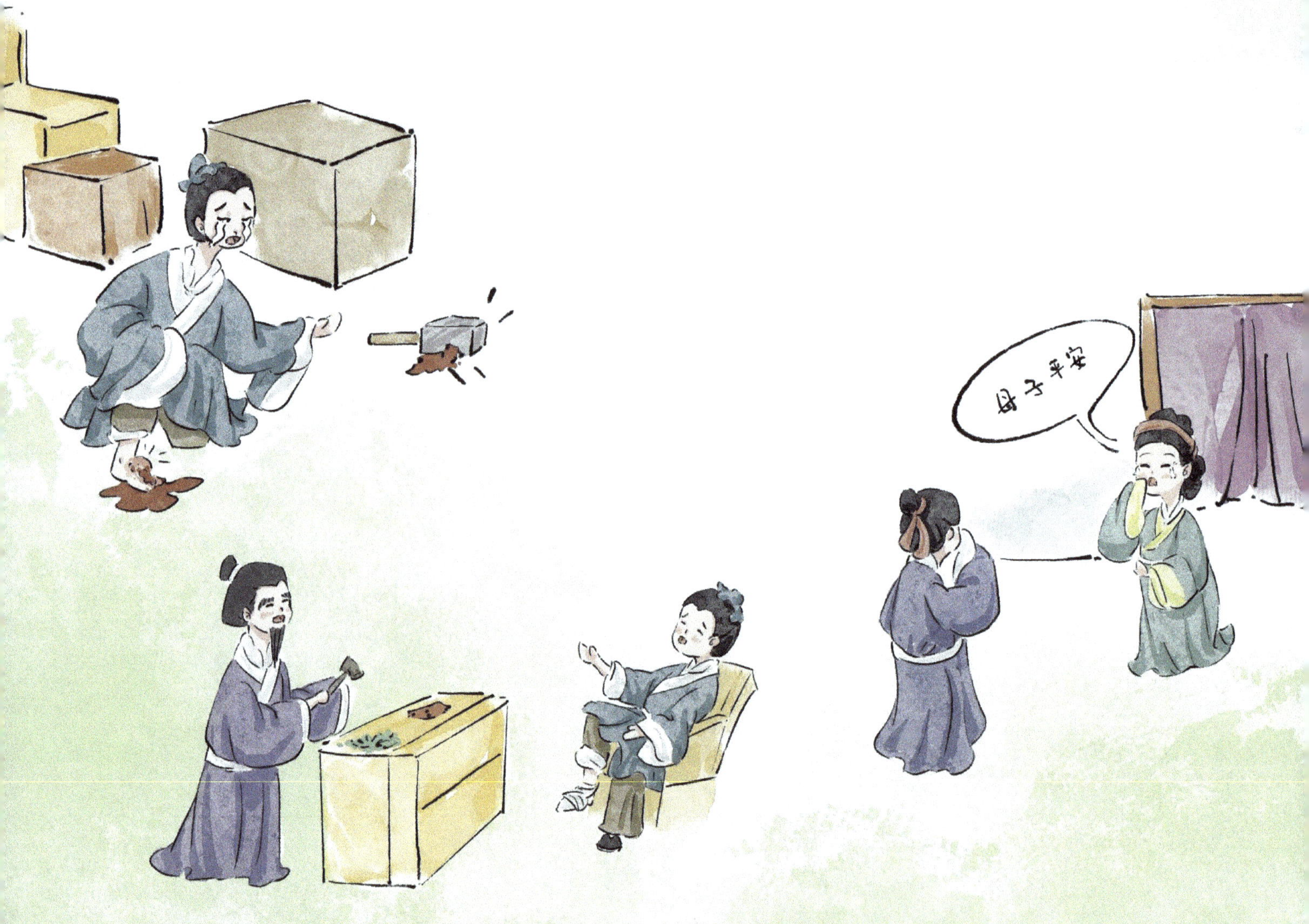
母子平安

此时厨娘端着一碗热气腾腾的鸡汤过来说道：“几位最近收集药材实在太辛苦，我给大家熬了三七鸡汤。”

En ese momento, la cocinera vino con un tazón de sopa de pollo, dijo: Deben estar muy cansados para la recogida de materias medicinales, he cocinado la sopa de pollo con San Qi para ustedes.

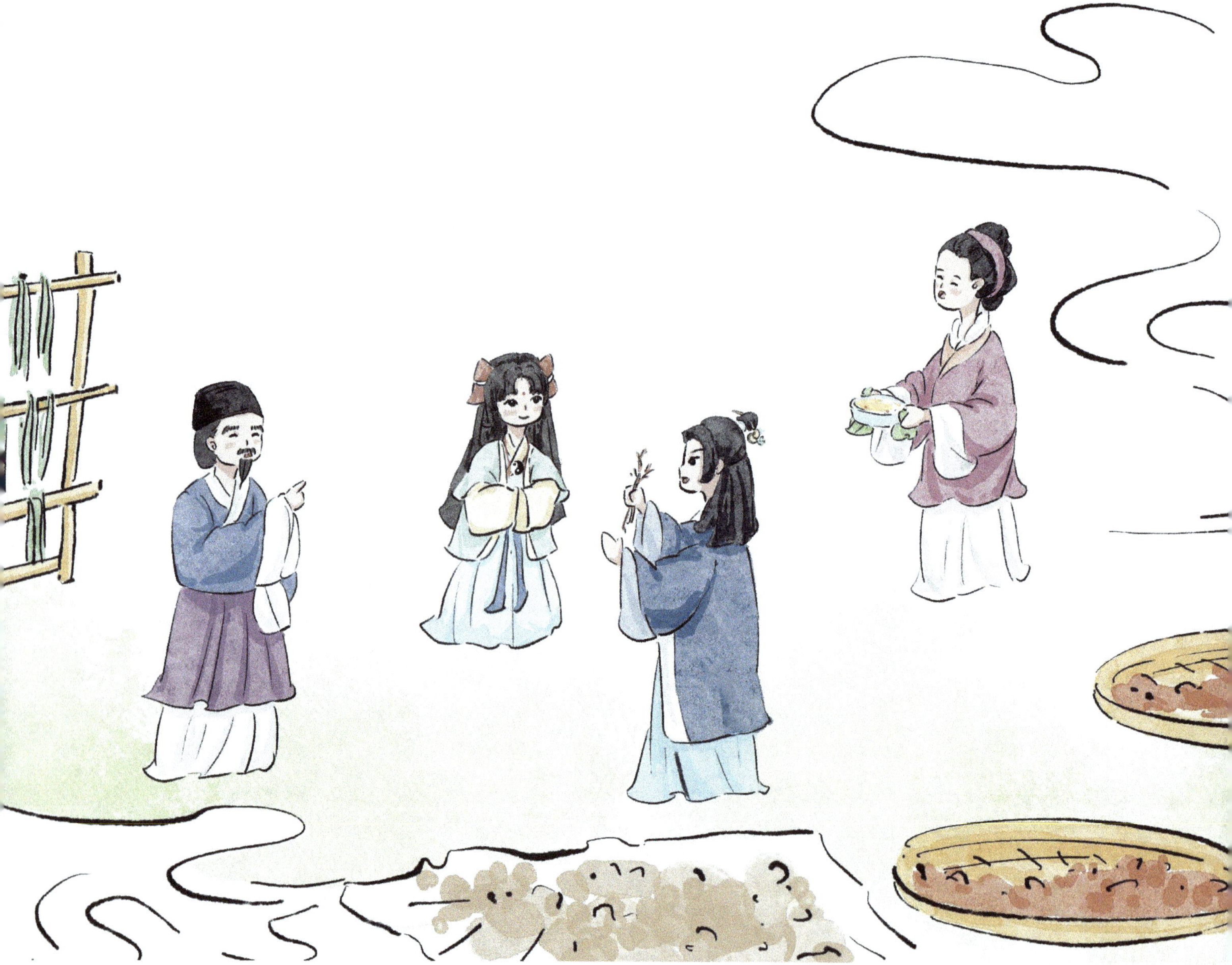

兰茂先生笑着说："加了三七的鸡汤味微苦，大家尝尝。"于是大家边喝着三七鸡汤，边谈论着采药过程中遇到的趣事。

Dijo el maestro con una sonrisa: La sopa de pollo con San Qi es un poco amarga, podéis probarla. Los tres disfrutaban de la sopa mientras discutieron las anécdotas que encontraron durante el viaje.

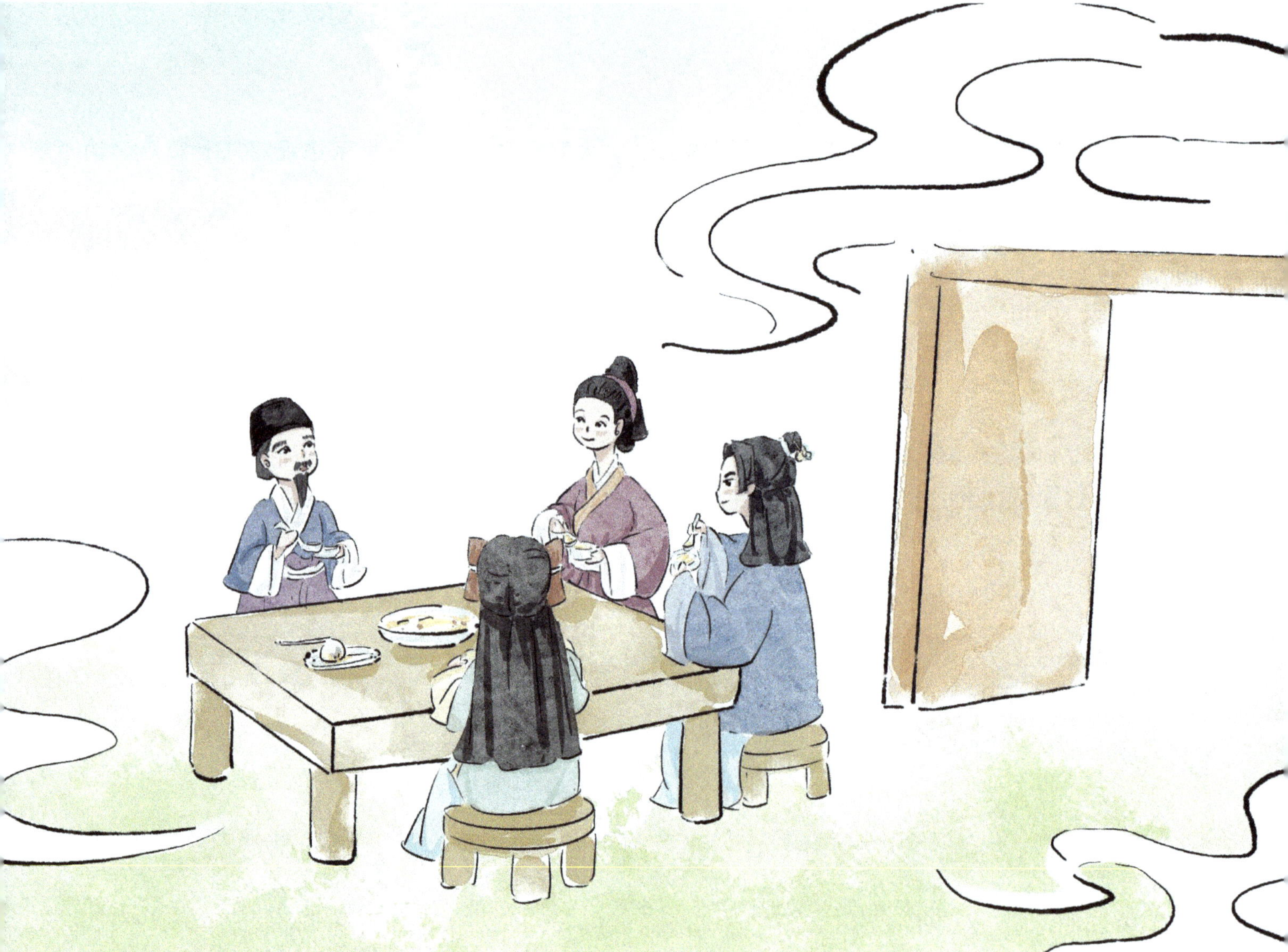

13. 冬虫夏草
13. Dong Chong Xia Cao (Cordyceps sinensis)

师徒三人走在高寒草甸上继续寻找着药材。

Siguieron caminando por una pradera alpina.

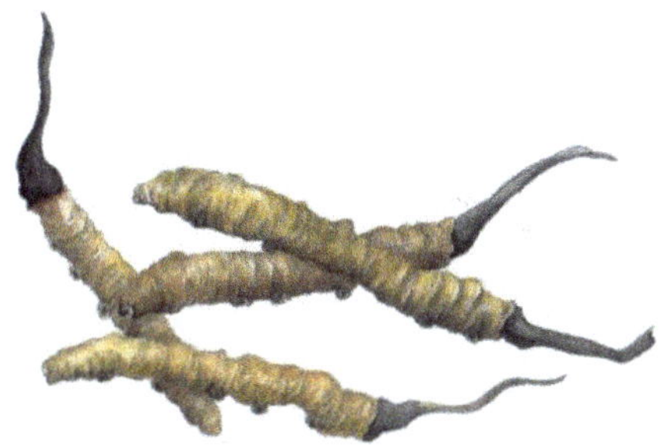

小午问师父今天要找什么药材，兰茂先生回答说：“冬虫夏草。”

Xiao Wu preguntó al maestro qué tipo de medicina van a recoger, Lanmao respondió: Dong Chong Xia Cao.

小午和阿初都 疑惑地问师 父：“师父，那它到底是虫还是草呀？”

Xiao Wu y AChu tuvieron mucha duda y preguntaron: ¿Es una especie de gusano o hierba?

师父说道：“找到便知 。”

Respondió su maestro: Lo sabréis al encontrar.

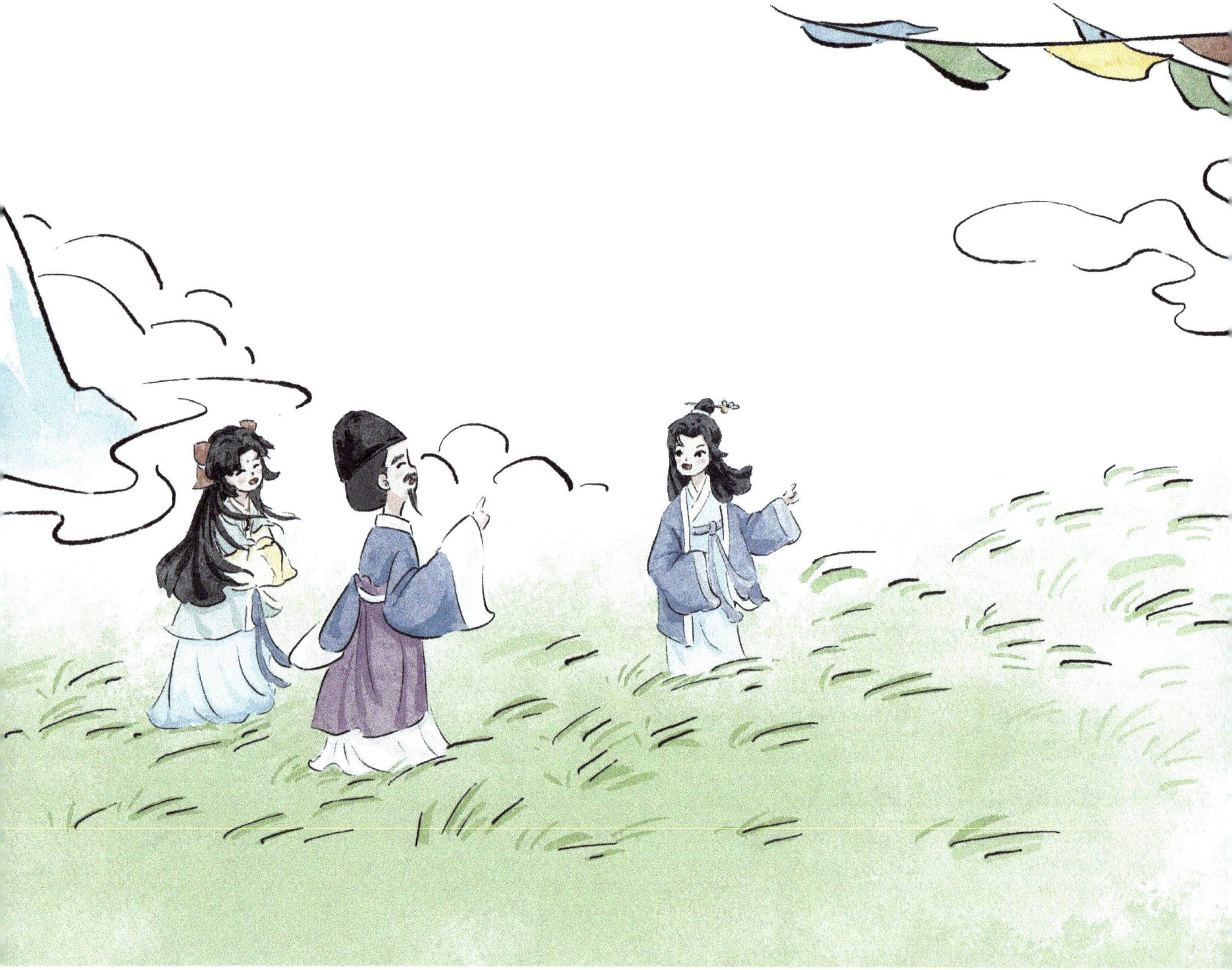

看到远处有位放牛的老奶奶，阿初上前礼貌地问道：“奶奶，请问您知道冬虫夏草吗？”

Vio una pastora a lo lejos, A Chu se acercó y preguntó cortésmente: Abuela, ¿conoces el Dong Chong Xia Cao?

老奶奶看着阿初，慈祥地回答：“我不仅知道它，我还知道关于它的美丽传说。”师徒三人坐在了草地上，听老奶奶讲述冬虫夏草的传说。

Mirando a A Chu la anciana respondió amablemente: No sólo la conozco, sino que también conozco la graciosa leyenda sobre ella. Luego se sentaron en el prado los tres, escuchando la leyenda de Dong Chong Xia Cao.

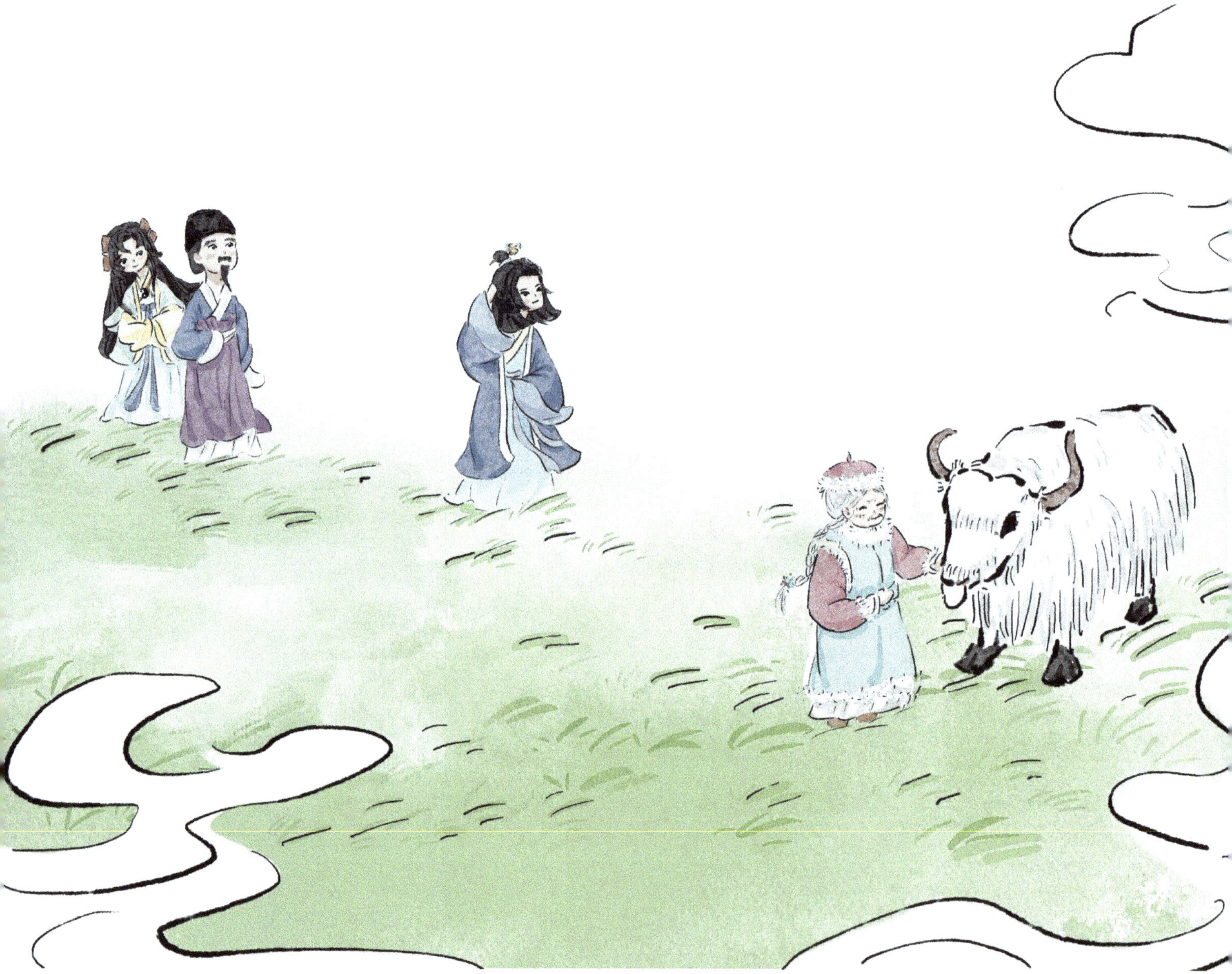

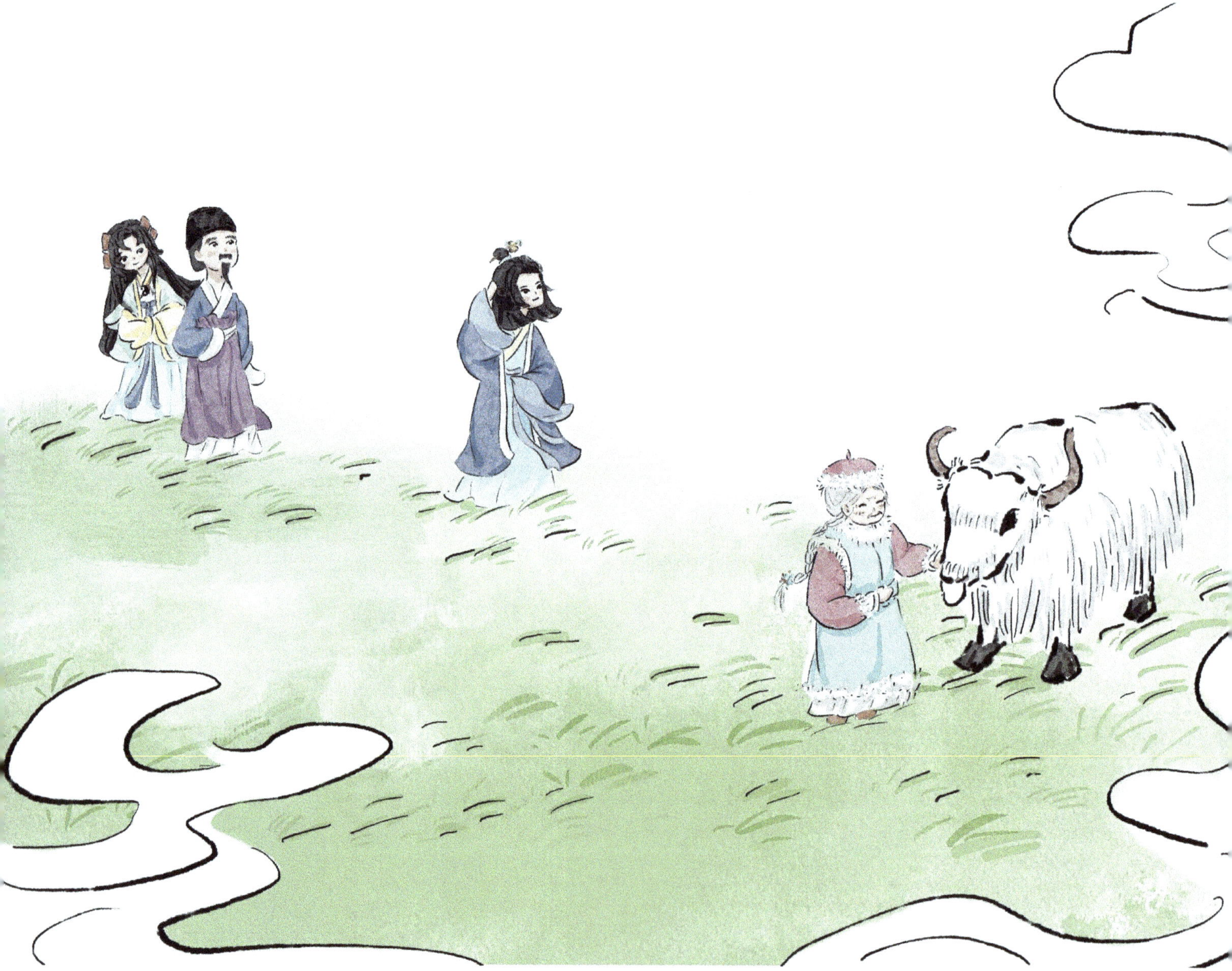

从前，美丽的姑娘次央与目盲的阿妈在草原上相依为命。次央勤劳能干，是远近闻名的美女。来向次央求亲的人挤破了牛毛帐篷，次央都没有答应。其实，次央早就有了心上人，就是在巴良家雪山牧场上放马的朗吉。

Érase una vez una hermosa chica, Ciyang, que vivía con su madre ciega en la pradera. Ciyang era muy trabajadora y guapa, tuvo muchos admiradores, pero no aceptó ninguno. De hecho, ya tuvo a su novio, Langji, que pastoreaba caballos en el rancho de la montaña nevada.

当地王爷巴良家的儿子姬加对次央爱慕有加，数次上门求亲，次央都没有答应。姬加得知次央与朗吉两情相悦之后恼羞成怒，他无法容忍自家的奴隶娶自己心爱的姑娘，于是他把朗吉的腿打断，想要阻止次央嫁给朗吉。

El hijo de la Alteza Real, dueño de Langji, también estaba enamorado de Ciyang, pidió en matrimonio muchas veces. Sin embargo, ella lo rechazó también. Cuando el joven se enteró de que la chica había estado con Langji, se puso furioso y no pudo soportar que su esclavo fuera a casarse con la chica que amaba, así que rompió las piernas de Langji para impedir su matrimonio.

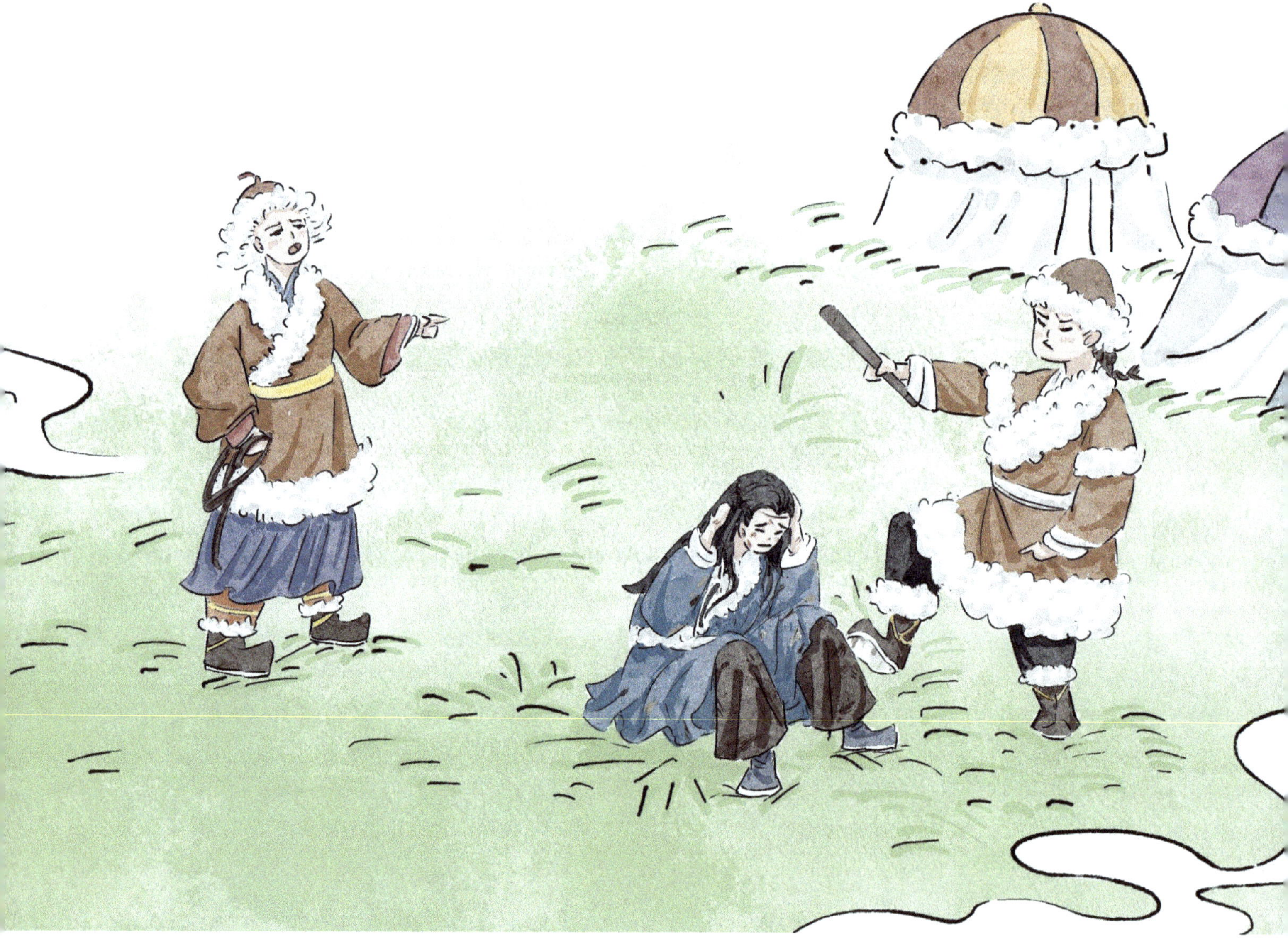

次央知道后每天找药给朗吉服用，但朗吉的病未见好转。

Ciyang hizo todo lo posible para ayudar su novio, recogió hierbas medicinales para que tomara, pero no mejoraba.

次央来到了拉姆拉措湖边，想到朗吉的病不见好转，她不禁难过起来，泪珠滴入拉姆拉措湖里。本来平静的湖水慢慢漾起波纹，湖里出现了一朵洁白的莲花，缓缓飘到她面前。

Un día, llegó a la orilla del lago Lamu Lachuo, se echó a llorar por la preocupación. Las lágrimas cayeron al lago, el lago se agitó y una flor de loto blanca apareció en el lago, flotando lentamente hacia ella.

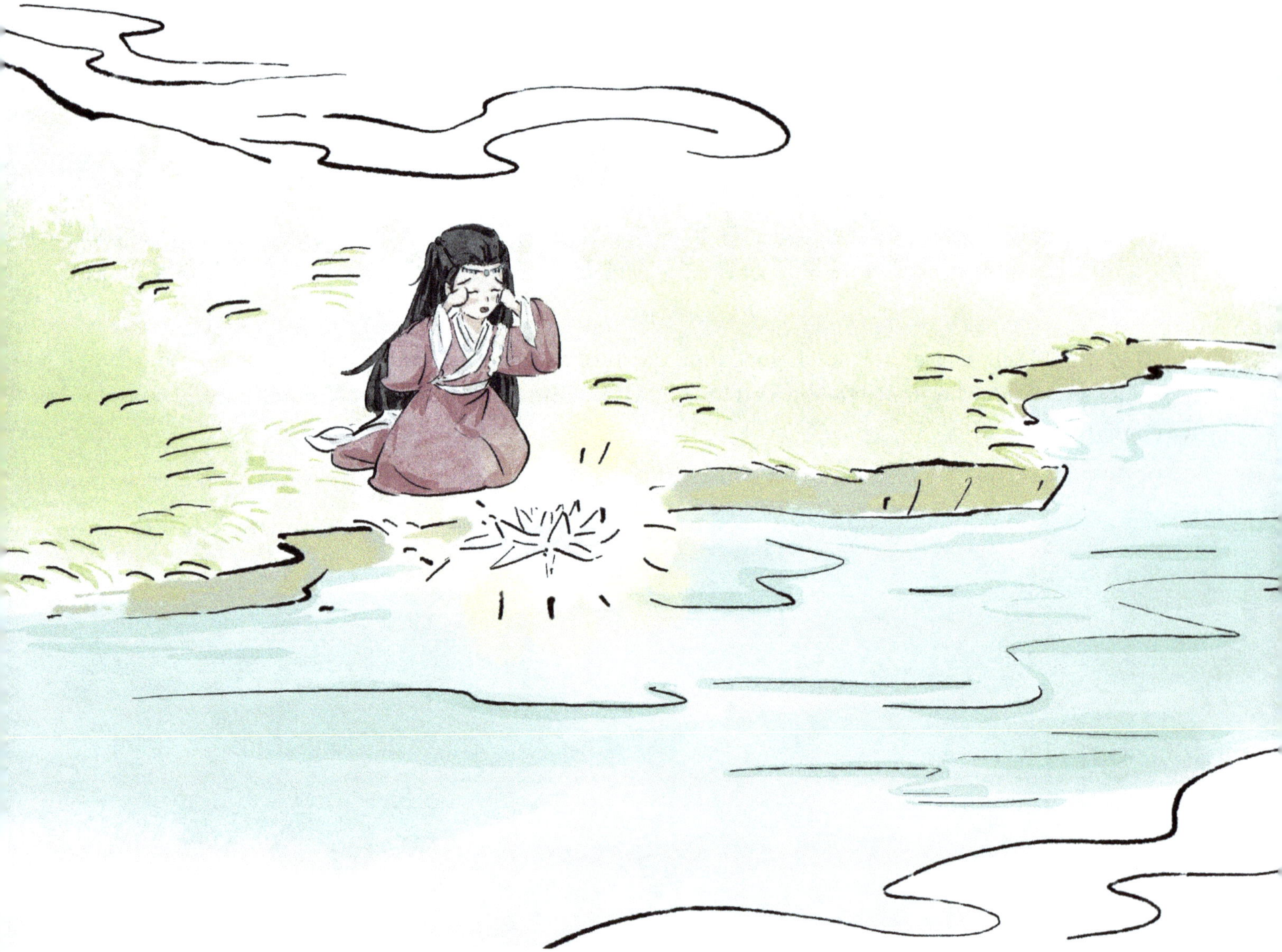

次央看见花蕊中有一根似虫似草的东西，她取出时听到湖底传出慈祥的声音："孩子，别再伤心了。每年冰雪消融之时，你可到山中采挖此药给朗吉服用，一切会如你所愿的。"

Ciyang se dio cuenta de que había una sustancia parecida a un gusano y una hierba en el estambre del loto, oyó una voz amable desde el fondo del lago cuando lo sacó: Mi querida niña, no llores más. Puedes recoger esta medicina en las montañas para Langji después de que el hielo se derrita cada año, todo saldrá como esperabas.

次央捧着莲花上的神药，赶忙回到家中给朗吉服用，并照这个声音所说，每年去采挖此药，朗吉的病便渐渐好了起来。

Ciyang cogió la medicina mágica y se apresuró a casa para dársela a Langji, y su enfermedad fue mejorando poco a poco.

后来这味药逐渐被越来越多的人发现，因为它冬天像虫一样，夏天像草一样，大家便叫它冬虫夏草。

Esta medicina se reconoce gradualmente por más gente, como que parece un gusano en invierno y hierba en verano, entonces se le llama como Dong Chong Xia Cao.

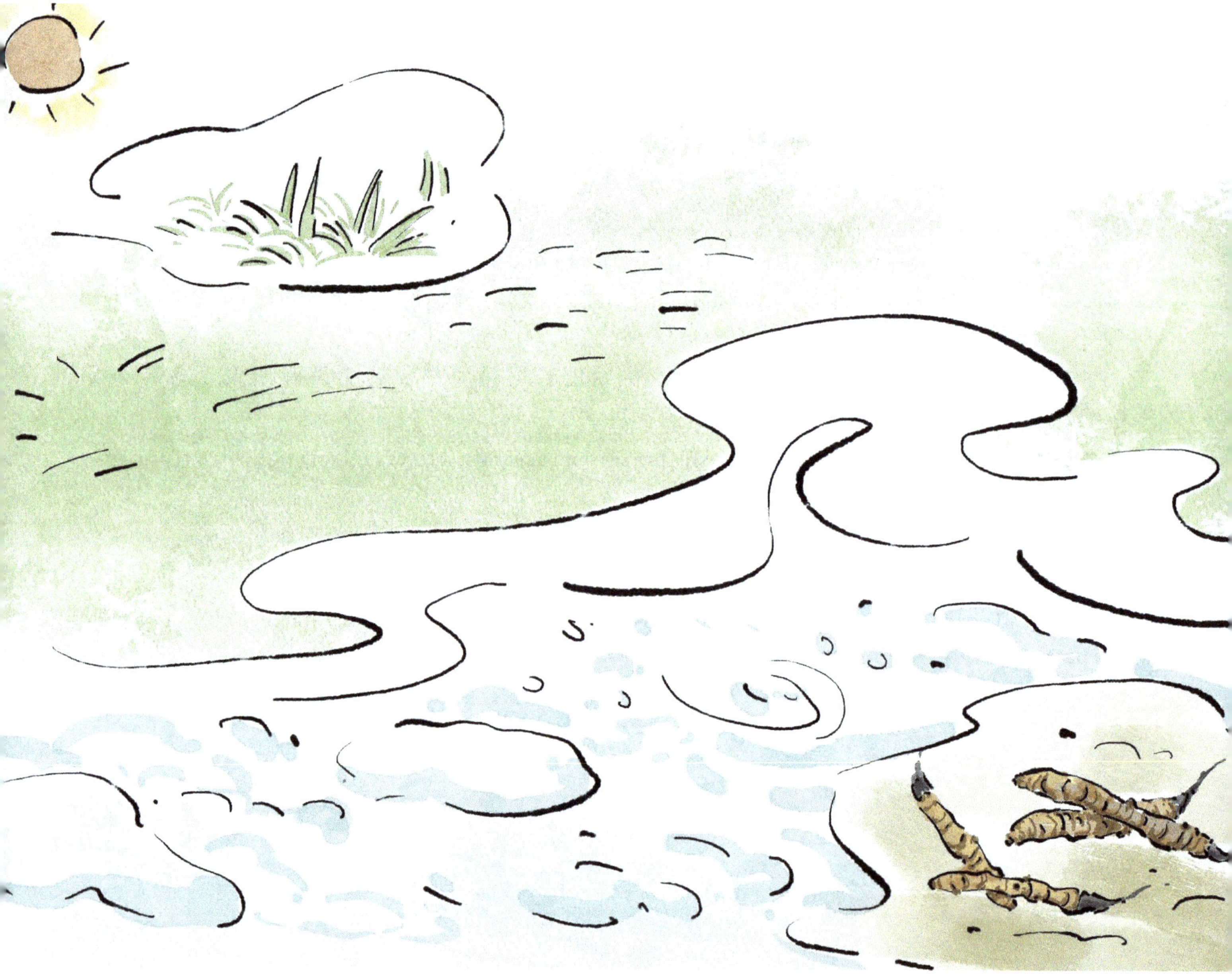

讲完这个故事后，老奶奶从怀里掏出几颗有虫身又有草头的药，递到了阿初手里：“这是我刚刚采的冬虫夏草，就送给这位小大夫了。”说完，老奶奶起身牵牛走远了。阿初和小午仔细收好了老奶奶给的冬虫夏草，跟着师父继续前行。

La abuela sacó de su bolsillo unos Dong Chong Xia Cao y se lo entregó a A Chu: Acabo de recolectar algunos te regalo. Luego se levantó y se marchó. A Chu y Xiao Wu recogieron Dong Chong Xia Cao con cuidado y continuaron viajar con su maestro.

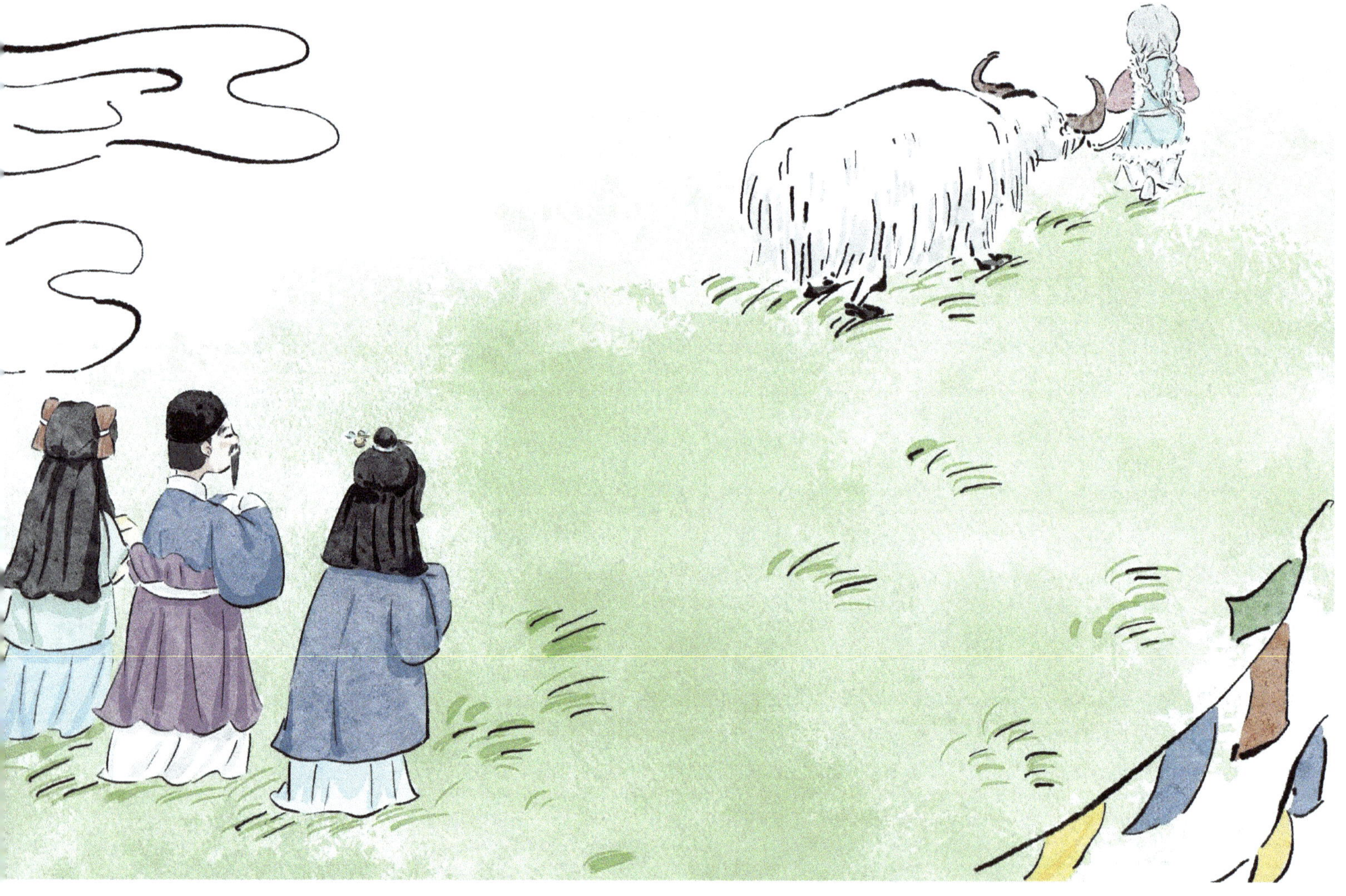

14. 石斛

14. Shi Hu (Dendrobium)

这天，师徒三人来到一座树林茂密的山上，空气湿润且凉爽。

Un día, llegaron a la montaña boscosa, el aire fue muy húmedo y el clima era fresco.

阿初看着密不见天的树林问师父："师父，我们今天要找什么药材？"

Mirando a los altos árboles A Chu preguntó a Lanmao: ¿Qué hierba vamos a buscar hoy maestro?

师父 回答道："找石斛 。"

Respondió el maestro: Shi Hu.

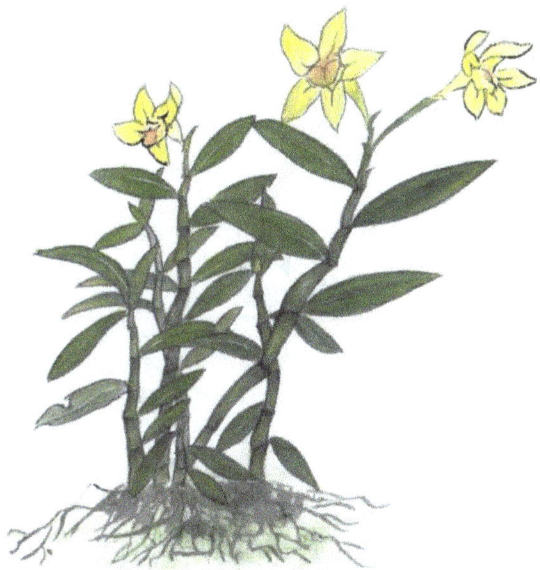

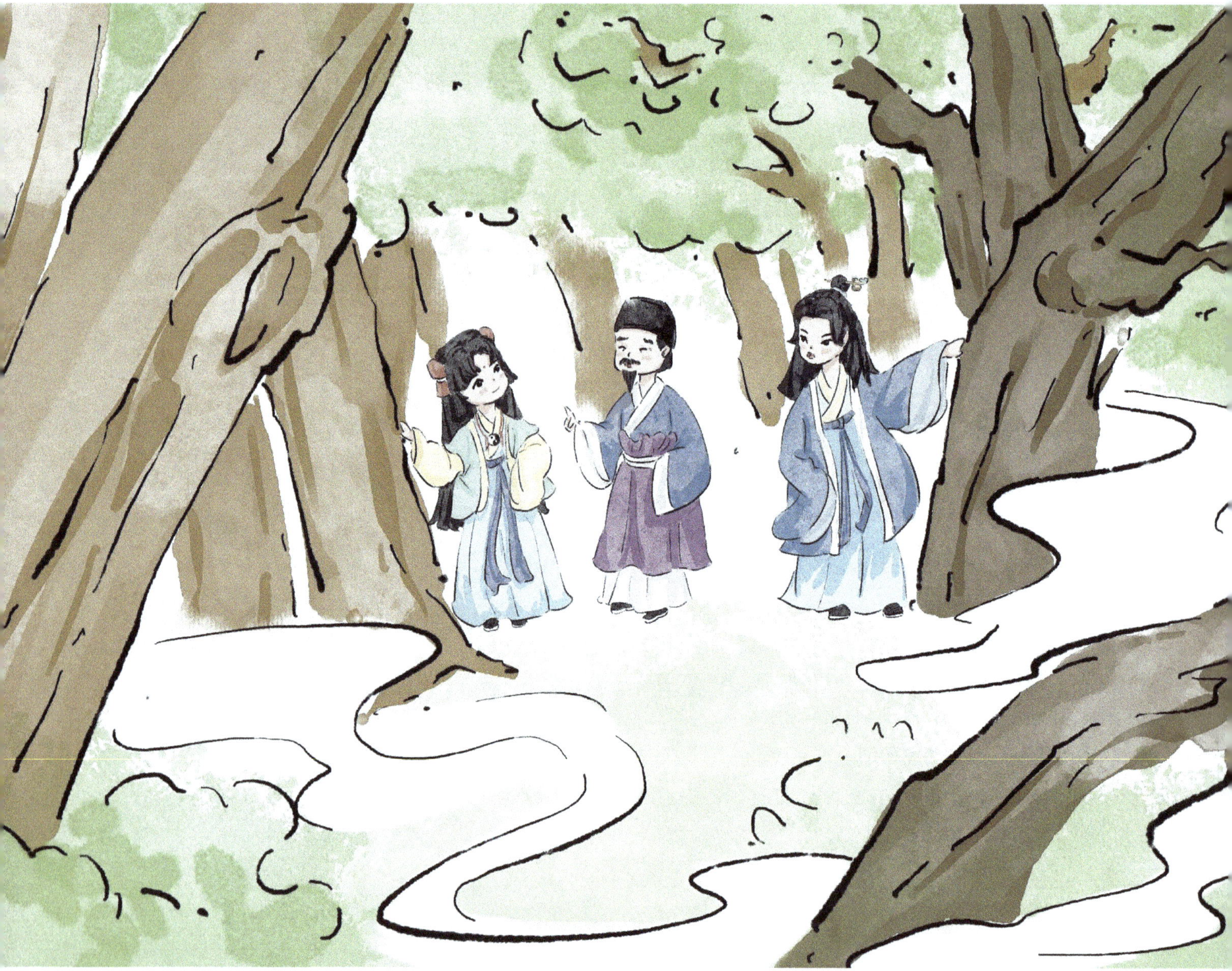

阿初正不知从何开始寻找，忽然看到前面不远处有一位樵夫正爬在树干上采一种很漂亮的植物。

A Chu no sabía por dónde empezar, se fijó en un leñador que se subía a la rama de un árbol y cogía una hermosa planta del tronco.

小午赶忙上前喊道："爬这么高很危险的，快下来吧！"

Xiao Wu gritó: Es peligroso subir tan alto, ¡bájate del árbol!

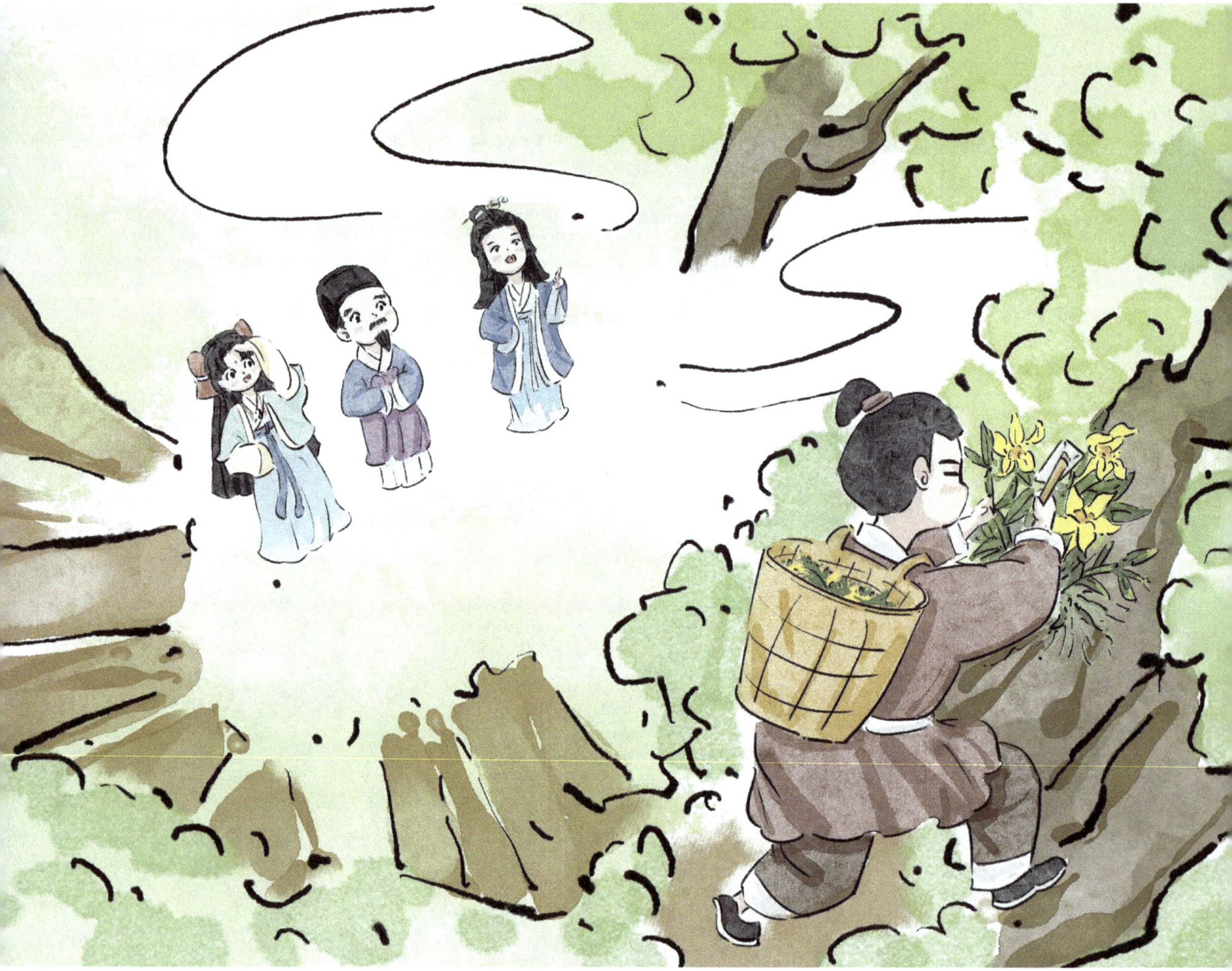

那个樵夫从树上轻松爬下来，然后从篮子里拿出了刚采的植物，对师徒三人说道："家中奶奶最近胃口不好，还老咳嗽，夜里也睡不好。看了村里的郎中，郎中说此药对治疗奶奶的病症很好，所以我就多采一些，正准备快些给奶奶带回去治病。"

El hombre se bajó con facilidad, sacó una planta recién cogida y les dijo: Mi abuela tiene mal apetito y tose siempre, además no puede dormir bien por la noche. El médico del pueblo dijo que esta medicina es buena para la enfermedad de mi abuela, así que cogí más para ella.

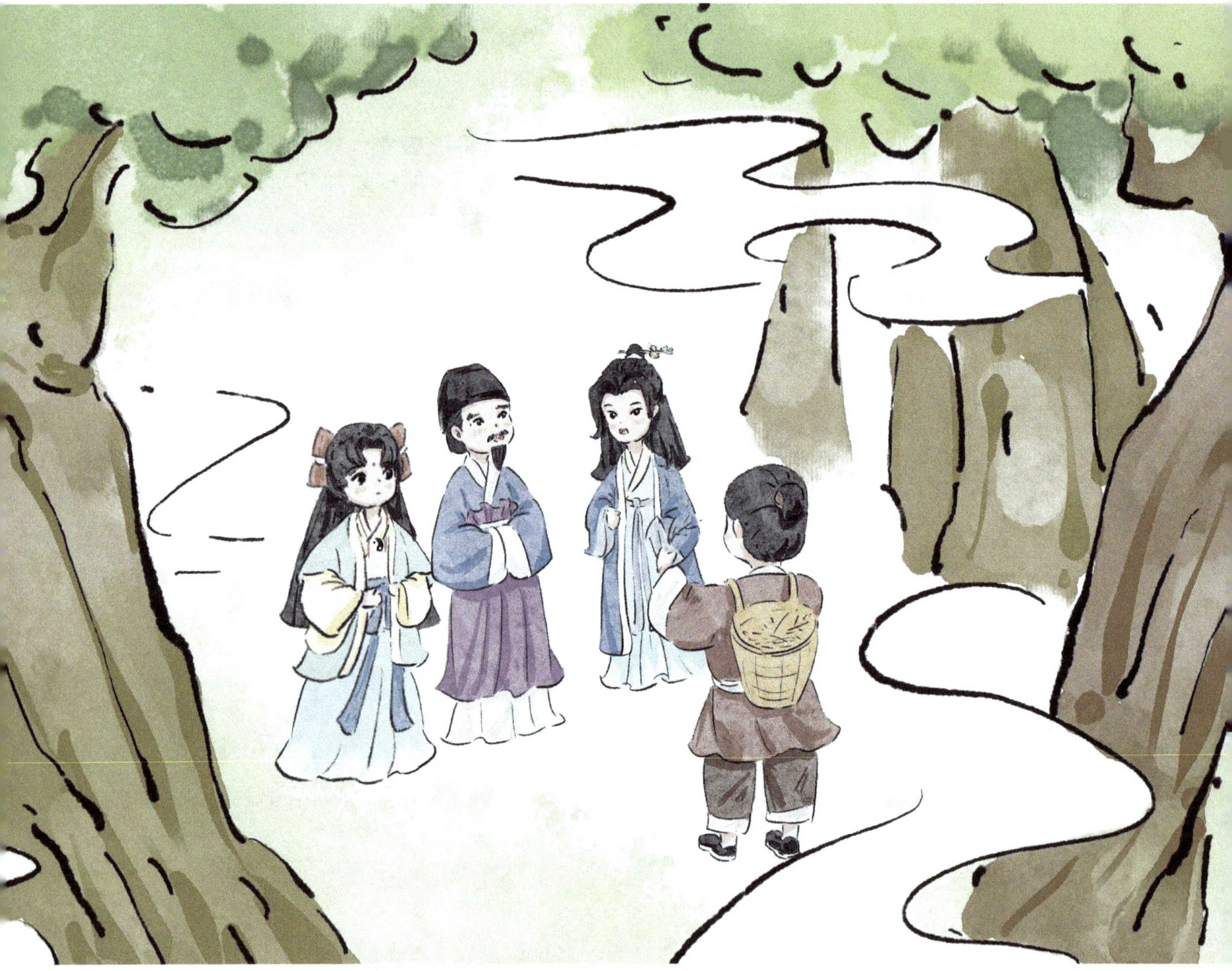

看着他一脸焦急的样子，兰茂先生说道："我行医采药多年，不知道可否与你一同返回你家，让我看看奶奶的病症如何？"樵夫连忙道谢，并带着师徒三人回到自己家中。

Como que estaba muy preocupado, Lan Mao dijo: Soy médico, puedo ir contigo para tratar tu abuela si quieres. El leñador le dio las gracias y se llevó a ellos a su casa.

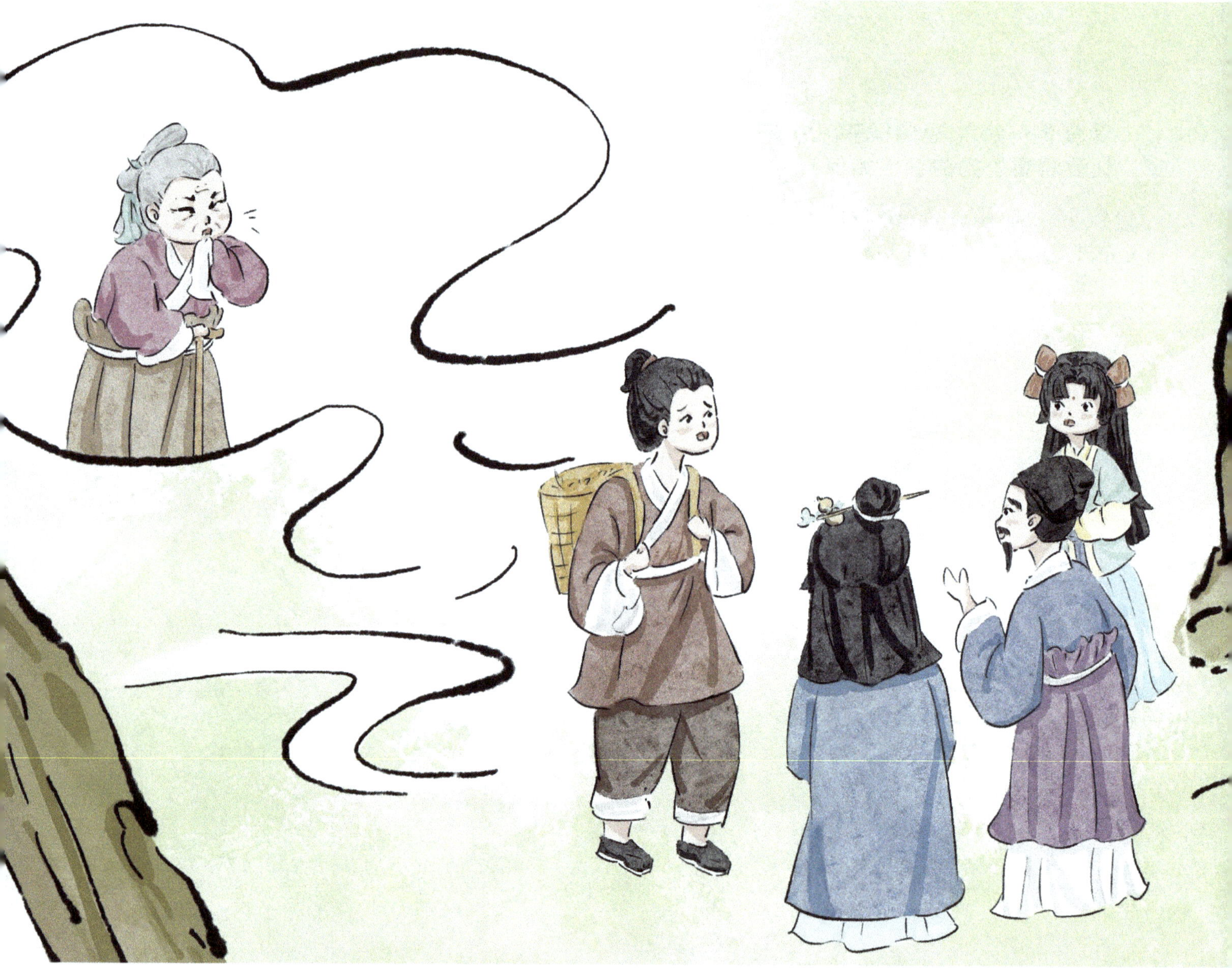

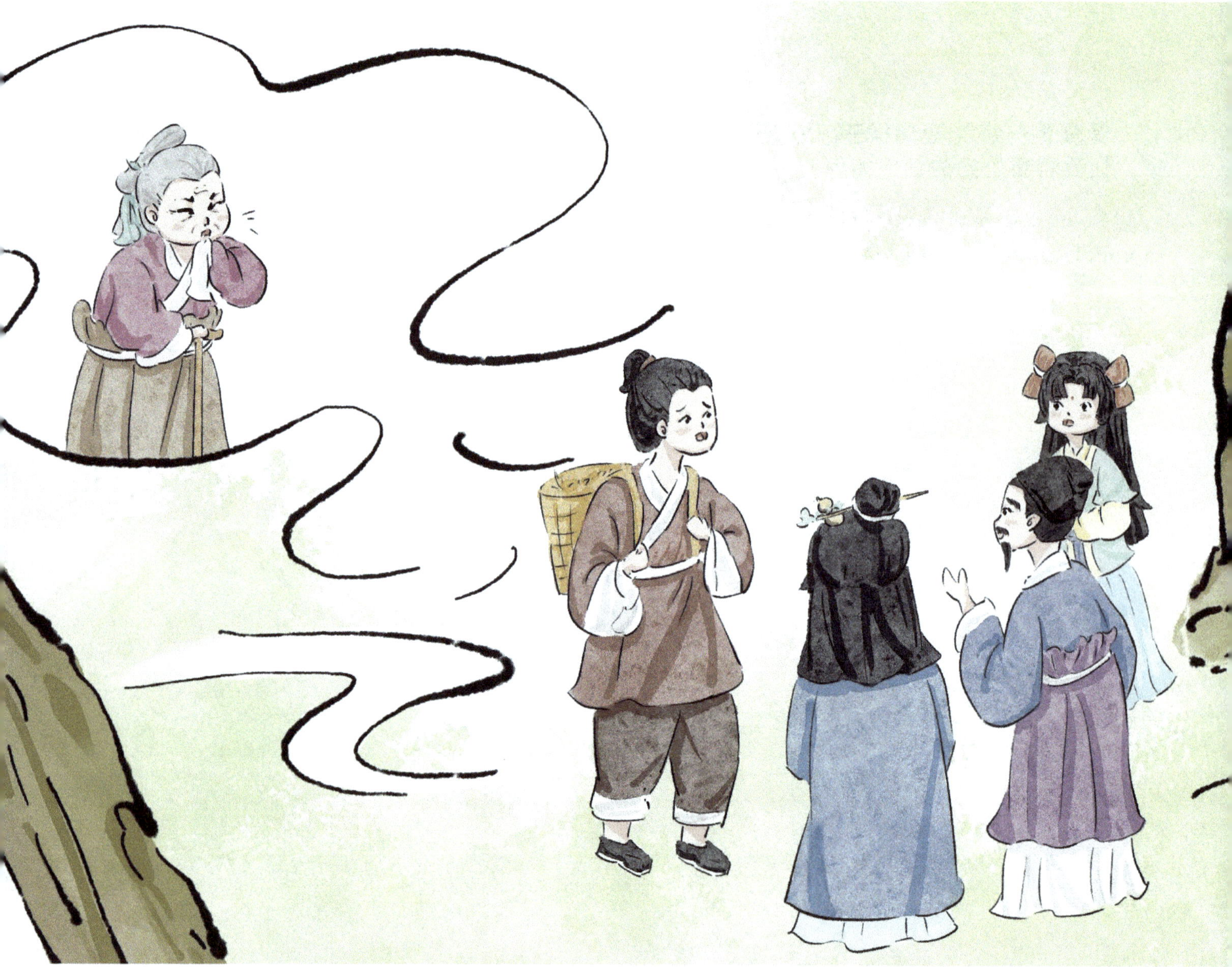

来到樵夫家中，兰茂先生仔细看了老奶奶的病症，并开了两味药，让樵夫把跟刚刚采的药一起煎煮了给老奶奶服下。当晚，老奶奶的咳嗽声明显减少，睡觉也安稳了。

En su casa, Lanmao examinó detenidamente a la abuela y le recetó una receta de dos materias medicinales para que los preparara junto con la planta recogida. La abuela se mejoró mucho y durmió bien esa noche después de tomar la decocción.

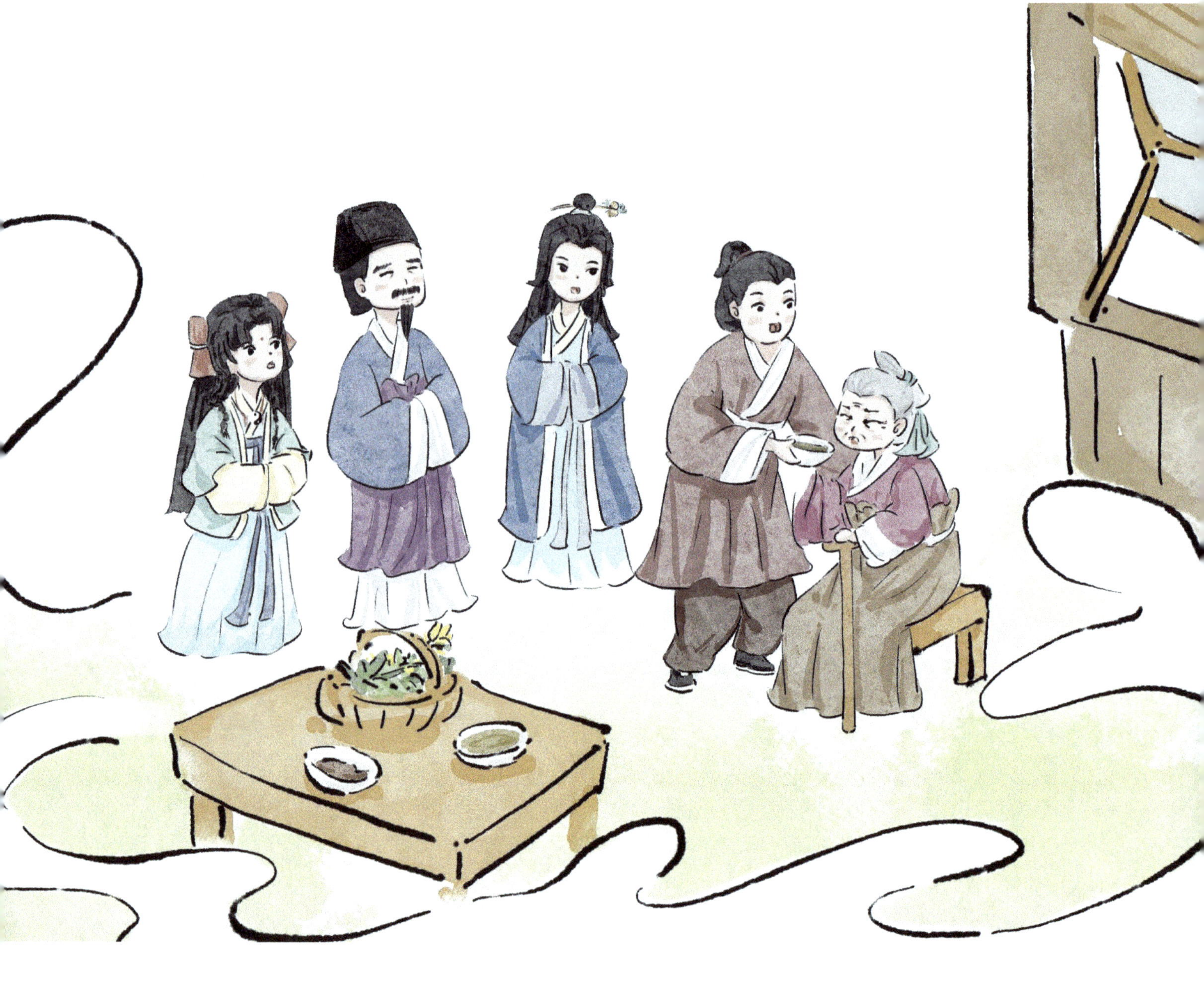

第二天早上，三人正准备离开，樵夫抱着一包东西匆忙地跑出来。樵夫将这包东西递给阿初，并对兰茂先生表达了感谢。阿初打开这包东西一看，正是昨日樵夫采摘的那种药材。小午问道："师父，这是何种药材？"兰茂先生笑着回答道："这就是我们要找的石斛啊！"

El día siguiente, cuando estuvieron listos para salir, el leñador les entregó una bolsa a Xiao Wu con la medicina que había recogido el otro día y les agradeció. Preguntó Xiao Wu: ¿Qué es esta medicina? Lanmao respondió con una sonrisa: Éste es el Shi Hu que buscaba.

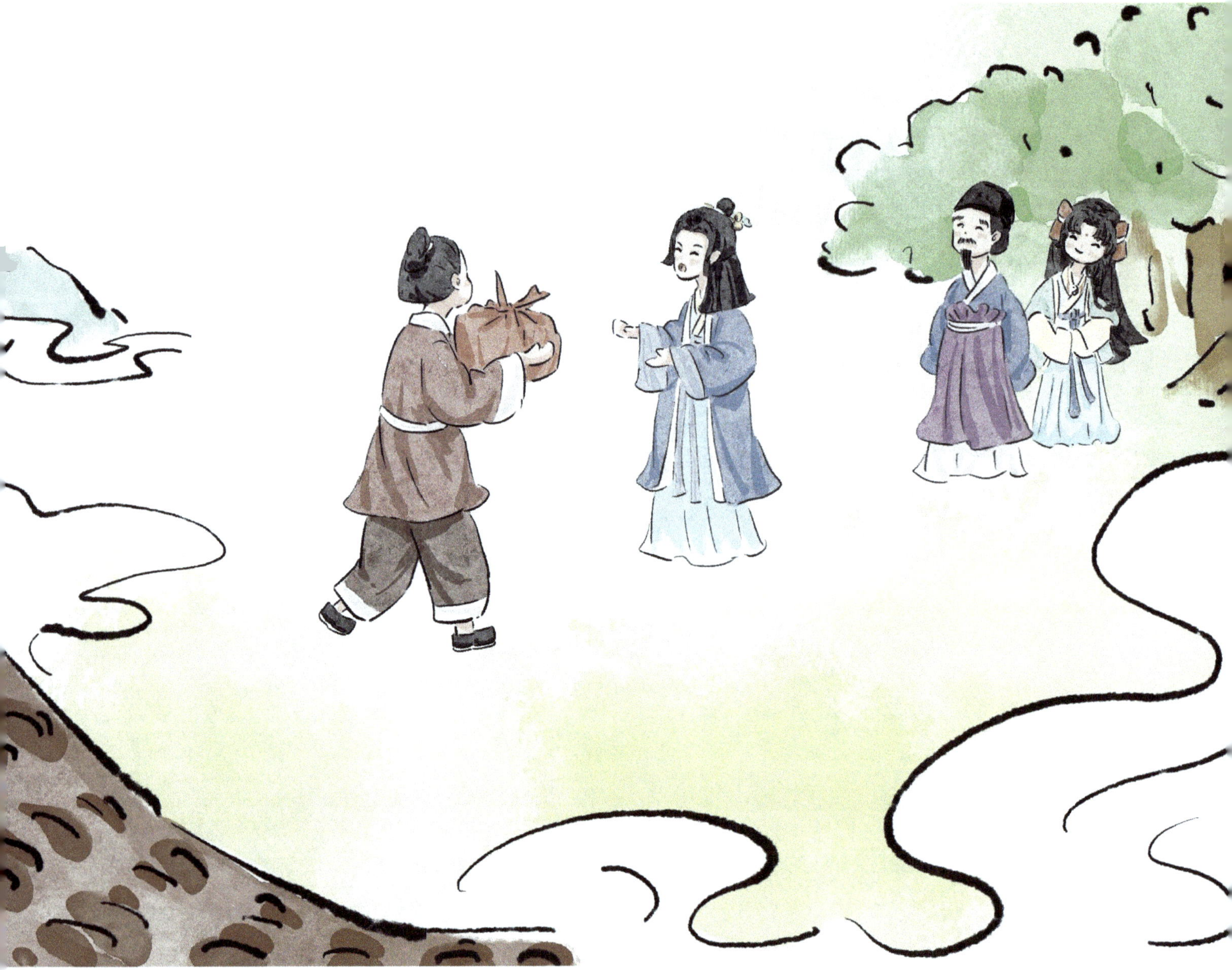

15. 砂仁

15. Sha Ren (Amomum villosum)

师徒三人向南游历，环境的温度也随着南下的脚步越来越高。这一天，走累了的三人看到路边有一间酒铺，便到店中休息和吃饭。

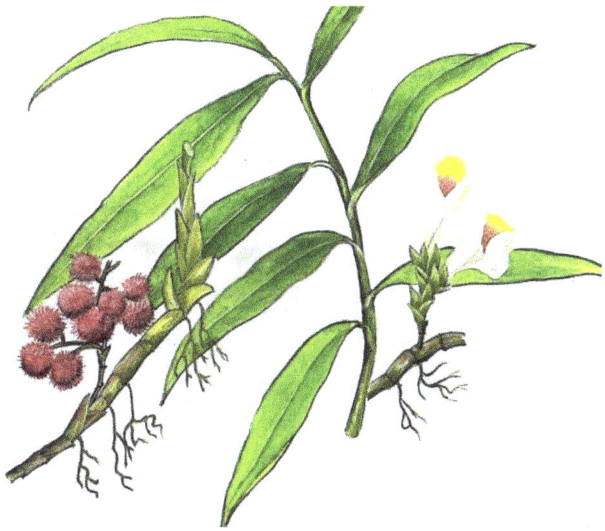

Al viajar hacia el sur, la temperatura subió cada vez más. Vieron un bar al lado del camino y decidieron tomarse un descanso.

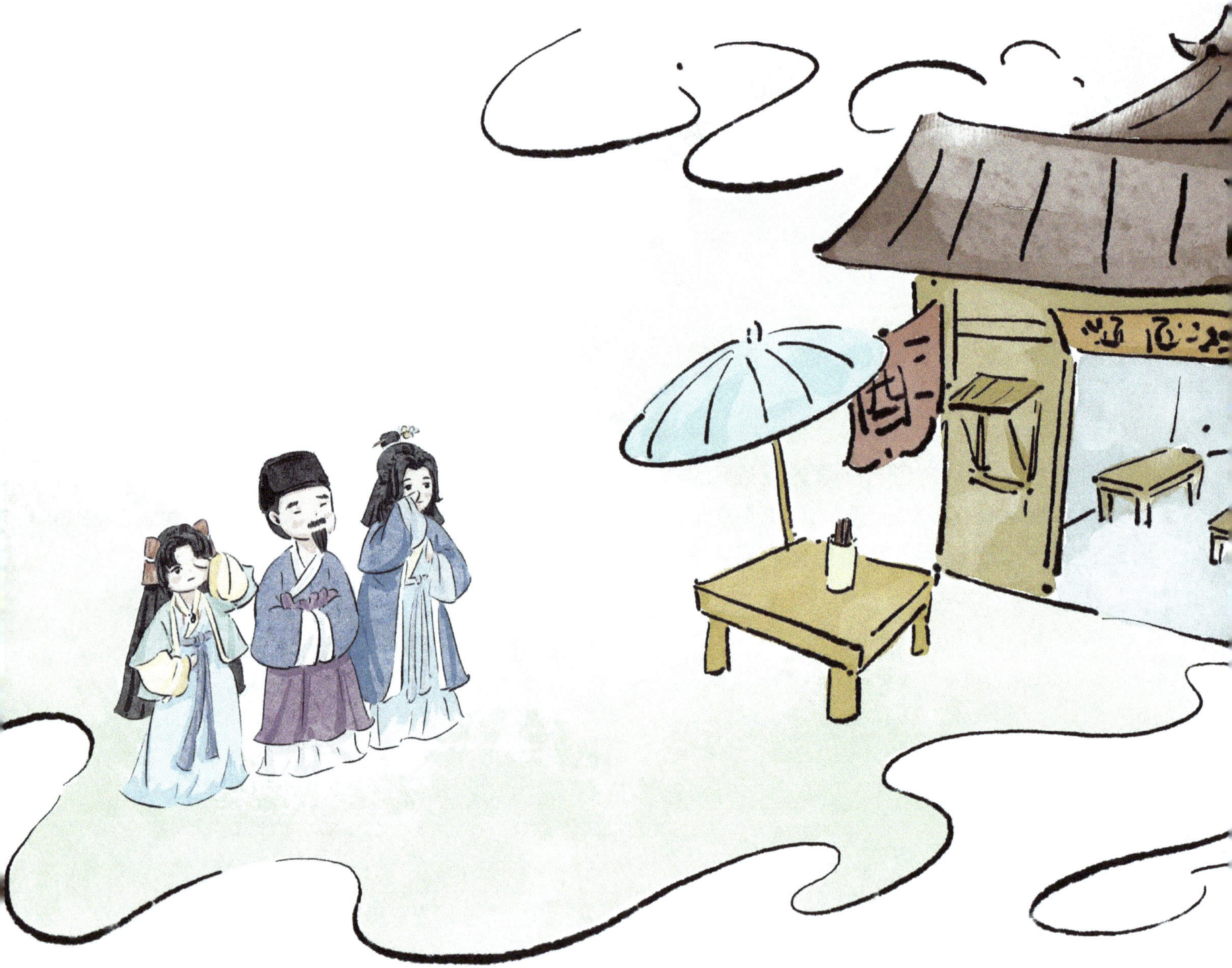

随着店小二的一声吆喝，三人点的饭菜很快就上桌了："客官，您点的春砂仁排骨、春砂仁鲫鱼汤、春砂仁粥都上齐了。"

Con un grito del camarero, la comida estaba preparada: Estimados clientes, aquí tienen sus platos, costillas de cerdo con Sha Ren de primavera, sopa de carpa con Sha Ren de primavera y sopa de arroz con Sha Ren de primavera.

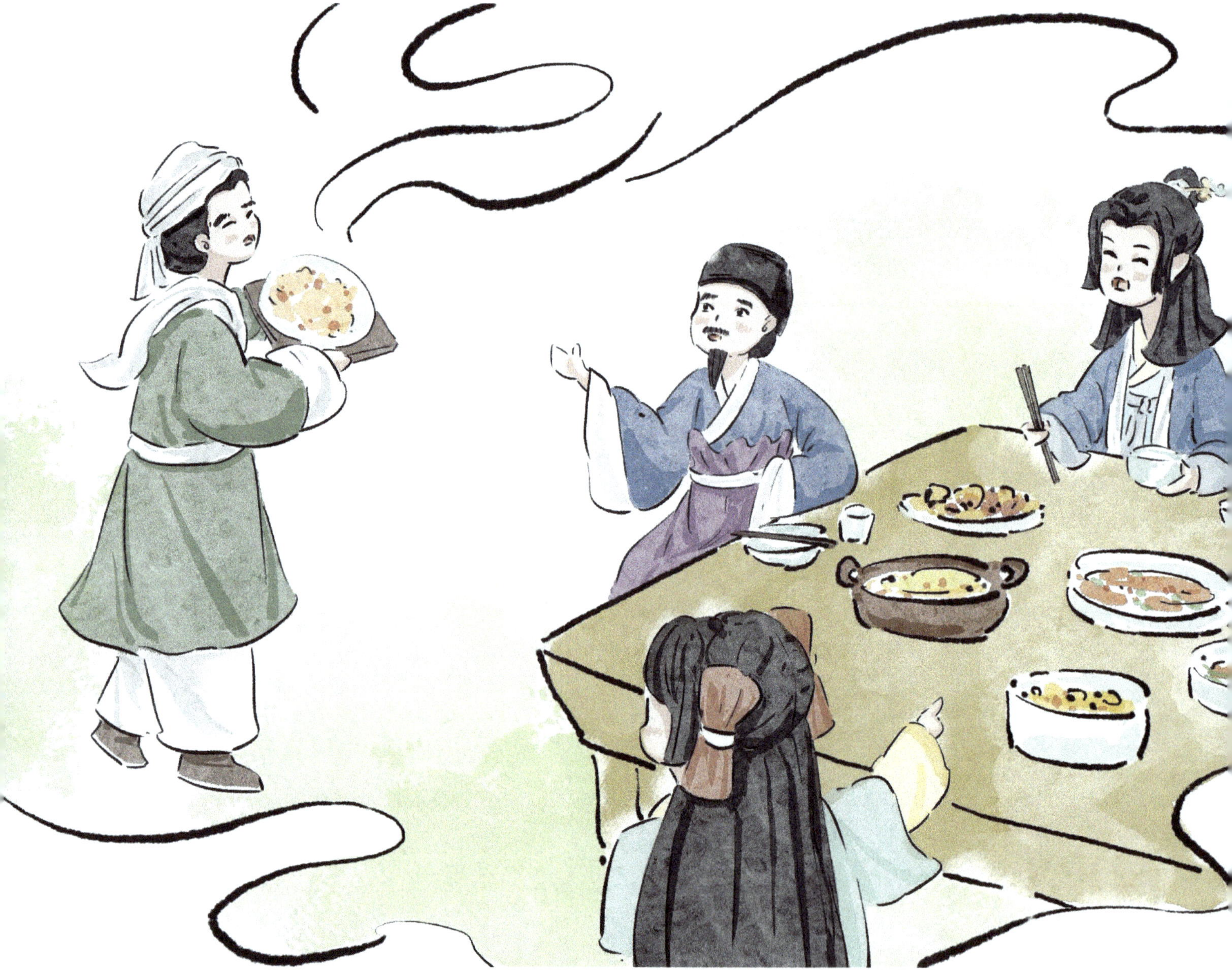

师徒三人开心地吃着，阿初说道："这个菜的味道和平时吃的不太一样。"小午也连连点头："师父，这菜是不是放了什么不一样的香料？喝了这粥，整个人感觉都神清气爽了。"

Mientras disfrutando de la comida, A Chu comentó: El sabor de este plato es muy especial. Xiao Wu asintió y dijo: Maestro, ¿se añade alguna especia diferente en este plato?Me siento muy fresco después de tomar esta sopa.

师父用筷子夹起菜里的一种香料果，对小午、阿初说道："这是一种药材，也是一种香料，叫作砂仁。"

El maestro recogió la especie del plato y enseñó a Xiao Wu y A Chu: Es un tipo de materia medicinal, se llama Sha Ren.

阿初问道："师父，它是长在树上还是长在土里的？"

Siguió preguntando A Chu: Maestro, ¿crece en un árbol o en la tierra?

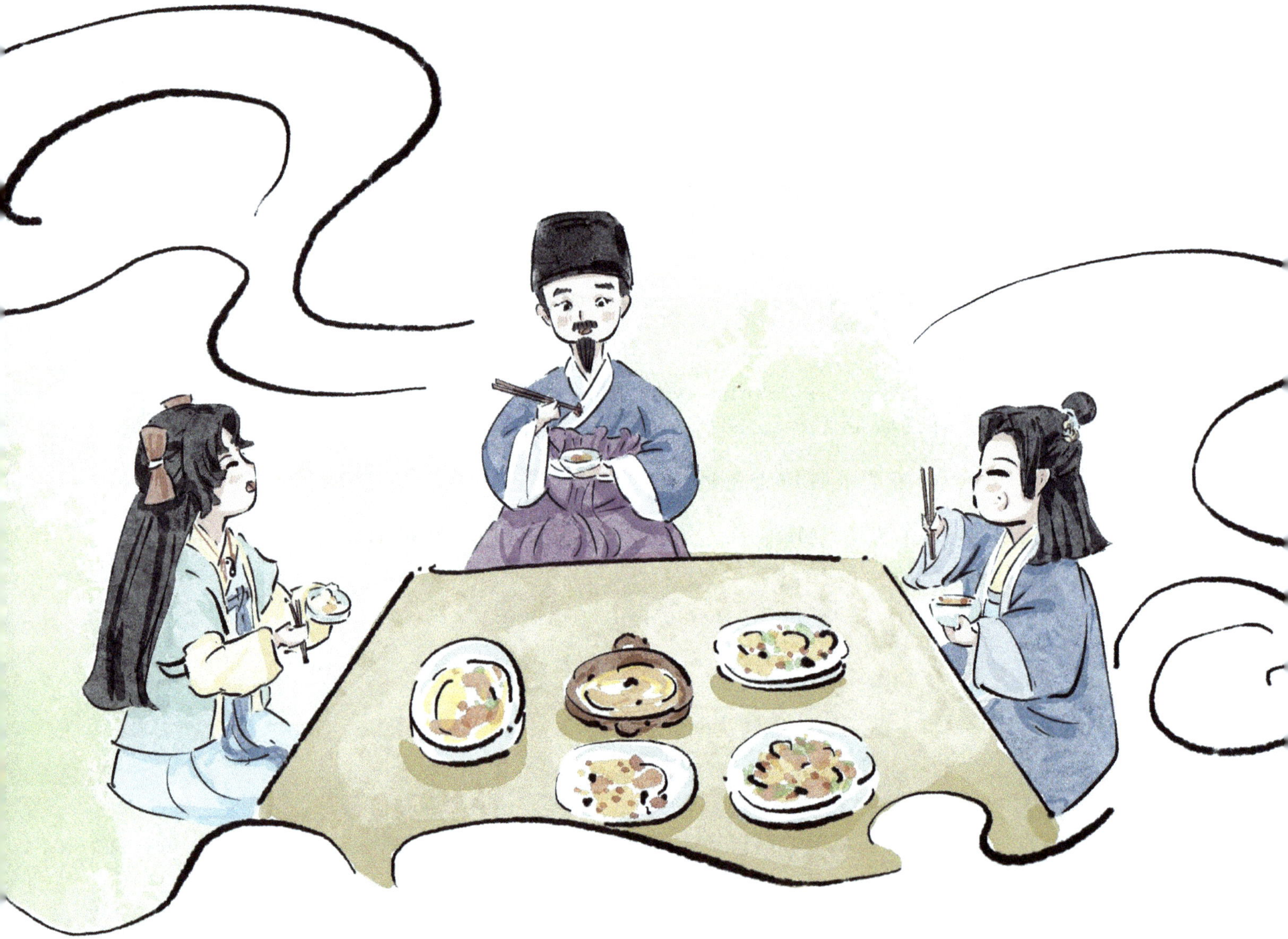

师父没有马上回答，而是让找来店小二请教。询问店小二后，得知这药就种在后院，于是师徒三人和店小二一起来到后院一探究竟。

Tras consultar al camarero, se enteraron de que la medicina justamente plantó en el patio, así que fueron para conocerlo.

只见在后院的大树下长着几棵有着浓郁香气的植株，暗红色的砂仁果簇拥在茎上。

Había varias plantas aromáticas creciendo bajo los grandes árboles del patio, los frutos rojo oscuro del Sha Ren se agrupaban en el rizoma.

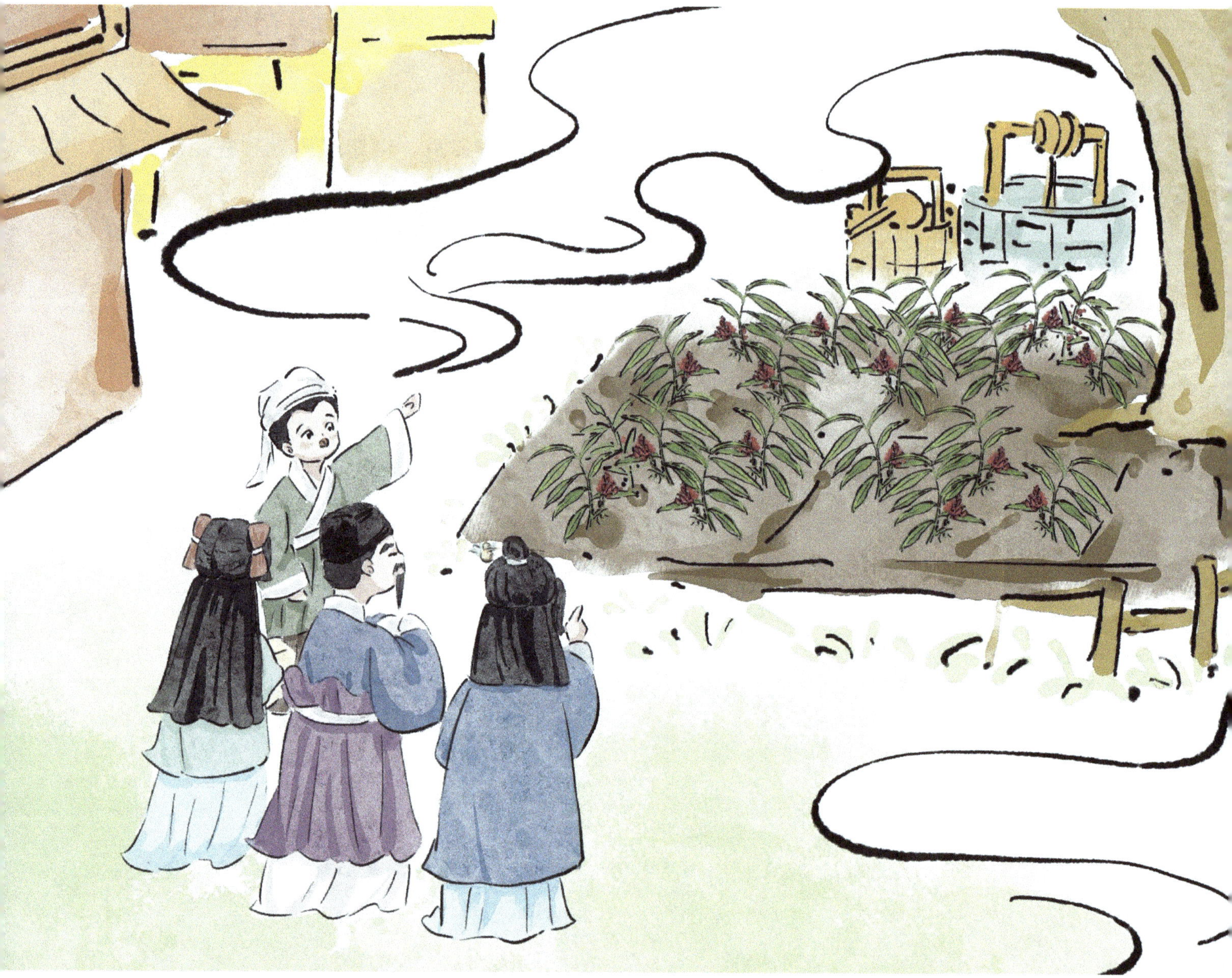

店小二说道："我们这里的气候湿热，人们经常会感到胃口不佳，村里的郎中就会用这种砂仁果煮水给大家喝。后来大家又发现砂仁果放到菜里可以提味，还可增加大家的胃口，所以就 开始用砂仁果来做菜了。"

Dijo el camarero: La gente de aquí suele tener mal apetito debido al clima húmedo-caluroso, por eso el médico del pueblo siempre preparar agua con fruta de Sha Ren todos. Más tarde, descubrimos que el fruto del Sha Ren también puede añadir sabor a los platos, entonces empezamos a utilizarlo en la cocina.

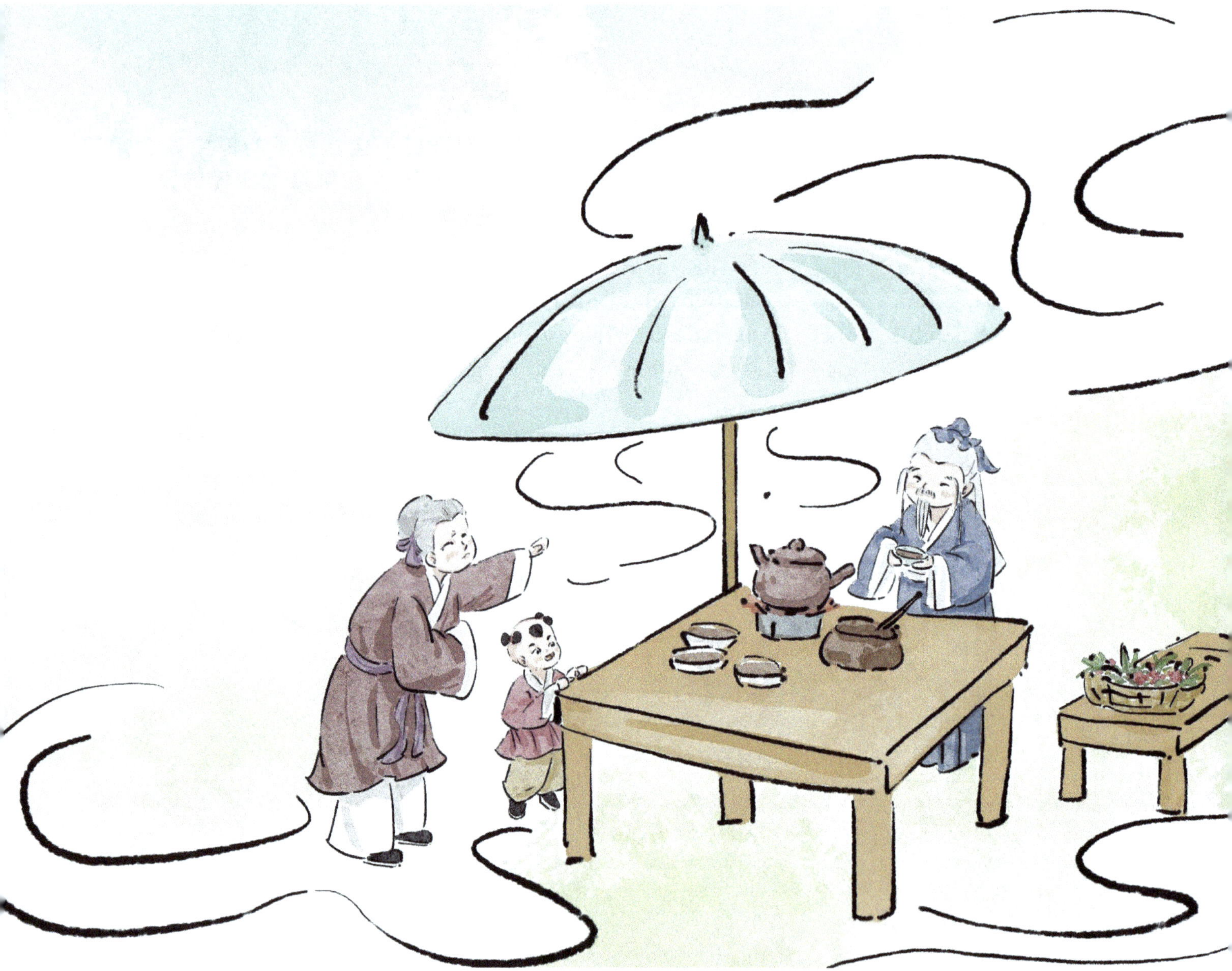

临走前，店小二又采摘了些新鲜的砂仁送给小午。师徒三人拿着砂仁，继续赶路前行了。

Antes de irse, el camarero recogió algunos Sha Ren frescos a Xiao Wu. Lo cogieron y continuaron el viaje.

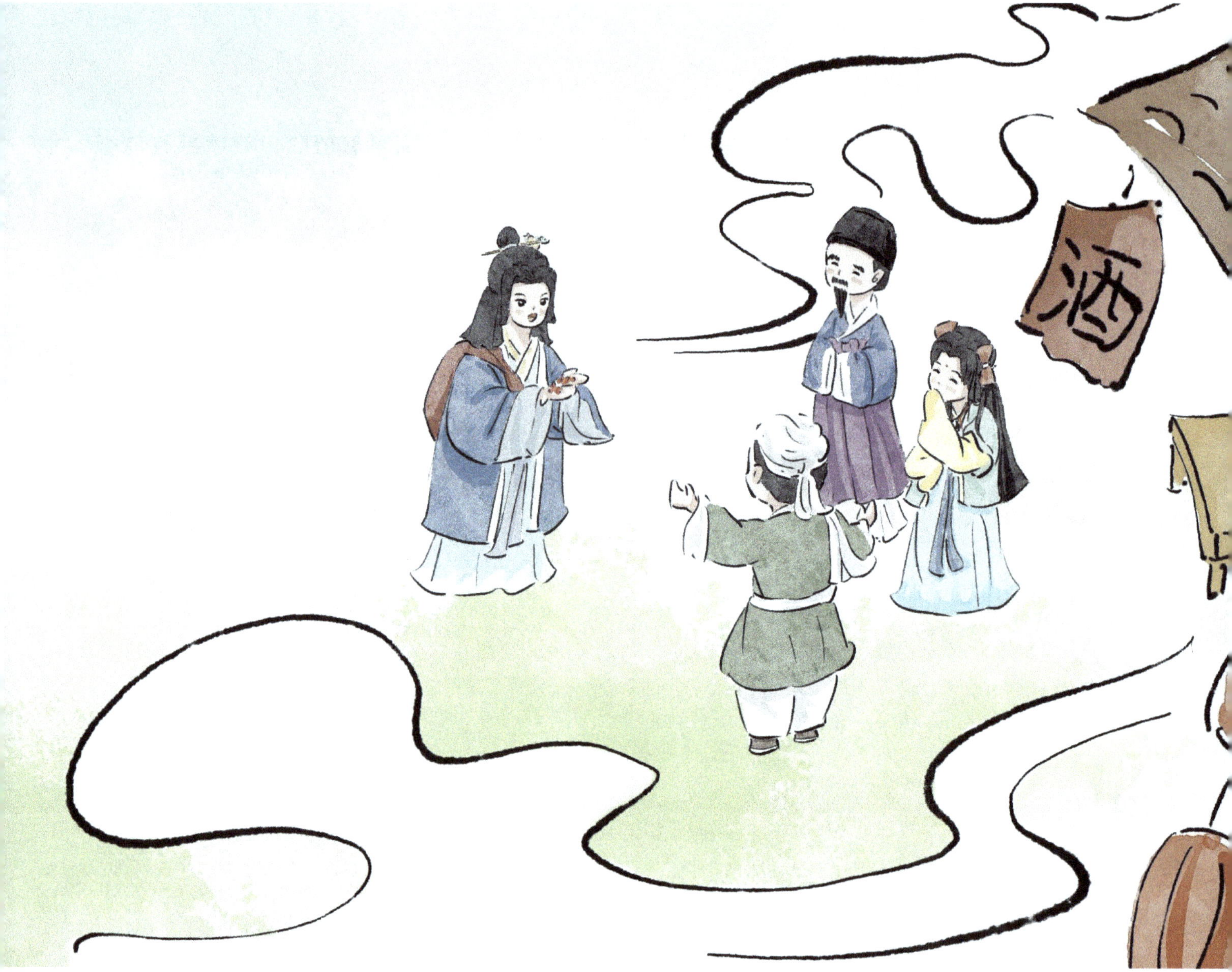
酒

16. 茯苓

16. Fu Ling (Poria cocos)

兰茂先生带着小午、阿初继续在野外寻找药材。

Sr. Lanmao, Xiao Wu y A Chu siguieron buscando materias medicinales.

这一天，师徒三人在一位老者的引路下，来到了一片长满松树的向阳山坡上，老者喊道："茯苓奶奶，有人来找茯苓。"

Un día, llegaron a una soleada ladera cubierta de pinos bajo la guía de un anciano, que gritó: Abuela de Fu Ling, alguien está aquí por Fu Ling (Poria cocos).

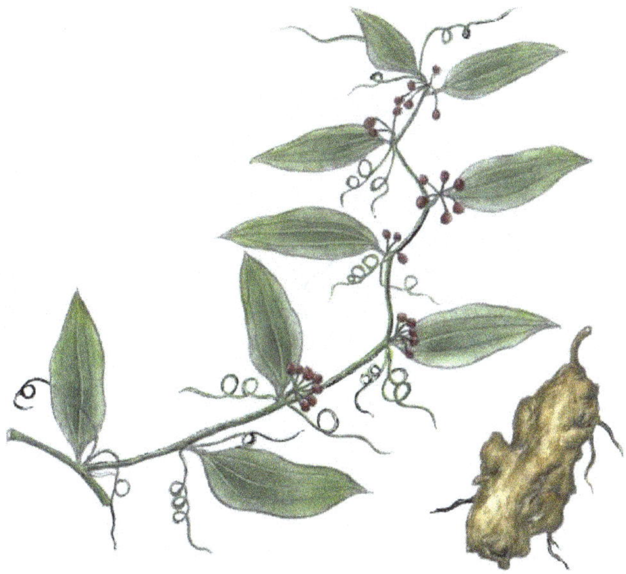

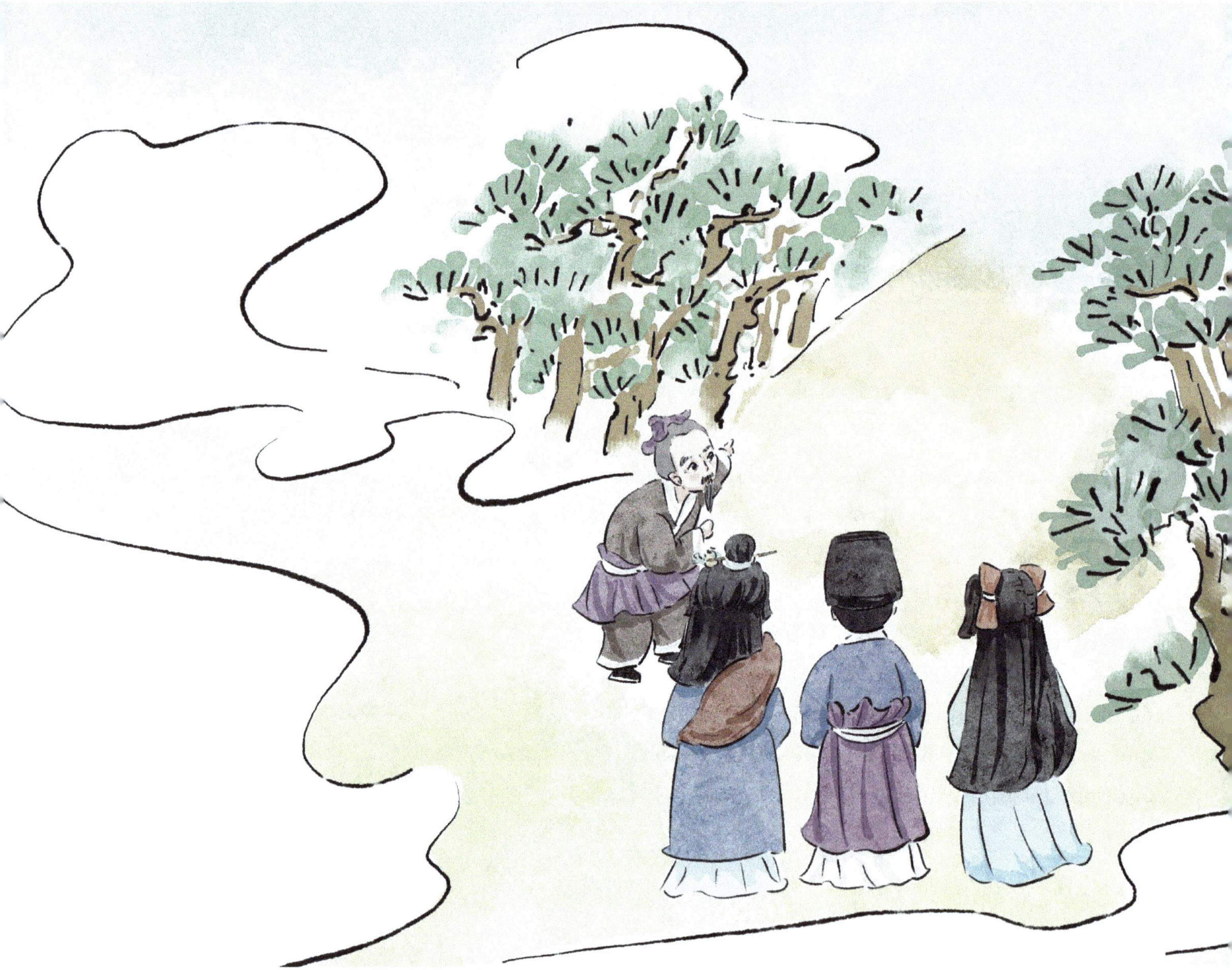

只见一个可爱的小女孩从突然松树林里跑了出来：“你们找我吗？ ”

Una niña encantadora salió corriendo de repente del bosque de pinos: ¿Me estás buscando?

小午愣住了，连忙解释道：“我们要找的是药材茯苓。”

Xiao Wu se quedó atónito y explicó: Buscamos la hierba Fu Ling.

这时一位老奶奶也从林子里走了出来，她手上挎的篮子里装着满满一筐奇形怪状的深褐色土疙瘩一样的东西。老奶奶说道：“这篮子里的是茯苓。”她又指了指牵着的小女孩：“她的名字也叫茯苓。”然后老奶奶给师徒三人讲起了关于茯苓的一个故事。

En ese momento, la anciana salió del bosque con una cesta llena de extraños frutos de color marrón oscuro y les dijo: Los en la cesta son Fu Ling, y la chica que la llevaba de la mano también se llama Fu Ling. Luego les contó la historia de Fu Ling.

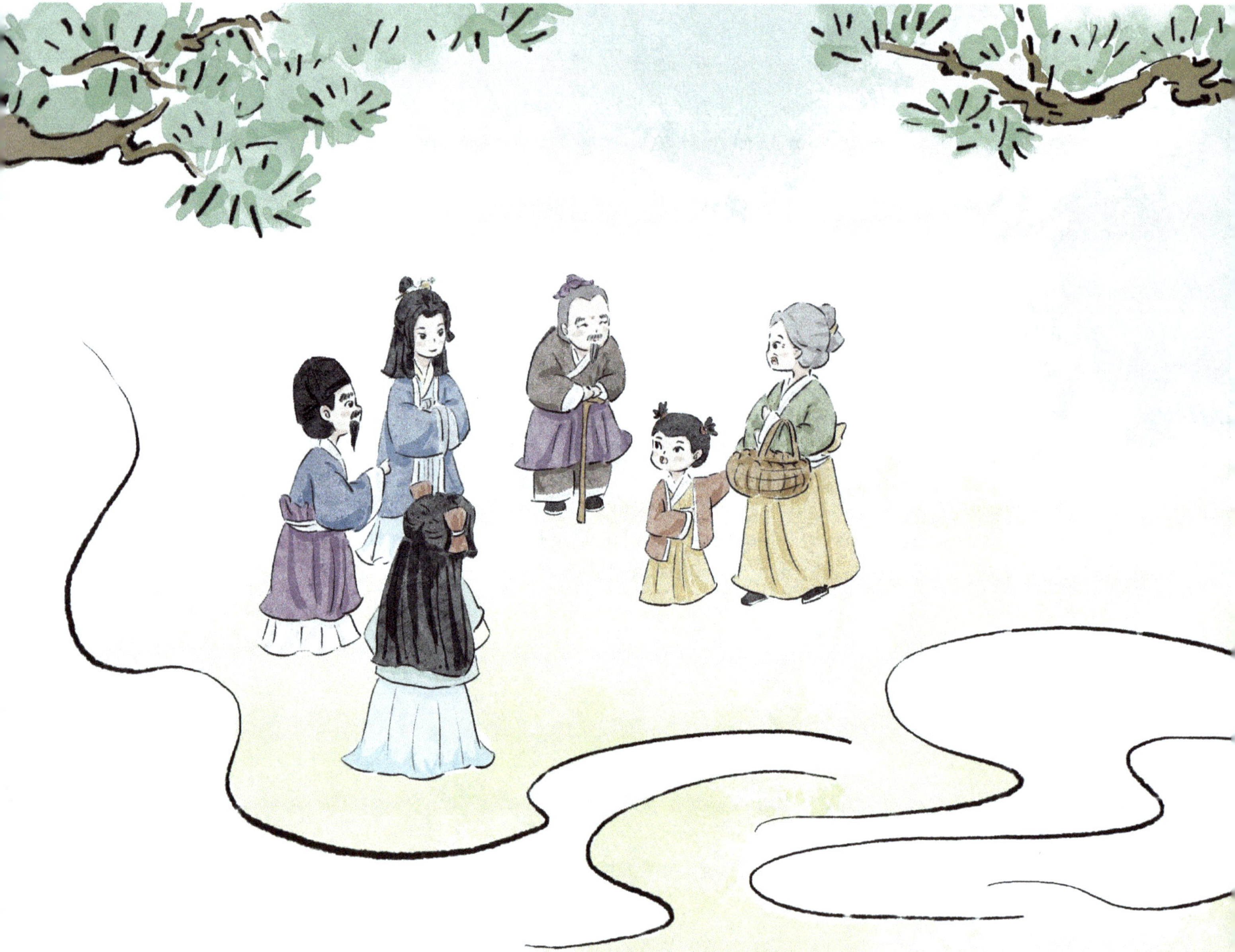

从前有一个员外，他有一个女儿叫小玲。员外家中有一个叫小伏的长工，小玲和小伏从小一同长大，不知不觉中，两人互相产生了爱意。员外不同意他俩的婚事，想把小玲许配给一位富家子弟。小玲和小伏知道后从家中逃出，住进了一个小山村。

Érase una vez, un rico tenía una hija guapa, se llamó Xiao Ling. En su casa trabaja un chico Xiao Fu, los dos jóvenes se creía juntos y estaban enamorados. Pero el rico desconsintió, quería que su hija se casara con el hijo de un rico. Así que se escaparon de casa los dos y se quedaron en un pequeño pueblo de montaña.

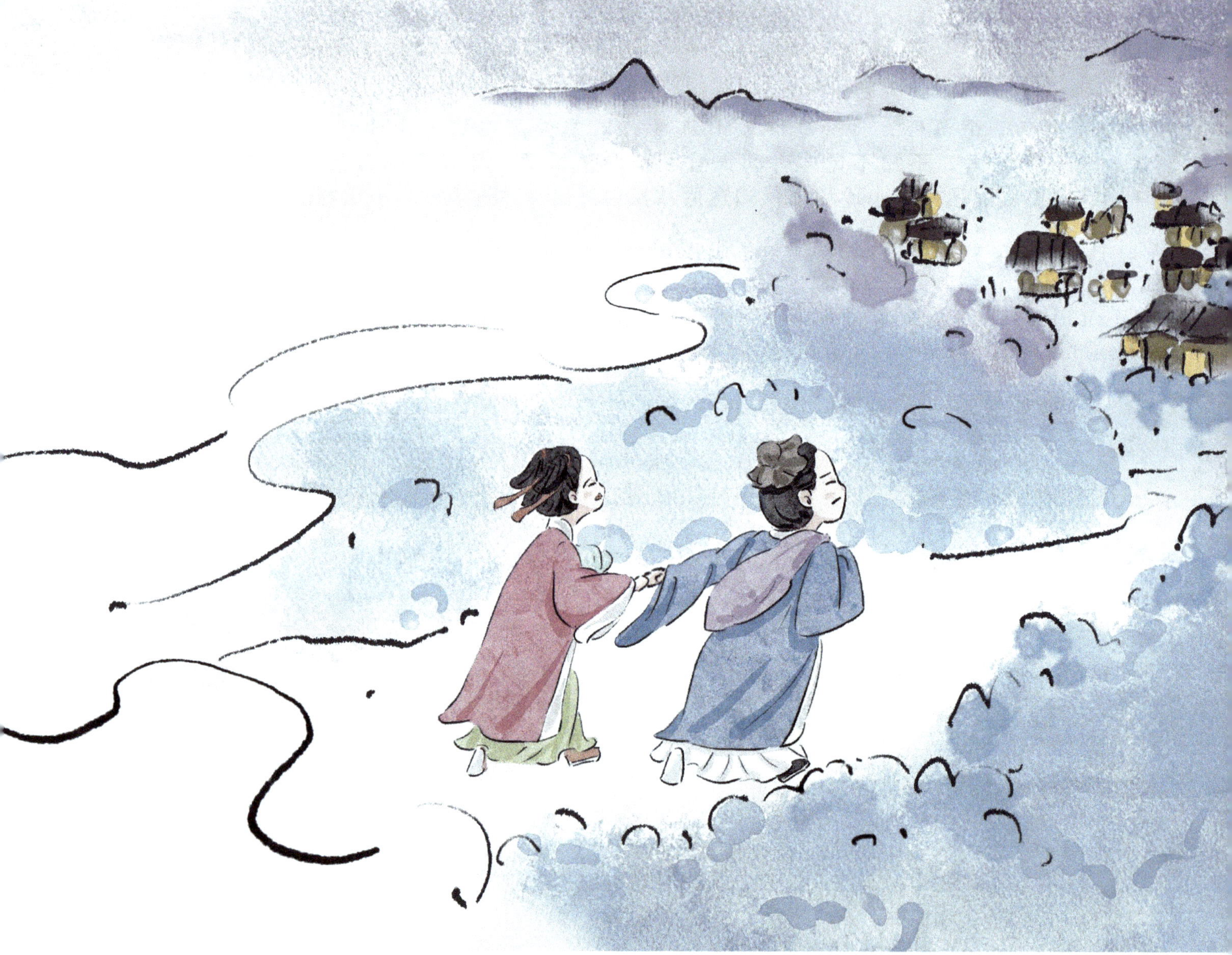

因为小山村的天气潮湿，小玲患上了风湿病。一天，小伏进山为小玲采药治病，然后看见前面有只野兔，便拿出弓箭，射中了兔子后腿。但野兔仍向前跑，小伏紧追不舍，当追到一片被砍伐的松林开阔地时，却不见兔子的踪影。他四处寻找，发现在一棵松树桩旁，一个形大似球的东西上插着他刚射出的那支箭。小伏拔起箭，看见这个棕黑色球体表皮裂口处白似番薯。他把这东西挖回了家，当作番薯煮了，同小玲一起吃了下去。

El clima de la montaña era muy húmedo, Xiao Ling sufría de reumatismo. Un día, Xiao Fu fue a recoger medicina en la montaña, vio una liebre delante, sacó el arco y le disparó en la pata trasera. Pero la liebre se escapó, buscó a su alrededor y encontró que su flecha se clavaba en una gran bola cerca de un tocón de pino. Xiao Fu levantó la flecha y descubrió que la bola se pareció mucho al ñame. Entonces lo trajo a casa y comió con Xiao Ling.

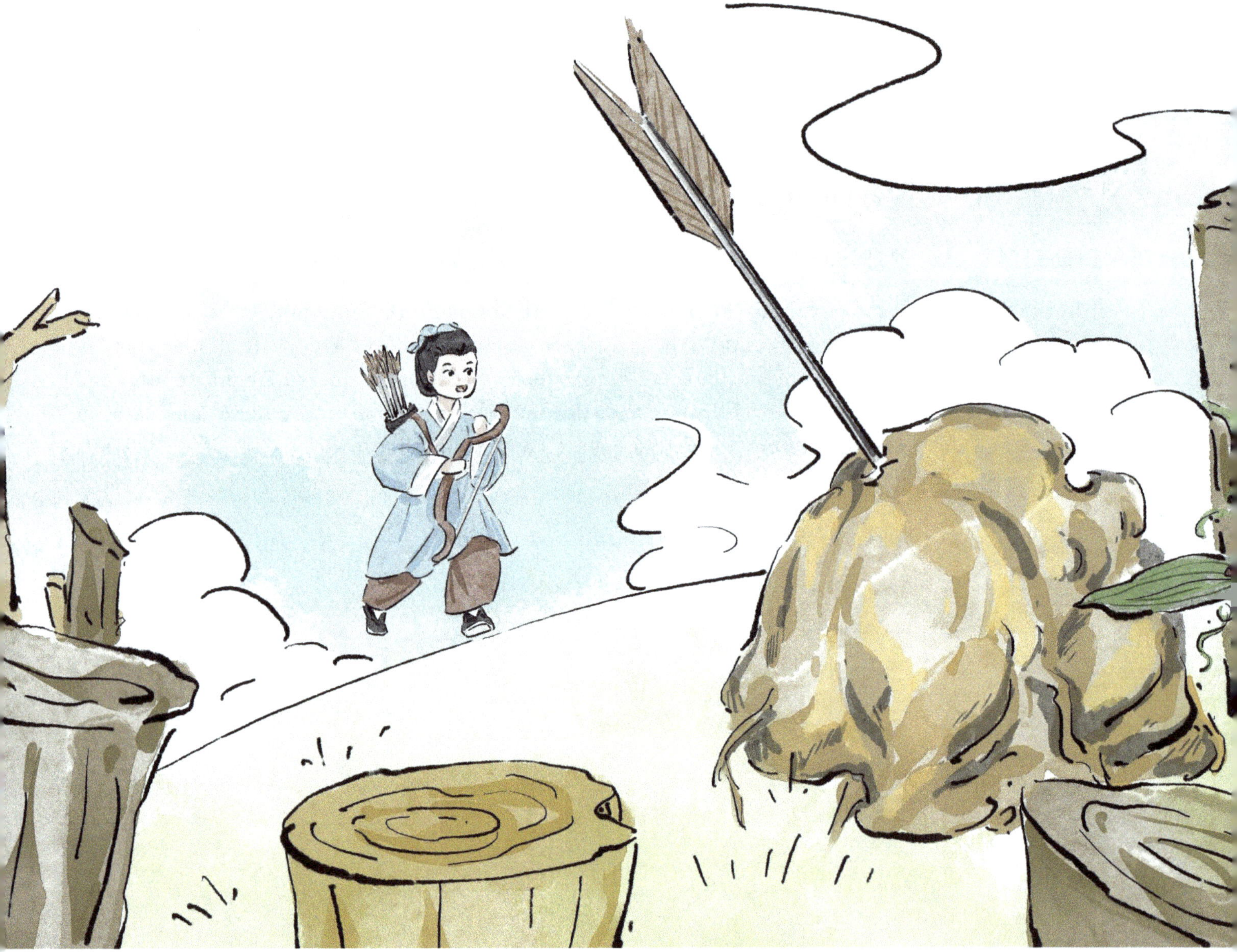

第二天小玲觉得身体格外舒适，二人猜想是不是昨天的棕黑色东西起了作用。于是，小伏经常去 挖这东西给小玲吃。不久后小玲的风湿病渐渐痊愈了。小伏和小玲给这东西取了名字，叫作“茯苓”。后来，茯苓被越来越多的人认识并用来治病。

Al día siguiente Xiao Ling se sintió bastante cómoda, ellos creían que debía ser por la función de la planta marrón que tomaron ayer. Luego Xiao Fu a menudo cavó esta planta para Xiao Ling, así que ella se curó gradualmente. Entonces, ellos pusieron nombre a la planta: Fu Ling, la planta suele ser reconocida por más gente.

听老奶奶讲完这个故事，小午指着一旁那可爱的小女孩问道：“奶奶，那她为何名字叫做茯苓？”奶奶解释道：“她小时候腹泻一直不好，一位老郎中给了点茯苓粉吃了才好的。她的娘亲因为生她，双腿浮肿不消，也是吃了老郎中给的茯苓才好的。茯苓是我们家的幸运神，所以就给她取名为茯苓。”

Tras escuchar la historia, Xiao Wu preguntó: Abuela, ¿por qué se llama Fu Ling la chica? Explicó la abuela: Ella sufrió diarrea crónica en su infancia y se alivió tomando Fu Ling en polvo de un médico anciano. Además, las piernas de su madre estaban hinchadas debido al parto y también se curó con Fu Ling. Por lo tanto, Fu Ling es la afortunada salvadora de nuestra familia, por eso la llamamos Fu Ling.

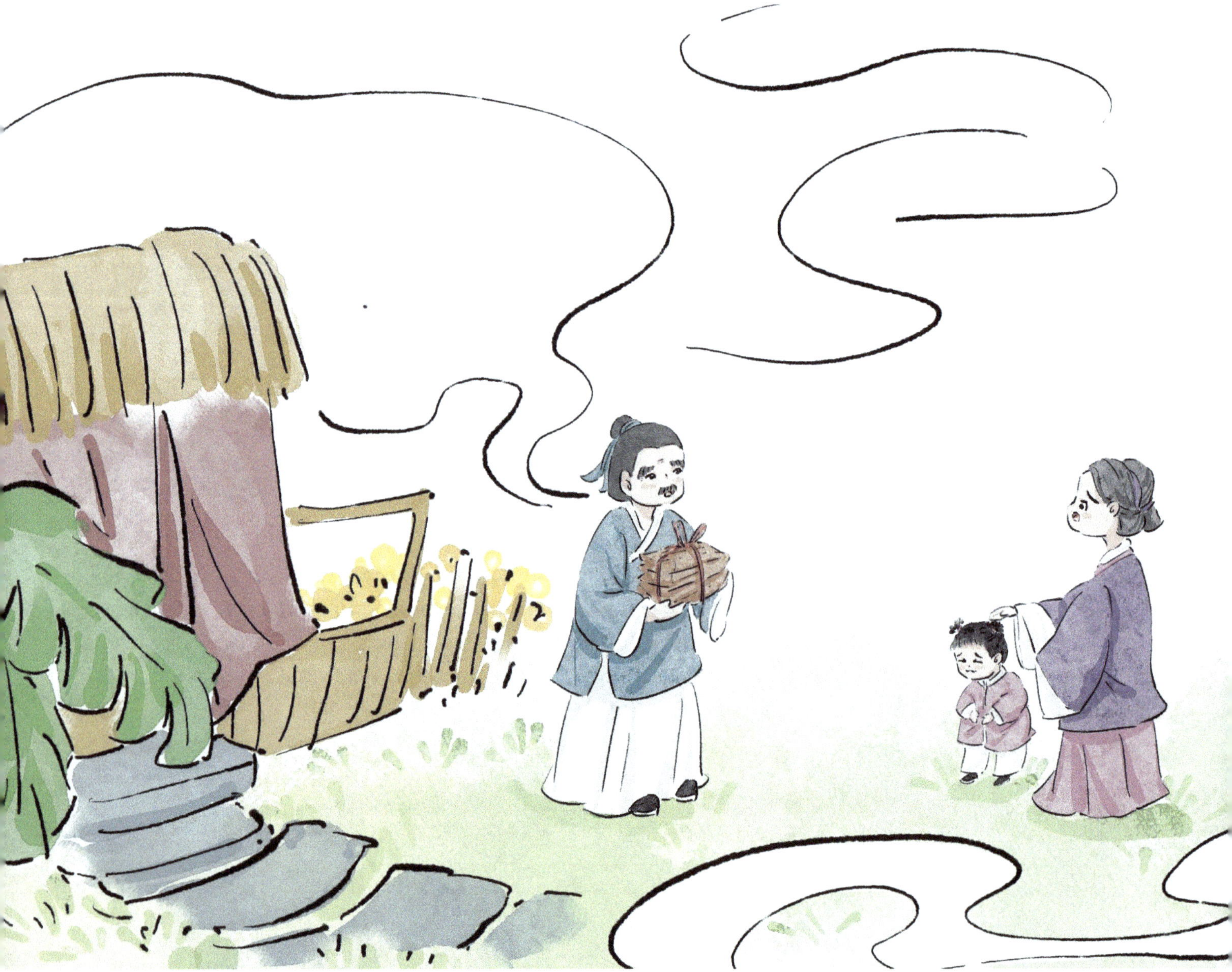

老奶奶邀请师徒三人一同回自己家，准备用采摘的茯苓煮水给大家喝，让他们休息片刻后再赶路。在奶奶和茯苓的热情邀请下，大家一同说笑着前往老奶奶家。

La abuela les invitó a casa para descansar y tomar agua con Fu Ling. Entonces todos caminaron hacia la casa charlando.

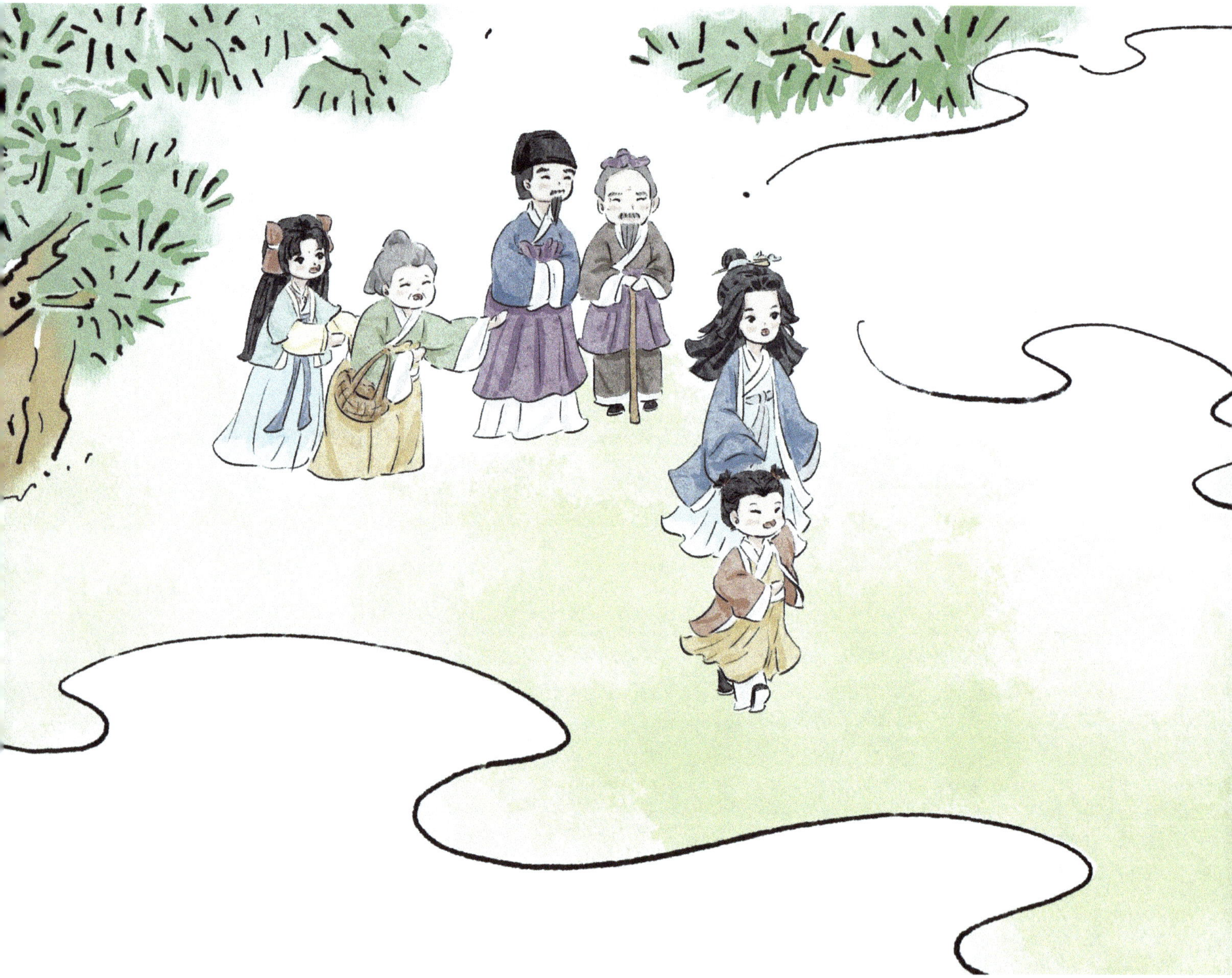

17. 灯盏花

17. Deng Zhan Hua (Erigeron breviscapus)

这一天，兰茂先生带着小午、阿初来到一片长满草的向阳坡上，阿初看到坡上开满蓝色、粉紫色的小花，像一盏盏小灯，很漂亮，就准备采摘一些这种花带回家中。

Un día, llegaron a un césped soleado. Al ver muchas hermosas flores de color azul y púrpura rosáceo, como pequeñas lámparas, A Chu planeó recoger algunas y se las llevó a casa.

师父突然开口说道："等等，别乱采，这可是一味好药材呀！"

Dijo el maestro: ¡Ten cuidado, esta es una medicina!

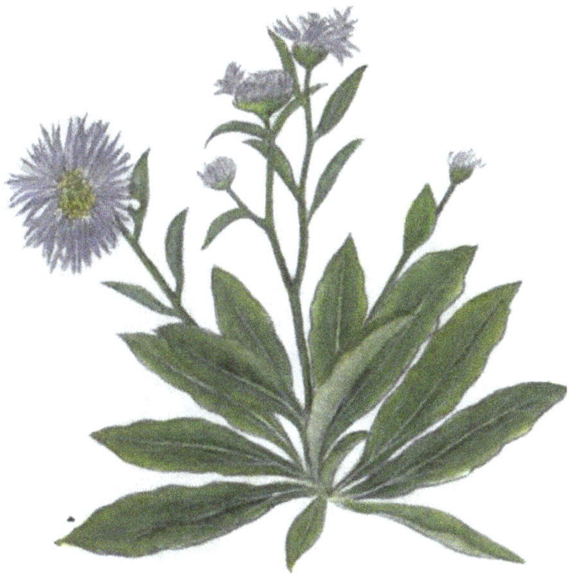

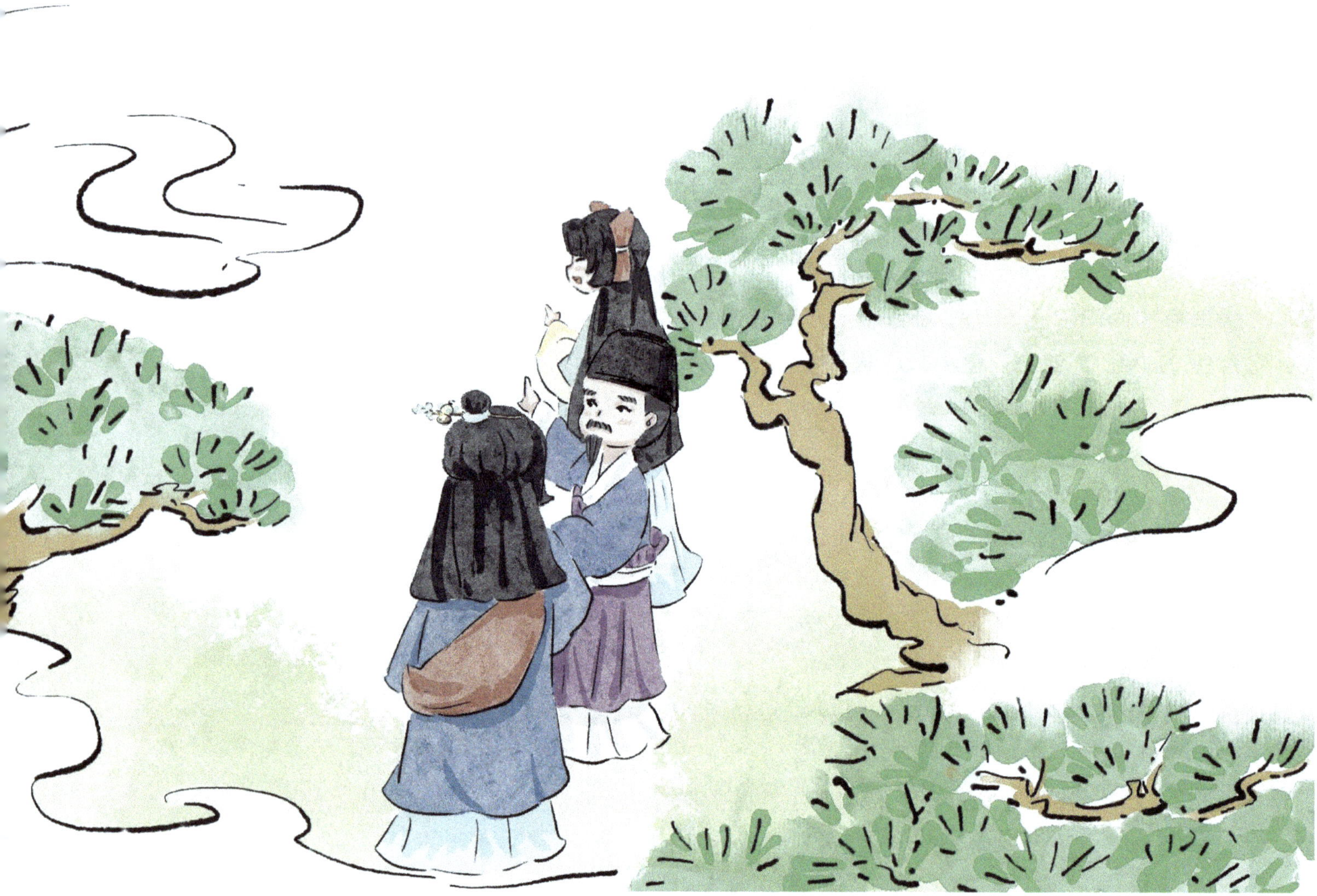

阿初有点疑惑地问道：“师父，这小花也可以作药吗？”

Preguntó A Chu: Maestro, ¿esta flor también puede usarse como medicina?

师父点了点头，开始给两位徒弟讲起关于这种小花的故事。

El maestro asintió y empezó a contarles la historia de la flor.

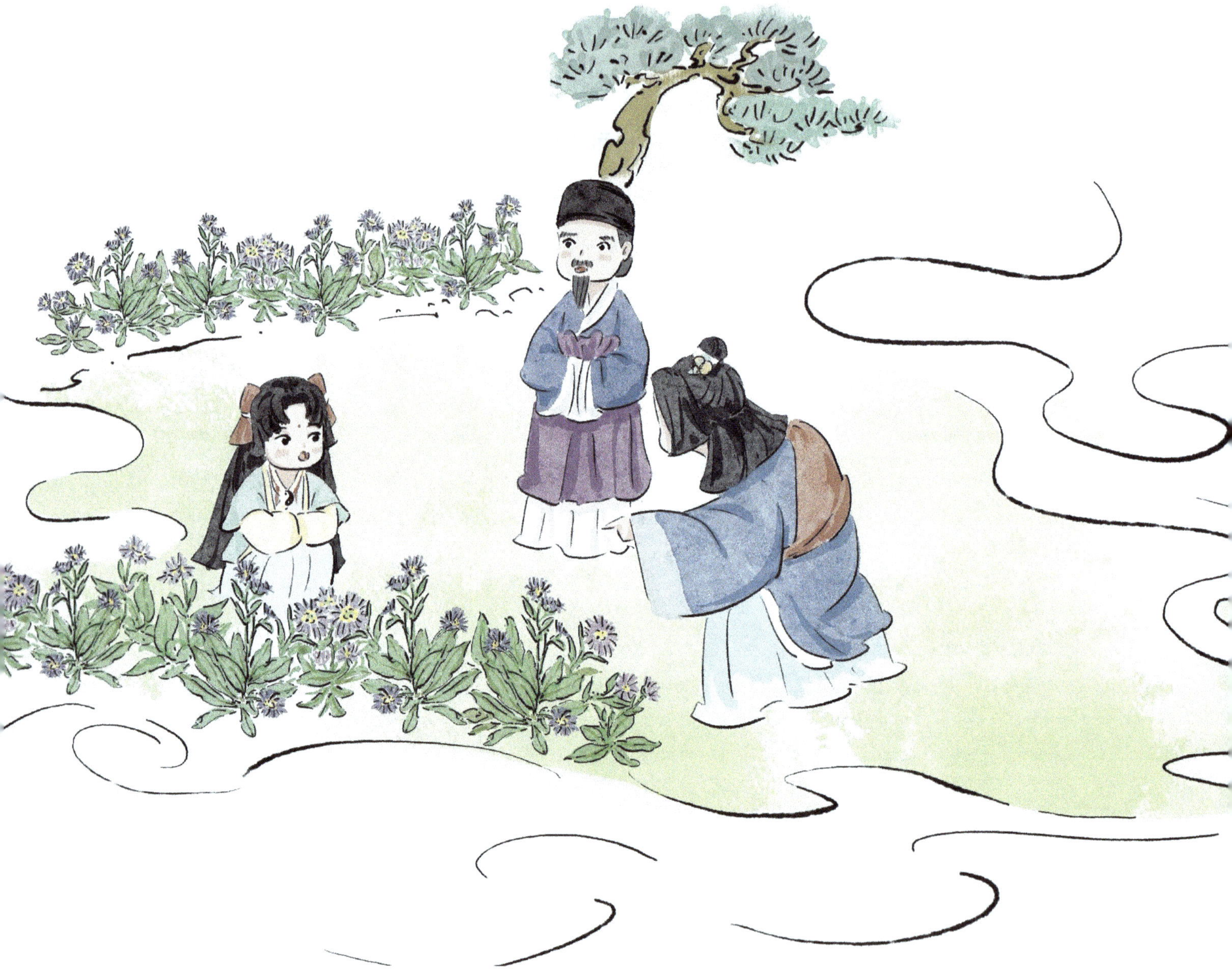

很久以前，滇东南有一个村庄，因为村中瘫痪人极多，所以外面的人都把这村庄叫做“大富瘫”。

Hace mucho tiempo, había un pueblo en el sureste de Yunnan, muchas personas eran paralizadas.

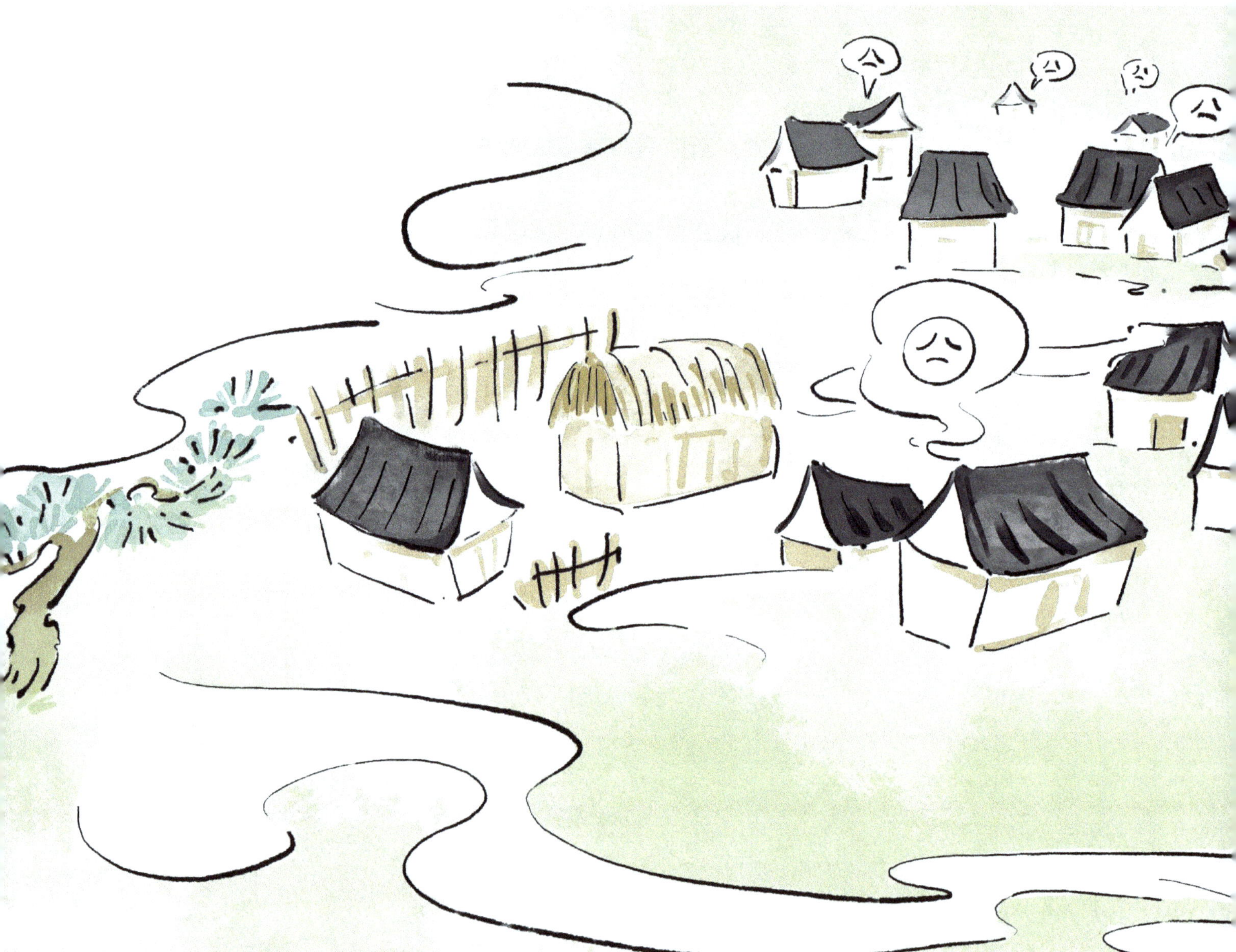

一日，一位药师路过这个村庄，恰好遇到出殡的人群，他发现扶灵的未满十岁的逝者长子是由人用滑竿抬着的瘫痪病人。他觉得十分奇怪，上前向人打听后，才得知村中大多数的人都患有瘫痪病。

Un día, Un médico pasaba por el pueblo y se encontró con una ceremonia de funeral, descubrió que el hijo menos de diez años del fallecido sufría parálisis. Tenía curiosidad, preguntó al pueblo y se enteró de que la mayoría del pueblo sufría parálisis.

这位药师其实来自天庭，他告诉村民，有一味药，名叫“神足”，“神足”的花形似灯盏，人食用后，可以治好瘫痪症。

El médico es el farmacéutico del Cielo, les dijo a los aldeanos que había un tipo de medicina llamada “Pie Mágico”, que podía tratar la parálisis, la flor de esa planta parecía una lámpara.

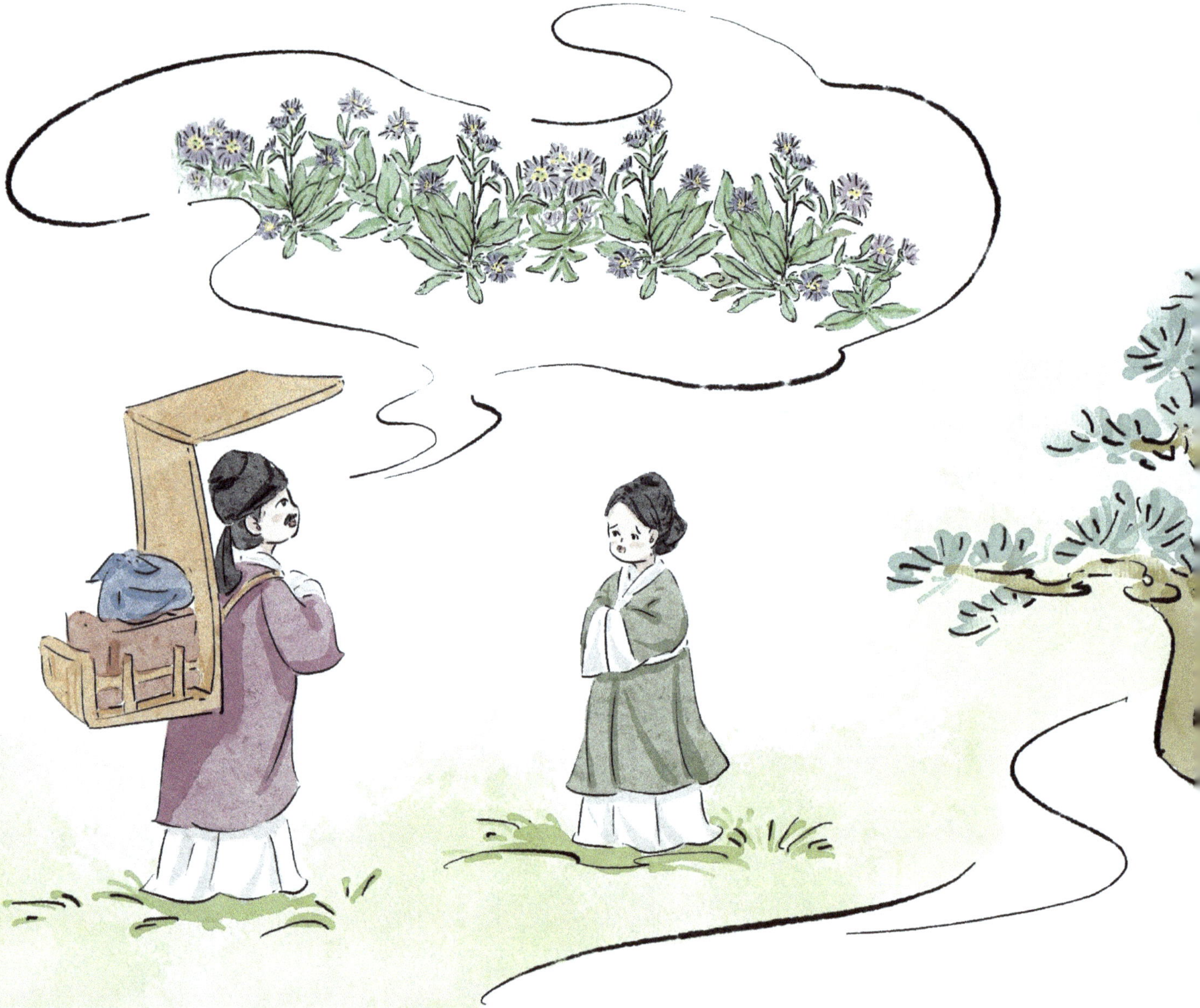

村民们根据这位药师的描述，在山中寻找到了这种形如灯盏的紫色小花，因为小花的形状而取名为“灯盏花”。村民们把灯盏花采摘回家，煮汤后让瘫痪多年的病人服下。病人身体逐渐康复，半 年以后，就能正常行走了。从此后，“大富瘫”村再 没出现过瘫痪的人，村子的名字也被大家更名为“大富滩”。

Basándose en su descripción, los aldeanos encontraron en las montañas una pequeña flor morada con forma de lámpara, a la que llamaron Deng Zhang Hua. Ellos recogieron la planta y prepararon en decocción para sus familiares. Medio año después, se recuperaron,desde entonces no habrá más pacientes de parálisis del pueblo.

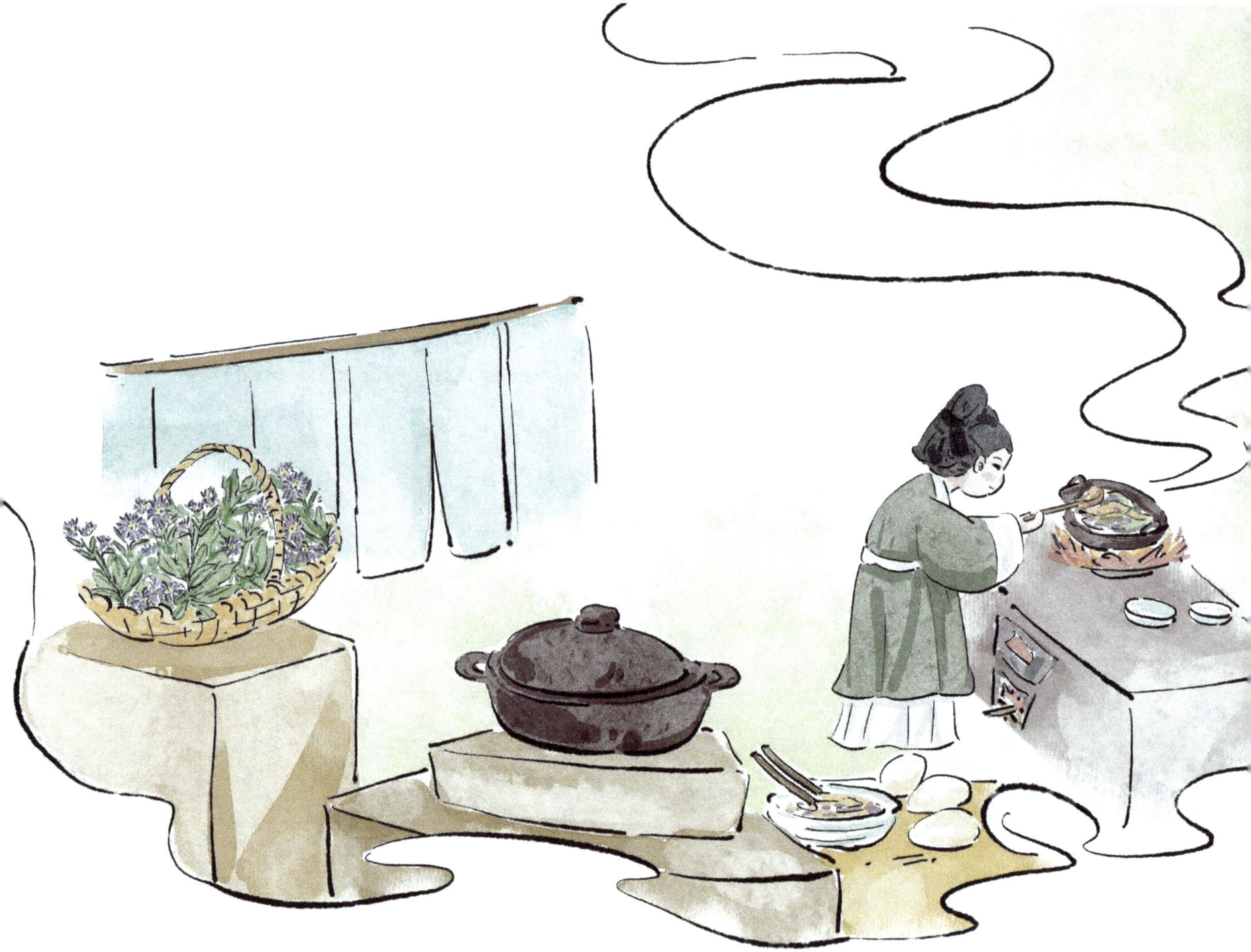

听完这个故事后，阿初一边采着灯盏花，一边说道：“灯盏 花果然 是一 味既好看又好用的 药材。”小午听完师父讲 的故 事，也 拿着锄头采灯 盏花去 了。

A Chu cogía una flor de Deng Zhan Hua y dijo: De verdad es una medicina hermosa y eficaz. Xiao Wu cogió una azada y se puso a recoger las materias medicinales mientras escuchaba la historia.

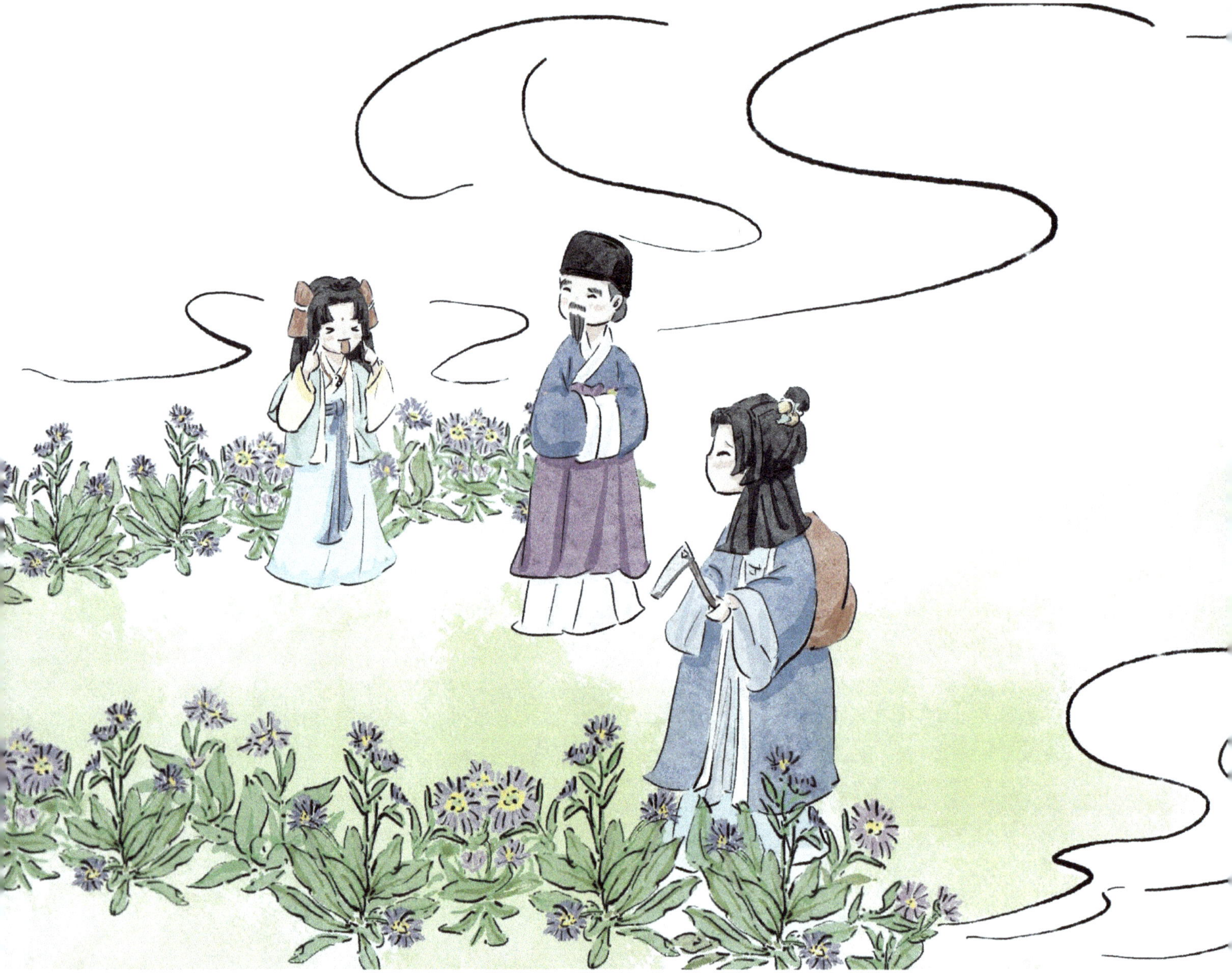

18. 银杏

18. Yin Xing (Ginkgo)

师徒三人一路行医采药，眼看着树叶慢慢变黄，天气也逐渐凉爽，已经是秋天了。

Los tres recorrieron todo su camino para recoger hierbas medicinales tratando a los pacientes. Observaron las hojas amarilleaban lentamente y el tiempo se enfriaba poco a poco, ya era otoño.

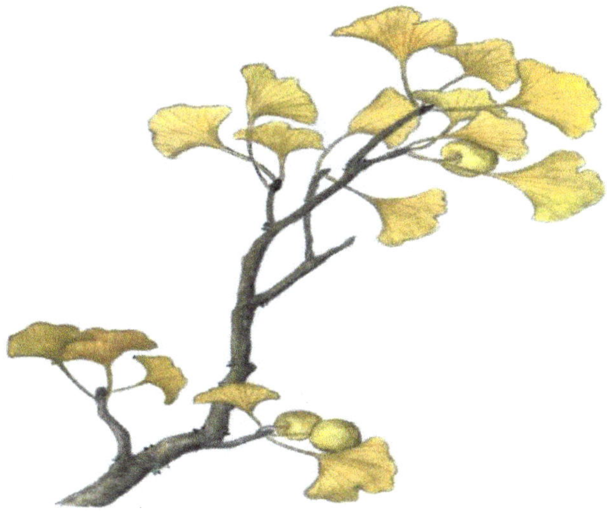

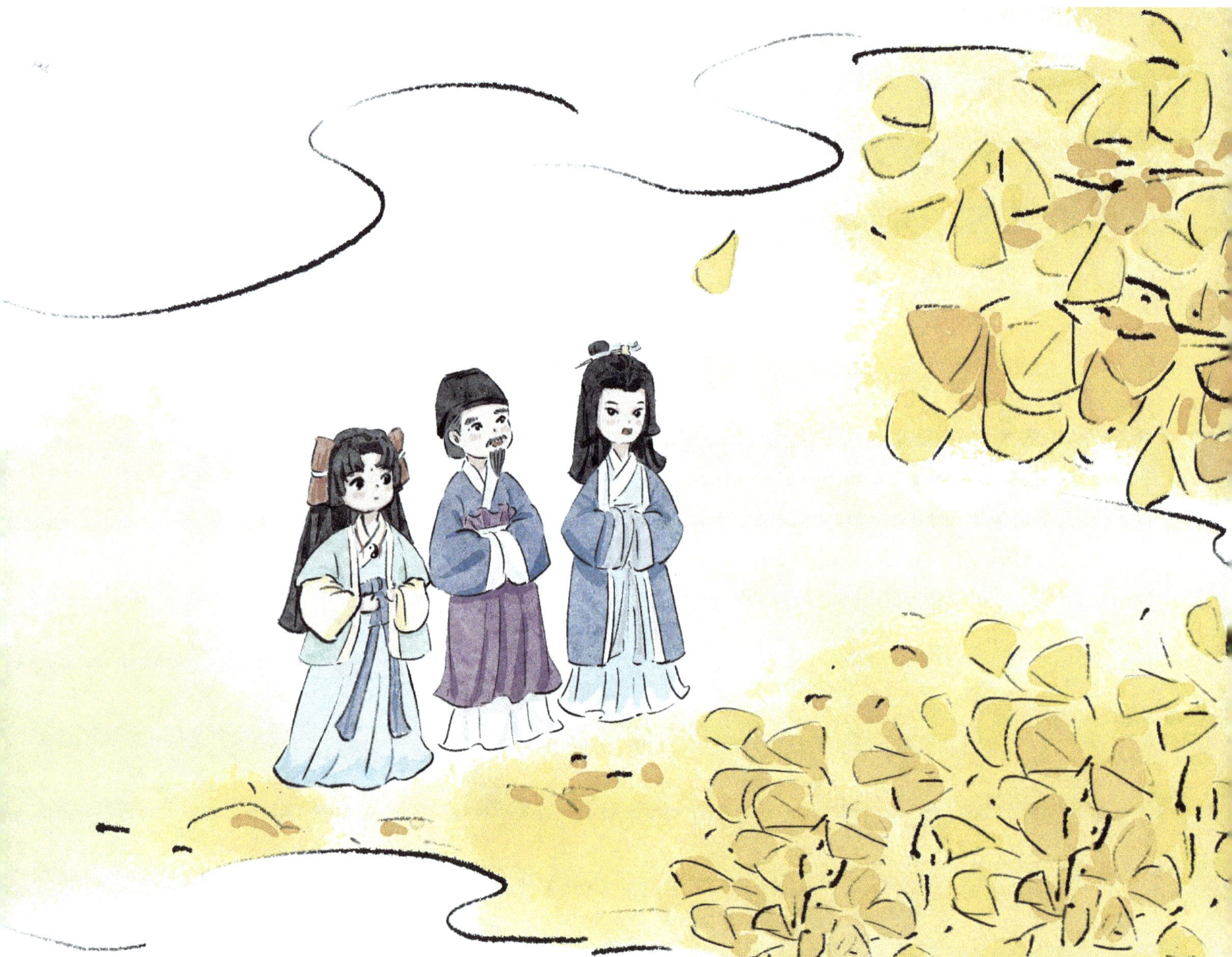

这一天，师徒三人走进了一片金黄色的树林，小午在黄灿灿的落叶上高兴地跳起舞来。

Este día, entraron en un bosque dorado y Xiao Wu bailó alegremente sobre las hojas doradas.

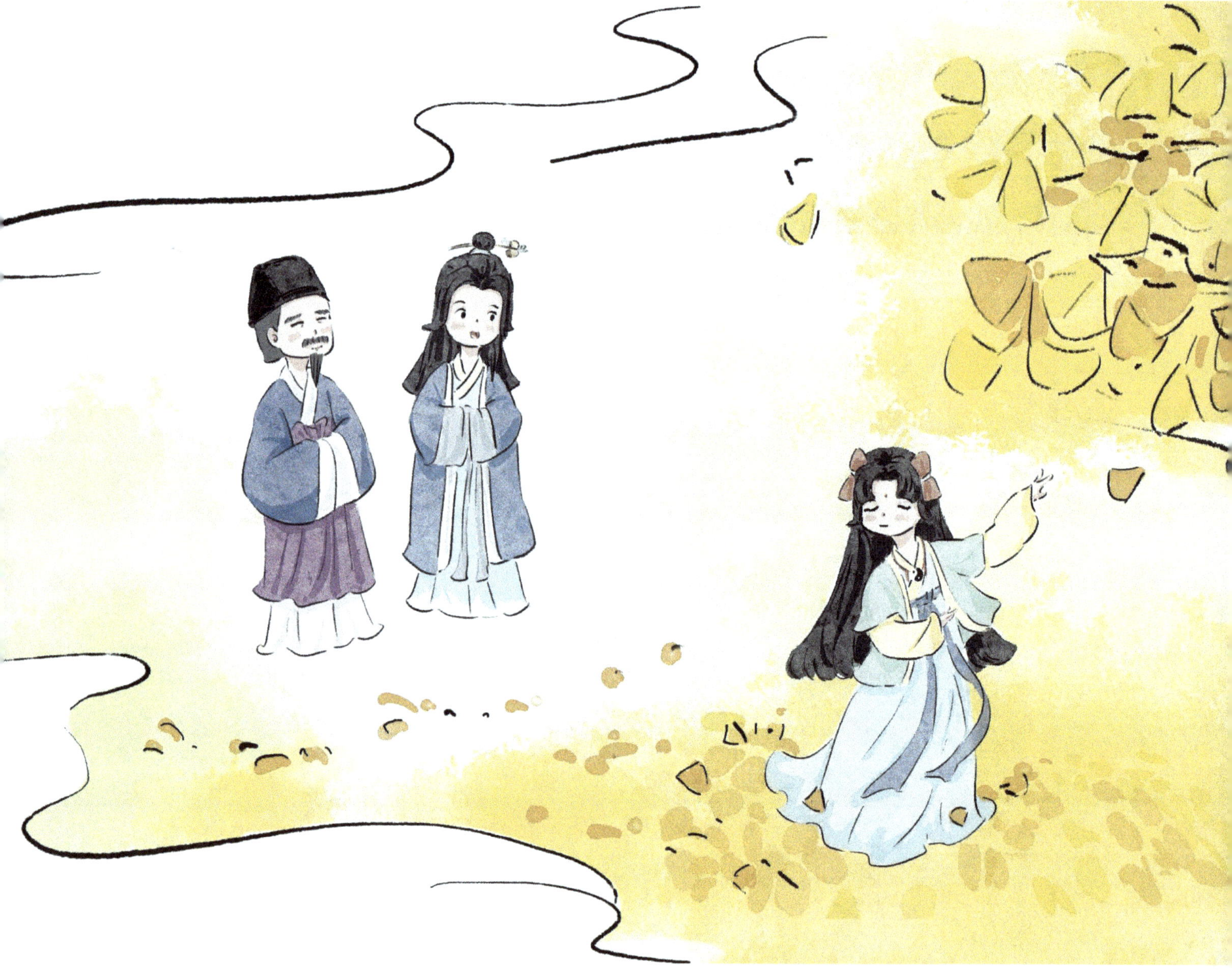

小午正玩得高兴时，却突然摔倒了。阿初赶紧上前扶起小午，只见她的鞋底沾满了黄色的果肉，味道奇怪难闻。师父看了看地上形状像小扇子的树叶，俯身捡起地上的一种小果说道：“这就是我 们要找的 银杏种子 。”

Xiao Wu se cayó de repente sobre las hojas. A Chu le ayudó para levantarse y descubrió que la suela de su zapato estaba cubierta de fruta amarilla con olor extraño. Se maestro observó las hojas con forma de abanico y cogió uno de los pequeños frutos, dijo: Esta es la semilla de Yin Xing que buscamos.

小午忍着难闻的气味问：“师父，这银杏种子那么难闻，真的可以用来治病吗？”

Xiao Wu preguntó soportando el desagradable olor: Las semillas de Yin Xing huelen tan mal, ¿sirven para curar enfermedades de verdad?

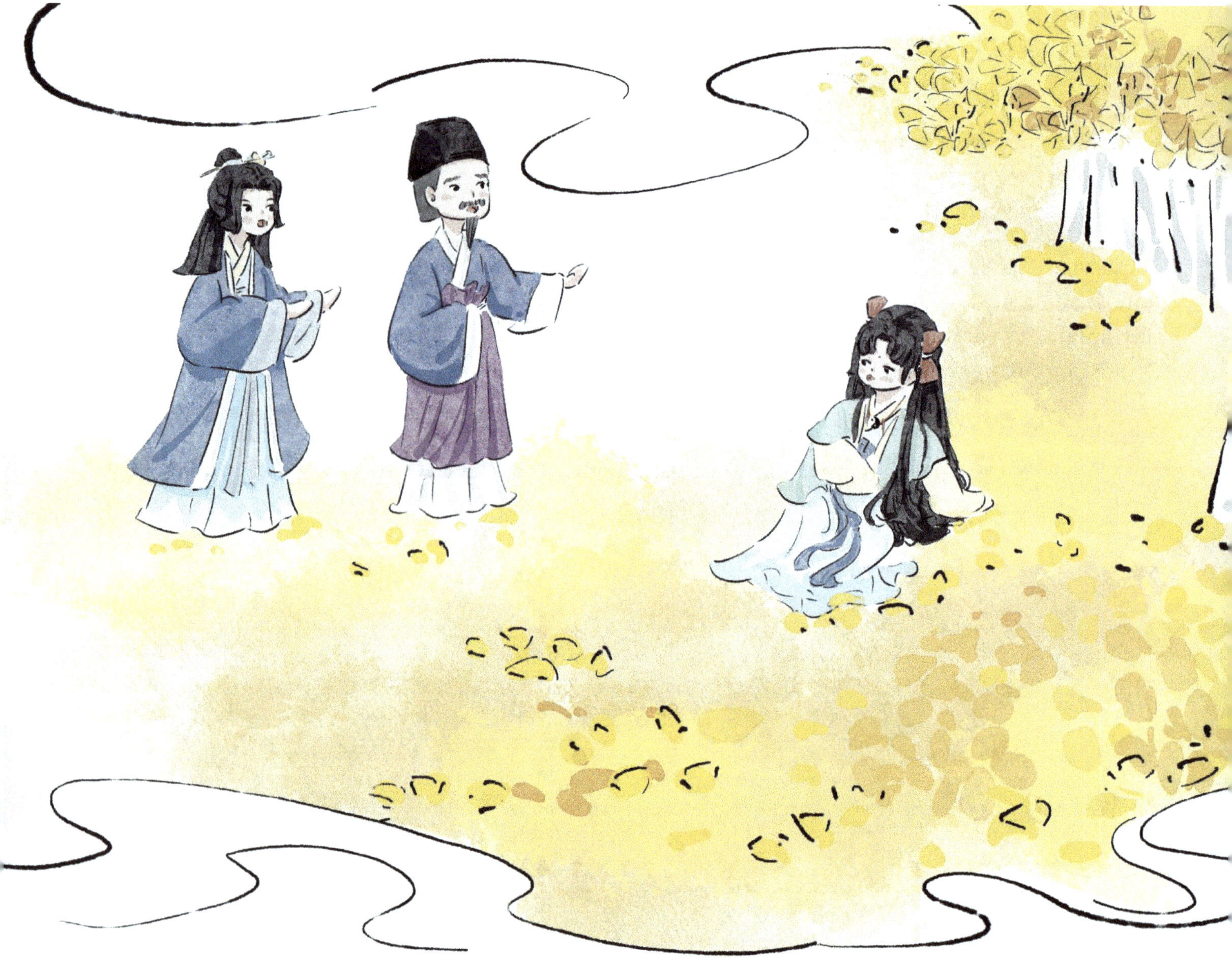

师父找了一处干净的地方，开始跟徒弟们分享起关于银杏的一个故事。

Se sentaron en un lugar limpio y empezó a compartir con ellos la historia de Yin Xing.

民间有个传说，在古代有位常胜将军，有一次他带兵攻打一座城池时，因为粮草被敌军烧毁，不得已只有带着士兵们躲进山中。他们来到一片黄色的银杏树林里安营扎寨，受伤的士兵因没有药物治疗，坐在地上疼痛难耐。后来为了止住伤口的血，士兵们只好捡起地上的黄色银杏树叶揉碎后，敷在伤口处，让伤口不要暴露在外。到了晚上，士兵们饥饿难耐，将军就让人捡起地上的银杏果子洗干净后和仅剩的粮食一起煮了粥，给大家填饱肚子。

Dijo la leyenda, que había un general victorioso, cuando dirigía a su ejército en una batalla, tenía que esconderse en las montañas con sus soldados porque el enemigo les quemaba la comida. Llegaron a acampar en un bosque amarillo y los soldados tenían mucho dolor porque no había medicina. Para detener hemorragia, los soldados curaban las heridas con las hojas amarillas machacadas para que las heridas no quedaran expuestas al aire. Por la noche, los soldados estaban tan hambrientos que el general les pidió que recogieran las frutas del suelo y cocinaran con la comida.

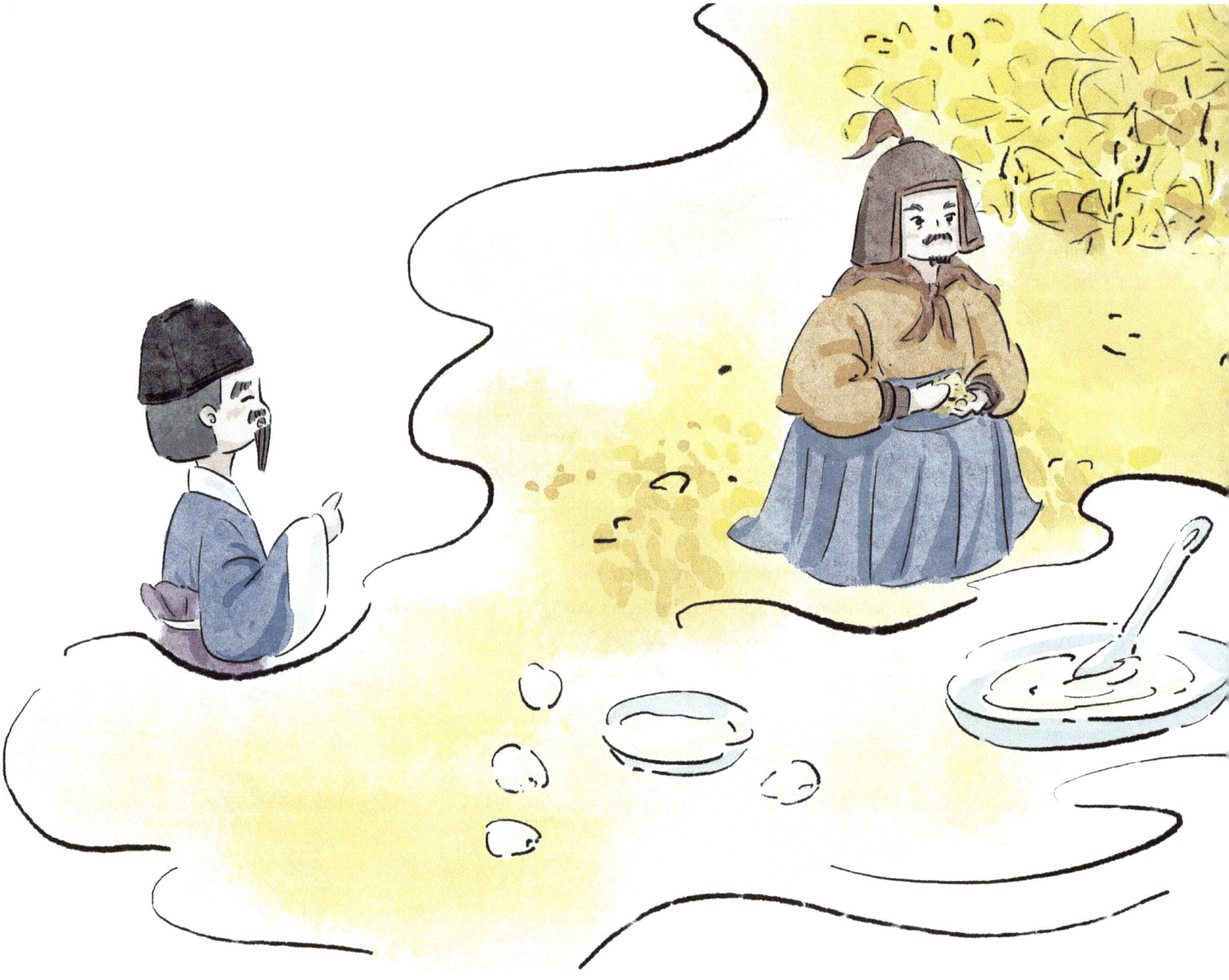

第二天清晨起来，受伤的士兵揭开伤口上的树叶，却发现伤口处已经开始愈合。将军发现这种情况后，赶紧又让人继续捡果子和树叶，用来当作粮食和药物。休养几天后，士兵们的伤都痊愈了，将军于是带领士兵一举拿下了城池。后来，将军将银杏树的果子和叶子的作用分享给了城中的人，银杏能够治病的消息也就被越来越多的人知道，并代代相传。

El día siguiente, descubrieron que las heridas empezaron a mejorar. Sabiendo esto, el general ordenó a los soldados que recogieran los frutos y las hojas para usar como alimento y medicina. Los soldados se recuperaron tras unos días de descanso y ganaron la batalla. El general compartió el conocimiento sobre el Yin Xing con el pueblo, poco a poco, cada vez más personas conocían la función de Yin Xing y se transmitieron de generación en generación.

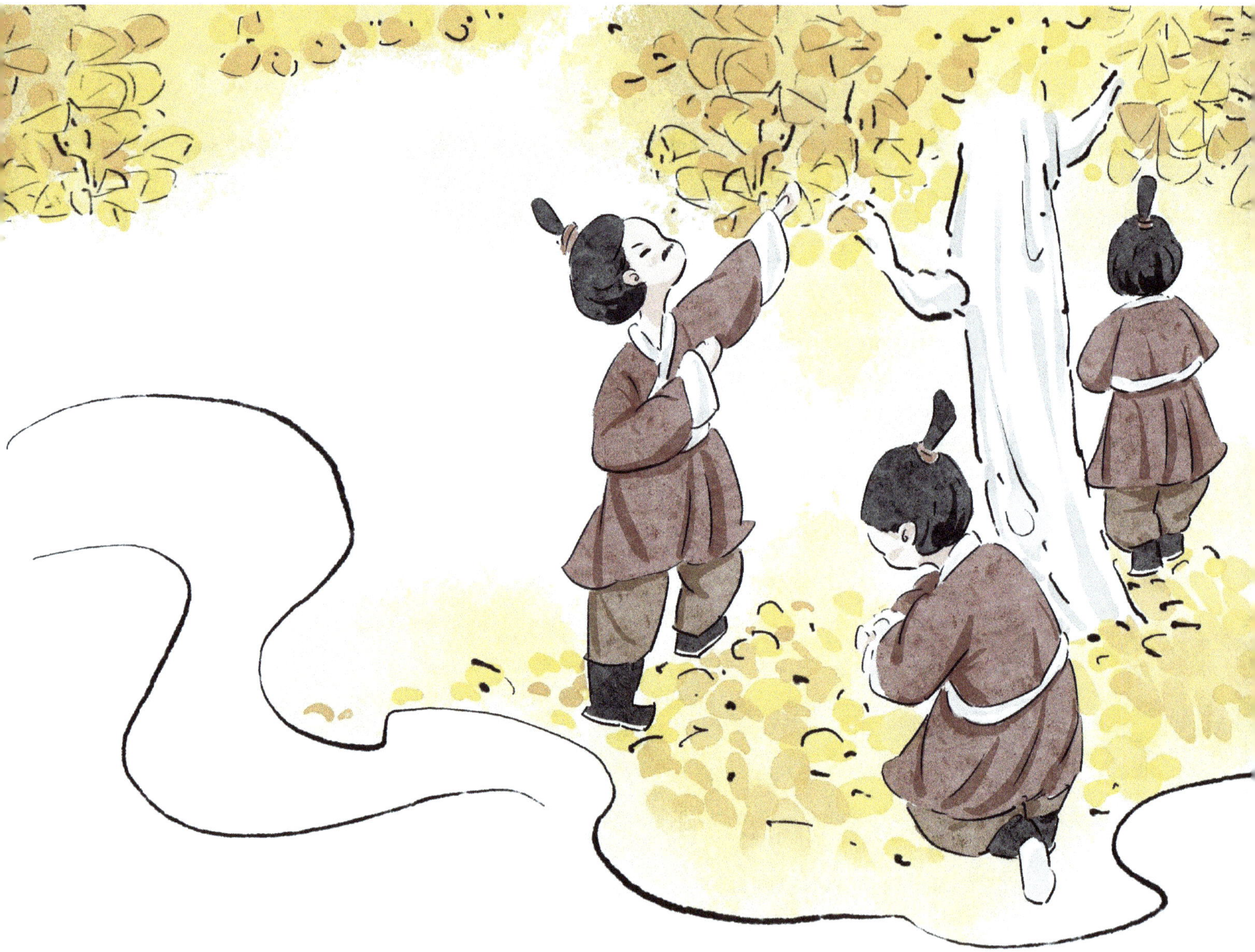

阿初捡来银杏叶揉搓后给小午敷在摔伤的脚上，小午也将自己身边完整的银杏果都捡起放入篮中。小小的银杏树叶和银杏果子，想不到也能发挥出意想不到的大作用。

A Chu recogió hojas de Yin Xing, las machacó y las aplicó en los pies de Xiao Wu. Ella también recogió los frutos completos de Yin Xing y los puso en una cesta. Las hojas y los frutos del Yin Xing son muy pequeños, pero pueden desempeñar una función inesperada.

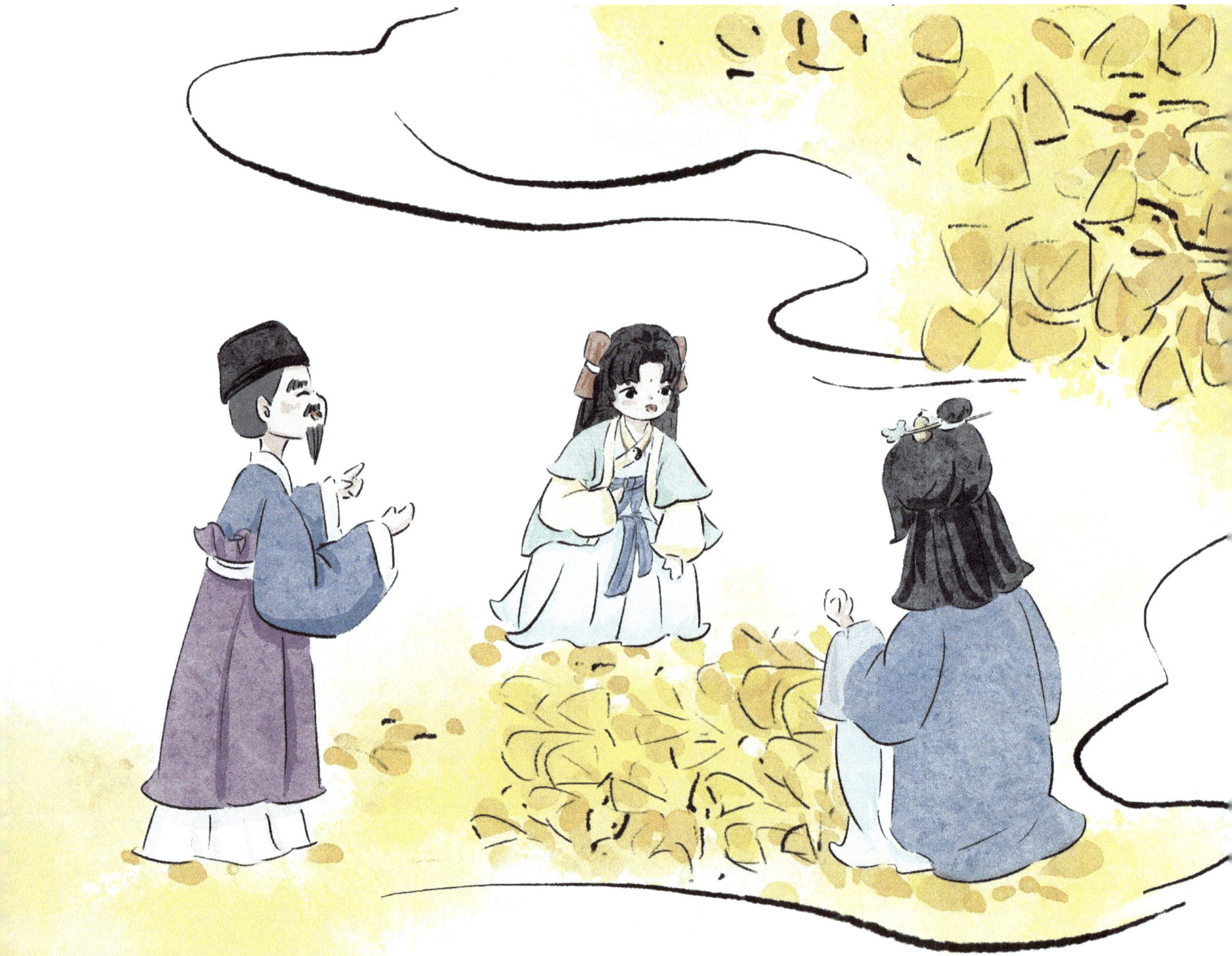

19. 重楼

19. Chong Lou (Rhizoma Paridis)

一天，师徒三人在采药的路上看见一只小野兔，阿初开心地追着这只野兔。

Un día, vieron una pequeña liebre cuando recogiendo hierbas medicinales y A Chu la persiguió alegremente.

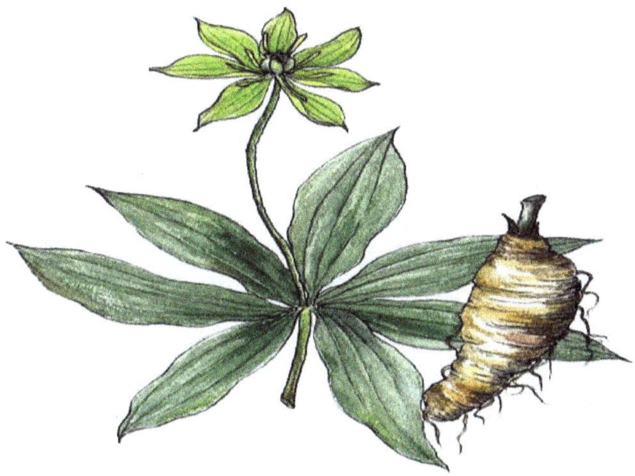

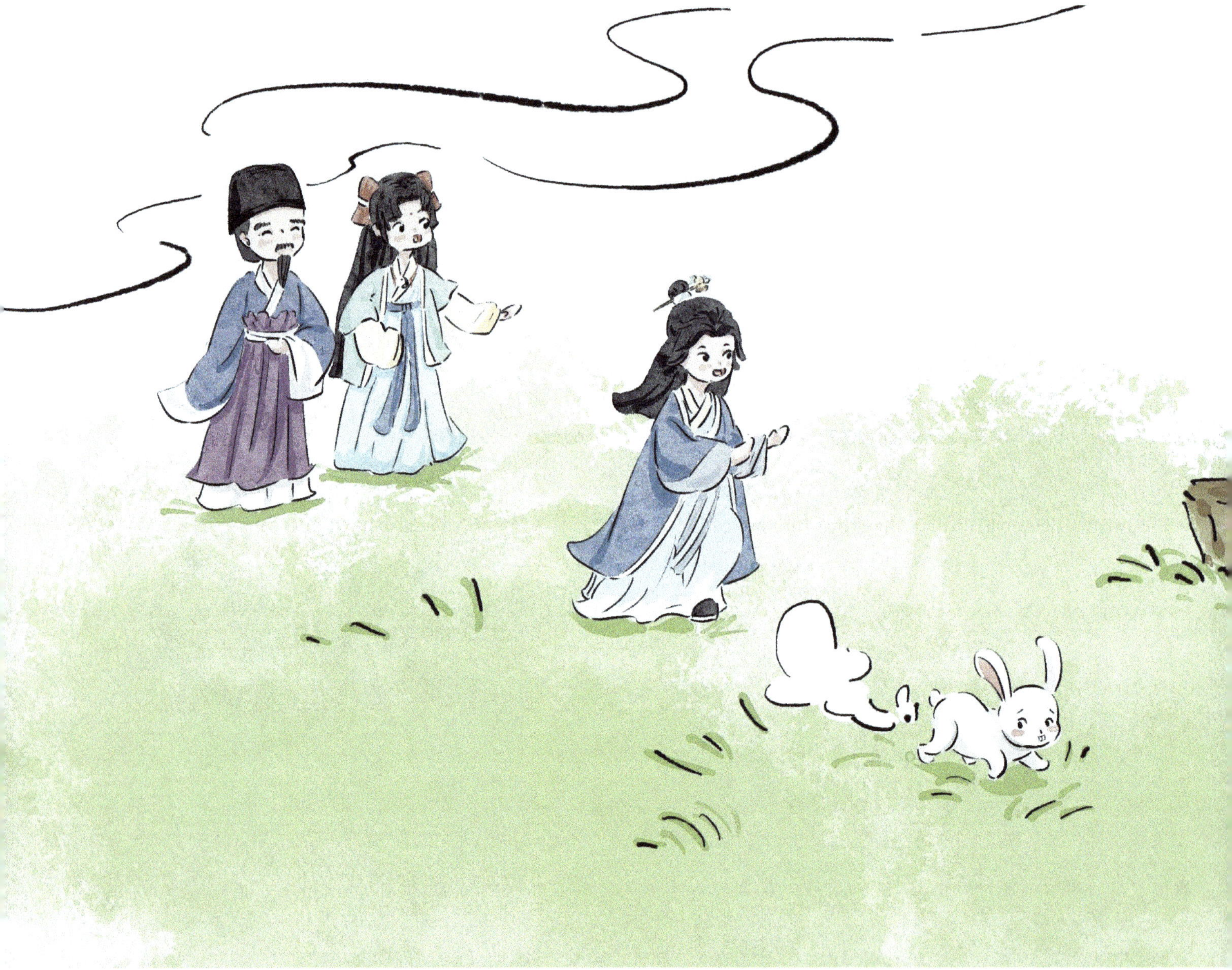

突然，阿初在一棵树旁停了下来，他看到一棵从未见过的植物长在树旁，便问师父："师父，这是什么？"师父仔细看了看说道："这是重楼。"

A Chu se detuvo de repente cerca de un árbol porque se encontró algo que nunca había visto. Preguntó: Maestro, ¿qué es esto? El maestro miró atentamente, dijo: Es Chong Lou.

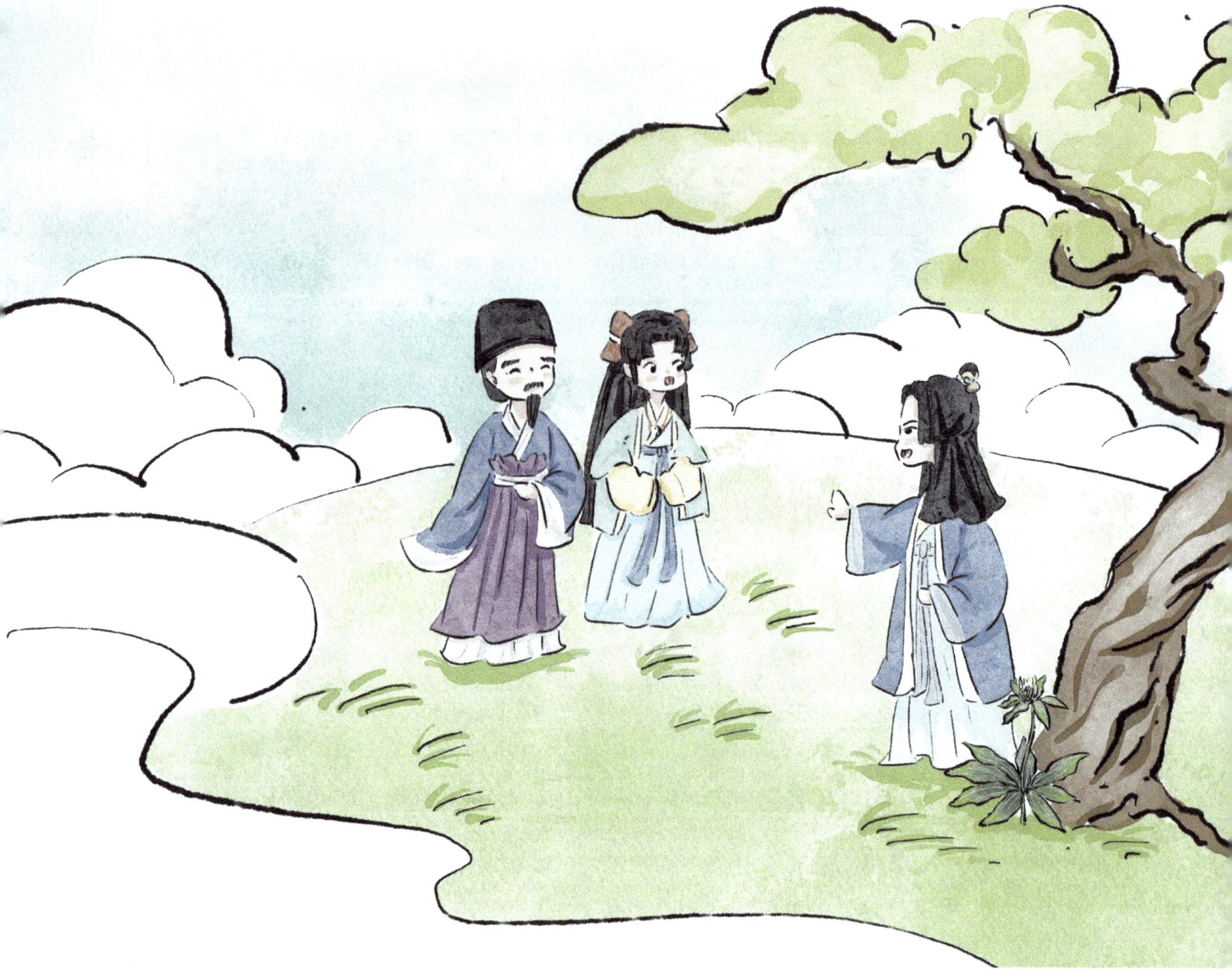

阿初不解地问道：“师父，重楼可以用来做些什么呢？”

A Chu se rascó la cabeza y preguntó desconcertado: Maestro, ¿para qué se puede utilizar Chong Lou?

师父摘下这株重楼，和徒弟们讲起了关于重楼的一个故事。

El maestro cogió el Chong Lou y les contó la historia.

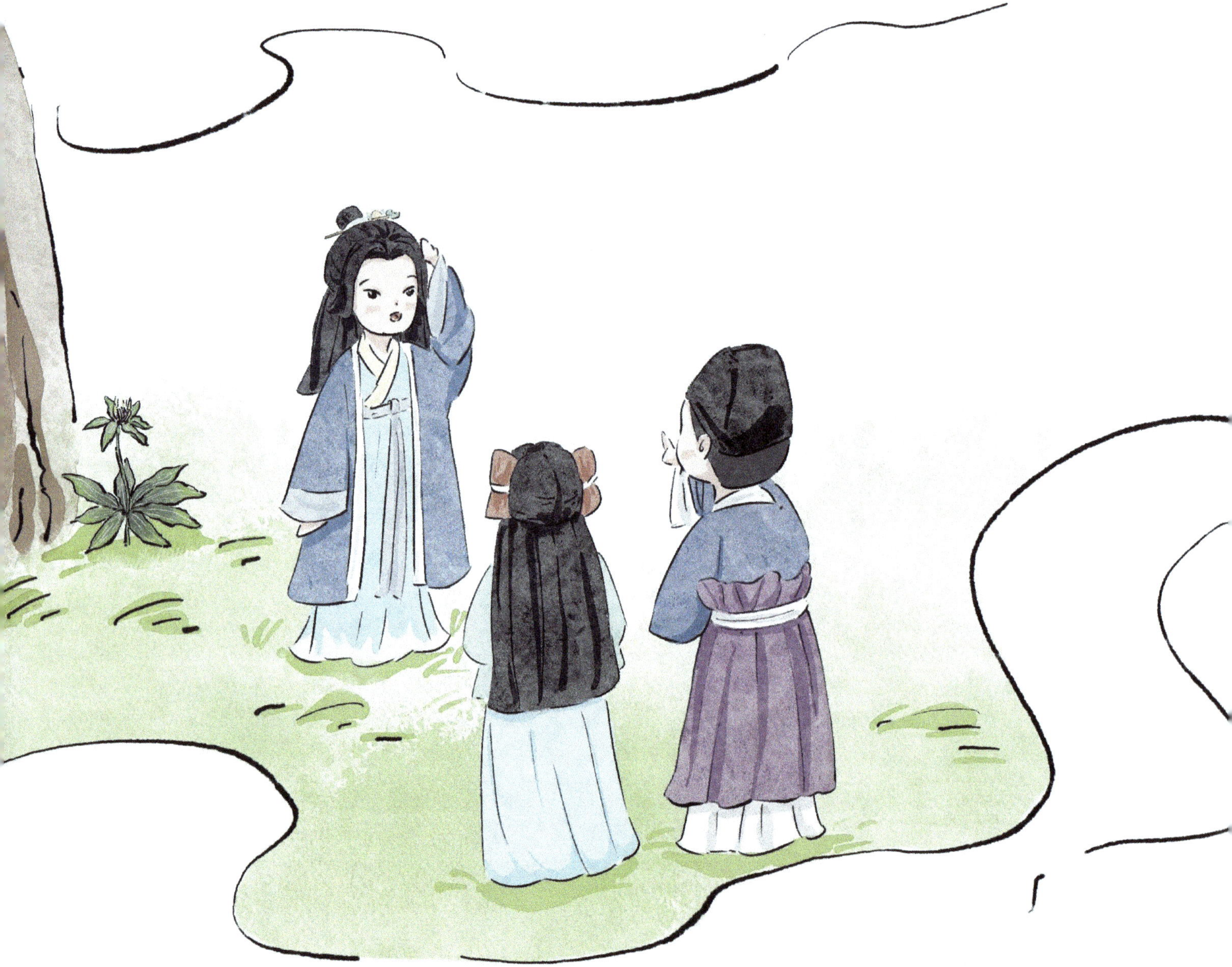

从前，有个村庄常年有毒蛇妖出没，伤人无数，不少村民都因被蛇妖咬伤后无法解毒而去世。

Érase una vez un pueblo infestado de serpientes venenosas durante todo el año, que herían a innumerables personas, muchos morían por el veneno.

村里有一户姓叶的人家，家中有数位至亲因被毒蛇妖袭击而相继离世。叶家的儿女们决心要为民除害，斩除蛇妖。但由于蛇妖变化多端，蛇毒剧烈，叶家七个儿子先后都被蛇妖咬伤中毒身亡了。叶家的小妹妹前去为哥哥们报仇，但也不幸被蛇妖吞吃了。蛇妖吃下叶家小妹妹后，却如万箭穿心，不久后便一命呜呼了。

Había una familia con apellido Ye, muchos familiares murieron por serpientes. La familia decidió a matar al demonio de serpiente. Pero el demonio era muy fuerte y venenosa, murieron los siete hermanos de la familia. Su hermana intentó vengarse de sus hermanos muertos, pero también fue devorada por la serpiente. Tras tragarse a la chica, el demonio sufrió con mucho dolor y murió poco después.

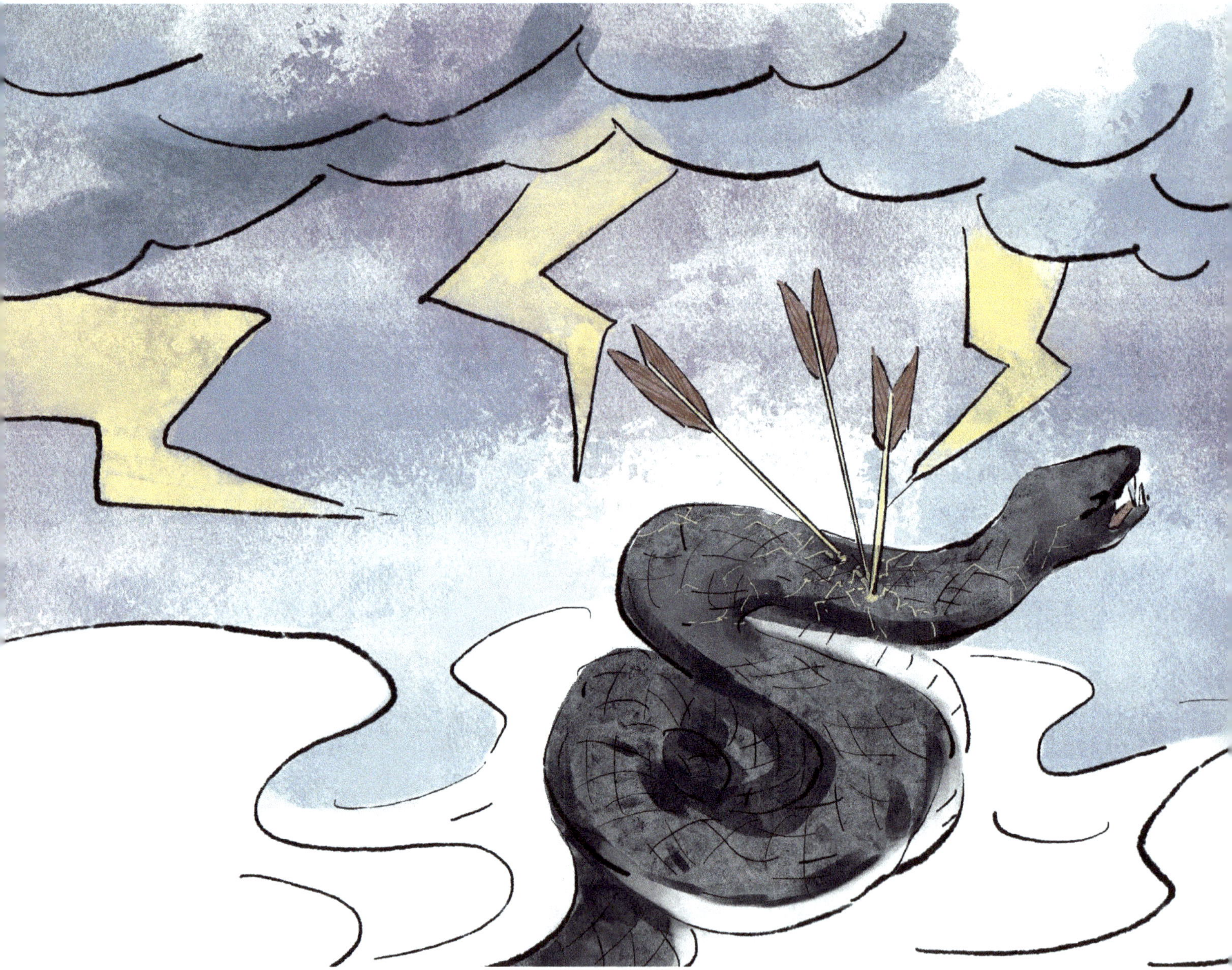

村庄重获了生机，村民们为感激叶家儿女们为民除害，特意到他们的坟前祭拜。突然有村民发现坟前长出了一种有七片叶、一朵花的植物，十分美丽。这位村民将这种七片叶、一枝花的植物采摘下来带回家中，家中的小孩玩闹中将叶片摘下贴在父亲被蛇咬伤的伤口上，不一会儿伤口竟然就愈合了。听闻这事之后，村民们纷纷到叶家八兄妹的坟前祭拜，并采摘这种七叶一枝花的植物带回家中，用于治疗毒蛇咬伤。这种七叶一枝花的植物就是重楼。

La aldea recobró la vitalidad tras la muerte del demonio, para agradecer a la familia Ye los aldeanos les rindieron pleitesía en su tumba. Descubrieron que delante de la tumba crecían unas plantas con siete hojas y una flor, las recogieron y las llevaron a casa. Los niños traviesos cogieron la hoja y la pusieron en la herida de mordedura de serpiente de su padre, la herida se curó pronto. Después, los aldeanos se acercaron a rendir homenaje a los ocho hermanos de la familia Ye y recogieron las plantas para recogerlas en el tratamiento de las mordeduras de serpientes venenosas. Esta planta es Chong Lou.

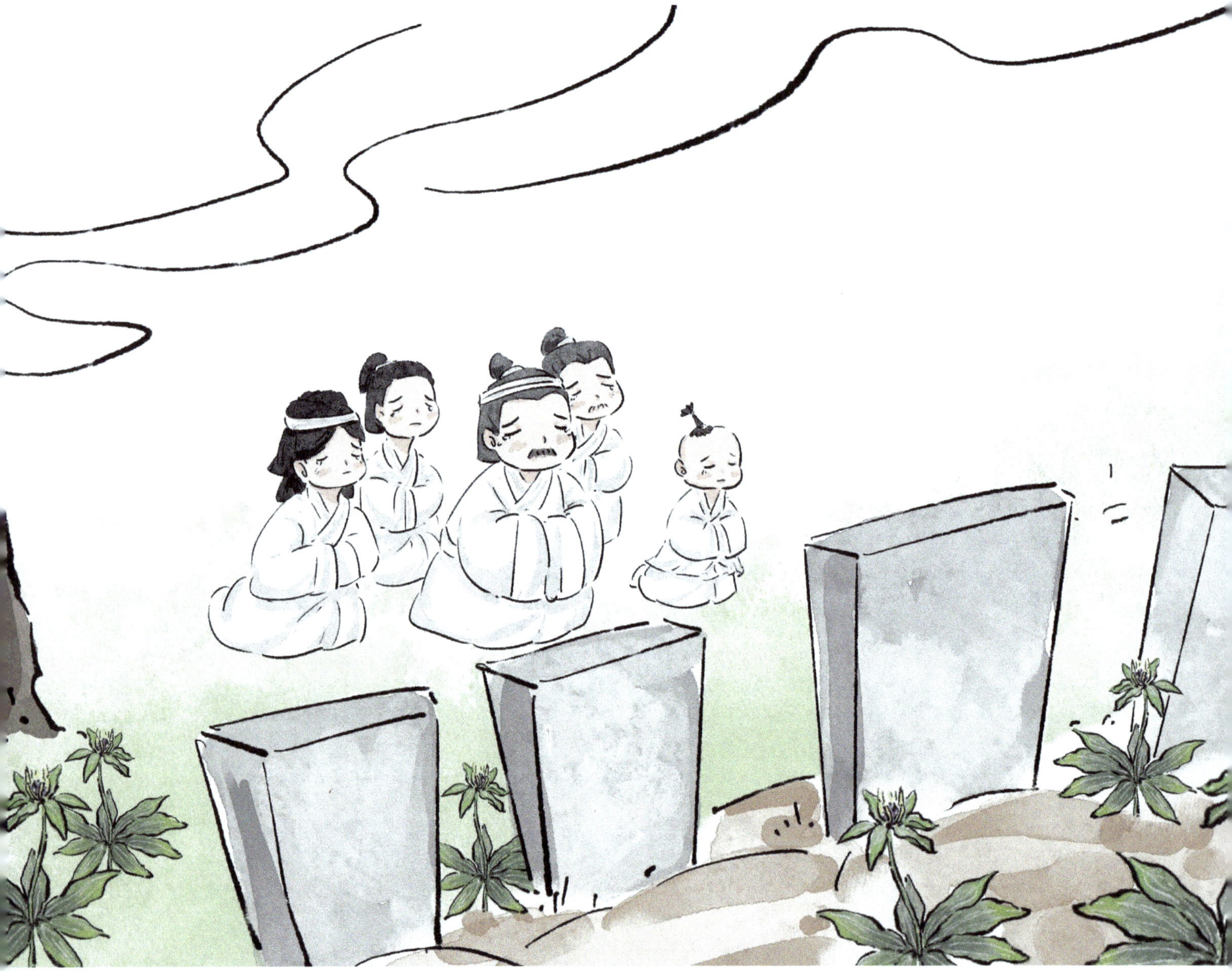

如今重楼作为云南白药的主要配方之一，已成为一味民间传统名贵中药材，主要用于毒蛇咬伤、痈肿、咽喉肿痛、跌打伤痛、惊风抽搐等，与传说中解蛇毒的功效相契合。

Hoy en día, como una de las principales materias medicinales de Yunnan Baiyao, Chong Lou es reconocido como una medicina preciosa de la medicina china, que puede ser utilizado para las mordeduras de serpientes venenosas, carbunco hinchado, dolor de garganta, dolores por lesiones, convulsiones y etc. Coincide con lo que dice la leyenda.

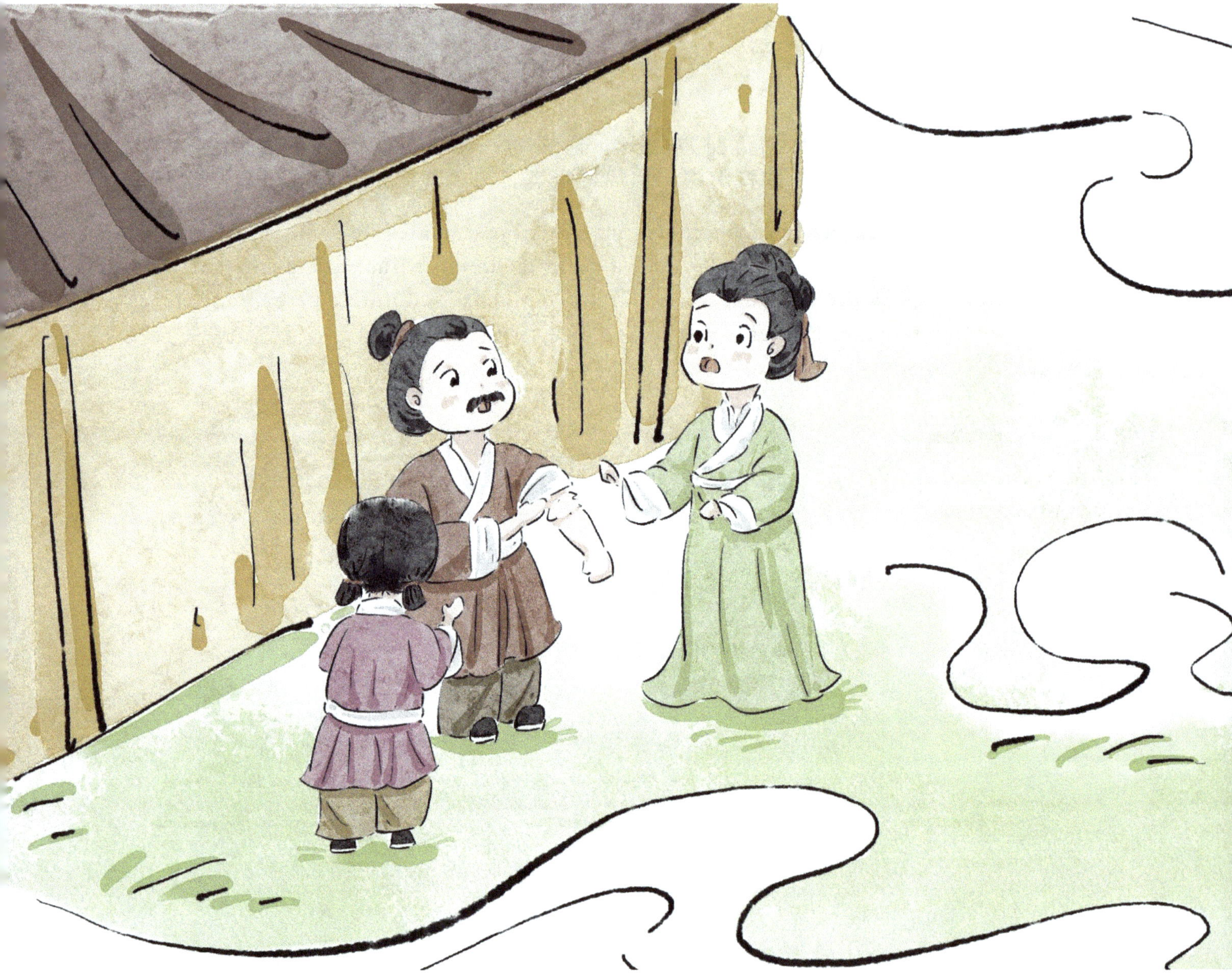

20. 余甘子

20. Yu Gan Zi (Emblic leafflower fruit)

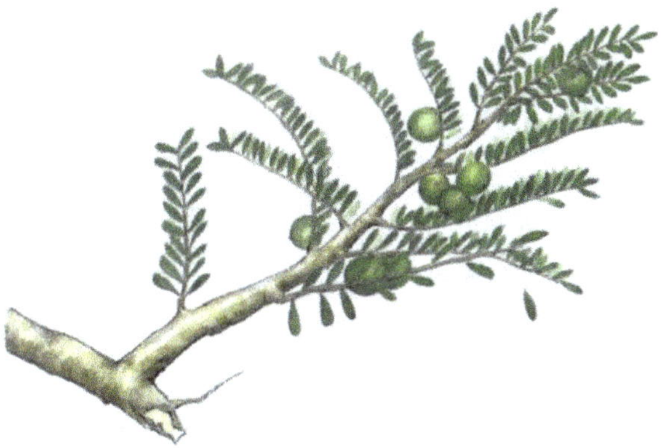

一天，师徒三人采摘完药材往回走。路上所带的水喝完了，三人已经口干舌燥。

Un día, tuvieron mucha sed cuando volvían de recoger plantas.

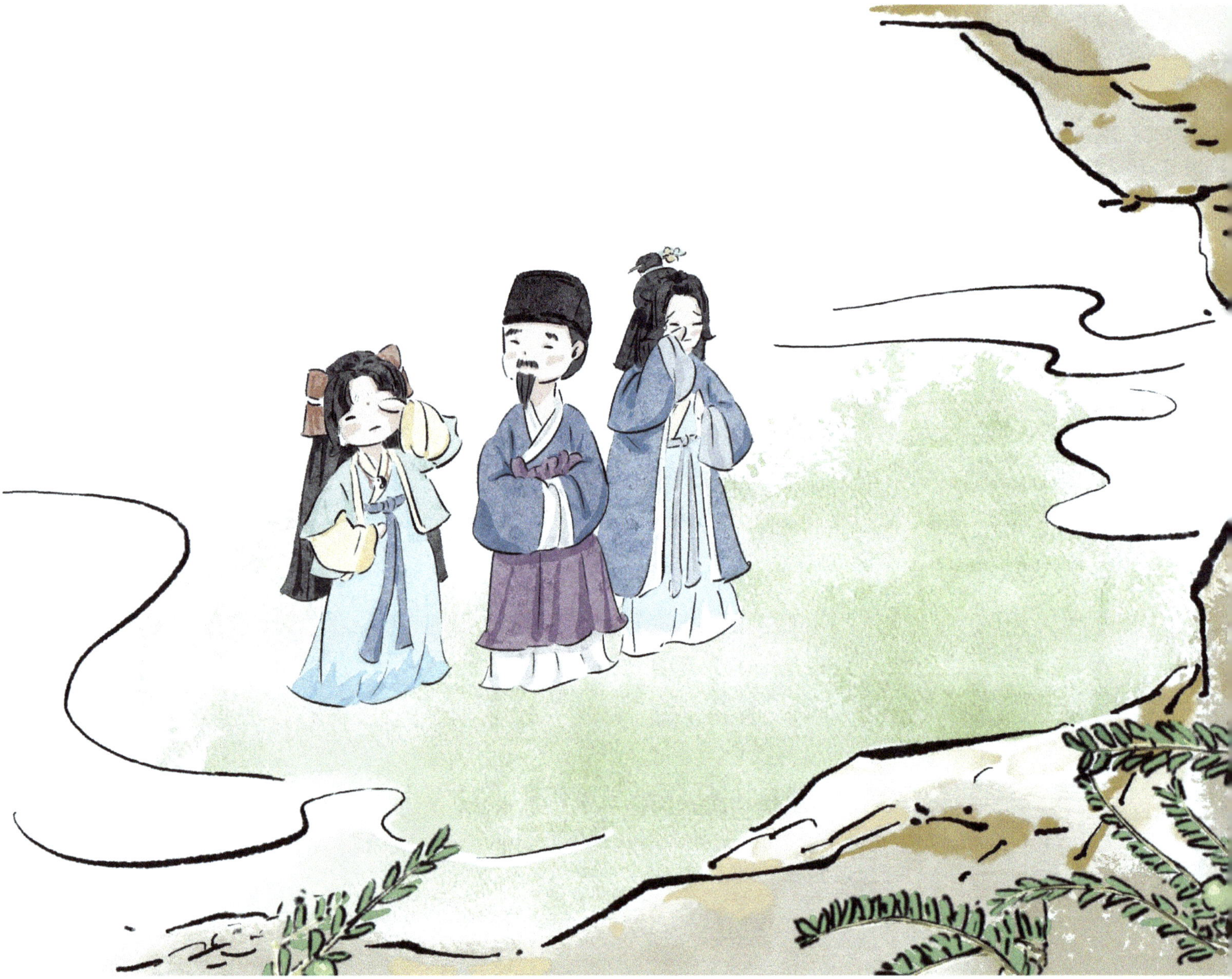

兰茂先生环顾四周，从路旁的一棵树上摘下一根带果树枝，树枝上长着羽毛状的树叶。兰茂先生从树枝上摘下果子，让阿初和小午吃下。

El Sr. Lanmao miró a su alrededor y cogió una ramita del árbol con hojas en forma de pluma, recogió los frutos de la ramita y se los dio a comer.

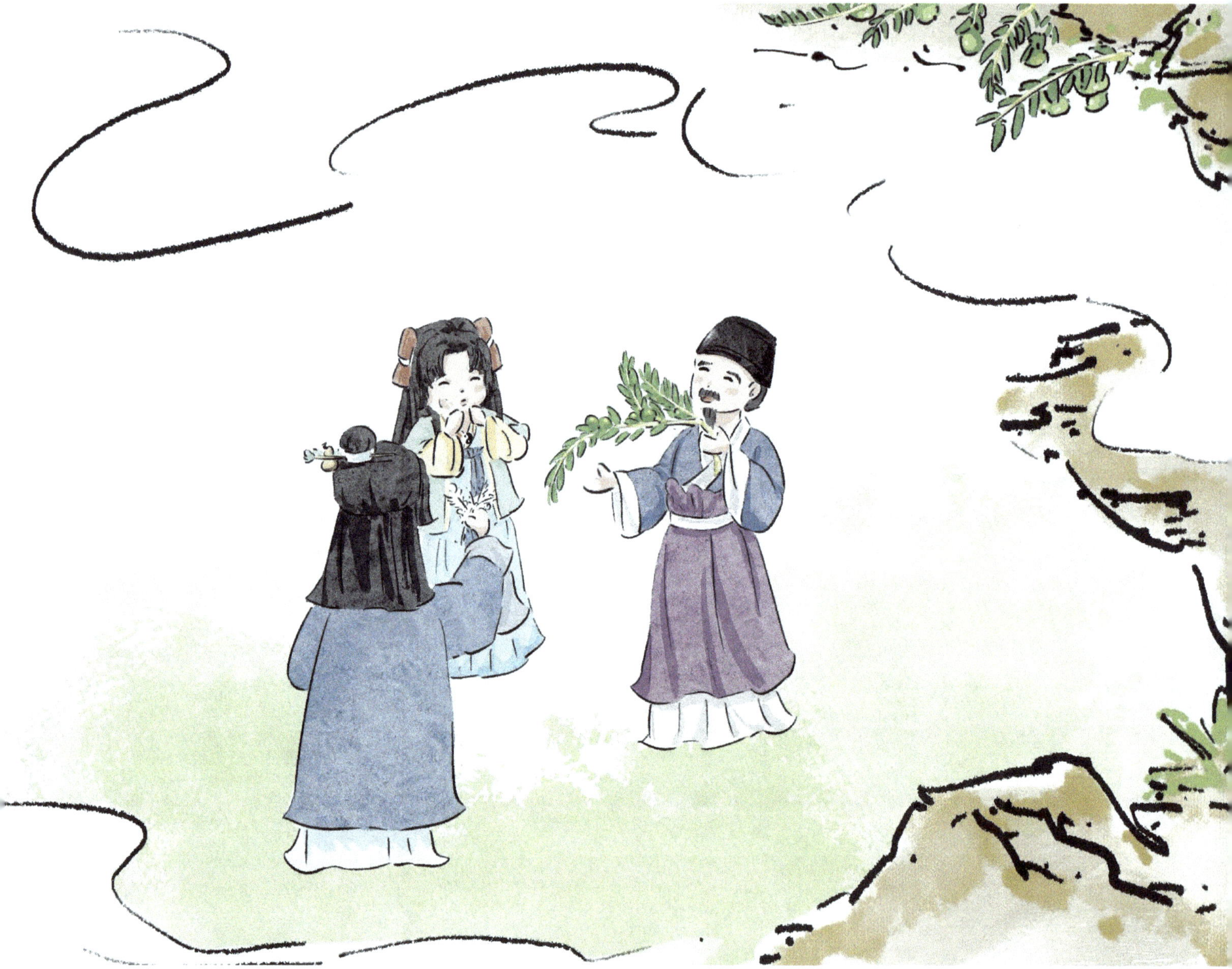

小午咬了一口果子，味道苦涩，赶忙吐出来，跟师父说道：“师父，这果子又苦又涩，还没成熟，不能吃。”

Xiao Wu lo probó y lo vomitó enseguida, dijo: Maestro, la fruta no está madura que tiene un sabor amargo y astringente, no es comestible.

师父又摘下一颗递给了小午：“放进嘴中，一会儿就甜了。”

El maestro cogió otra fruta a Xiao Wu y le dijo: Póntelo en la boca un rato, será dulce más tarde.

果然，过一会儿小午感觉到嘴里回甜，没有了刚刚的苦涩，也不再觉得口干舌燥了。

Xiao Wu sintió dulce unos minutos después y la sed se alivió.

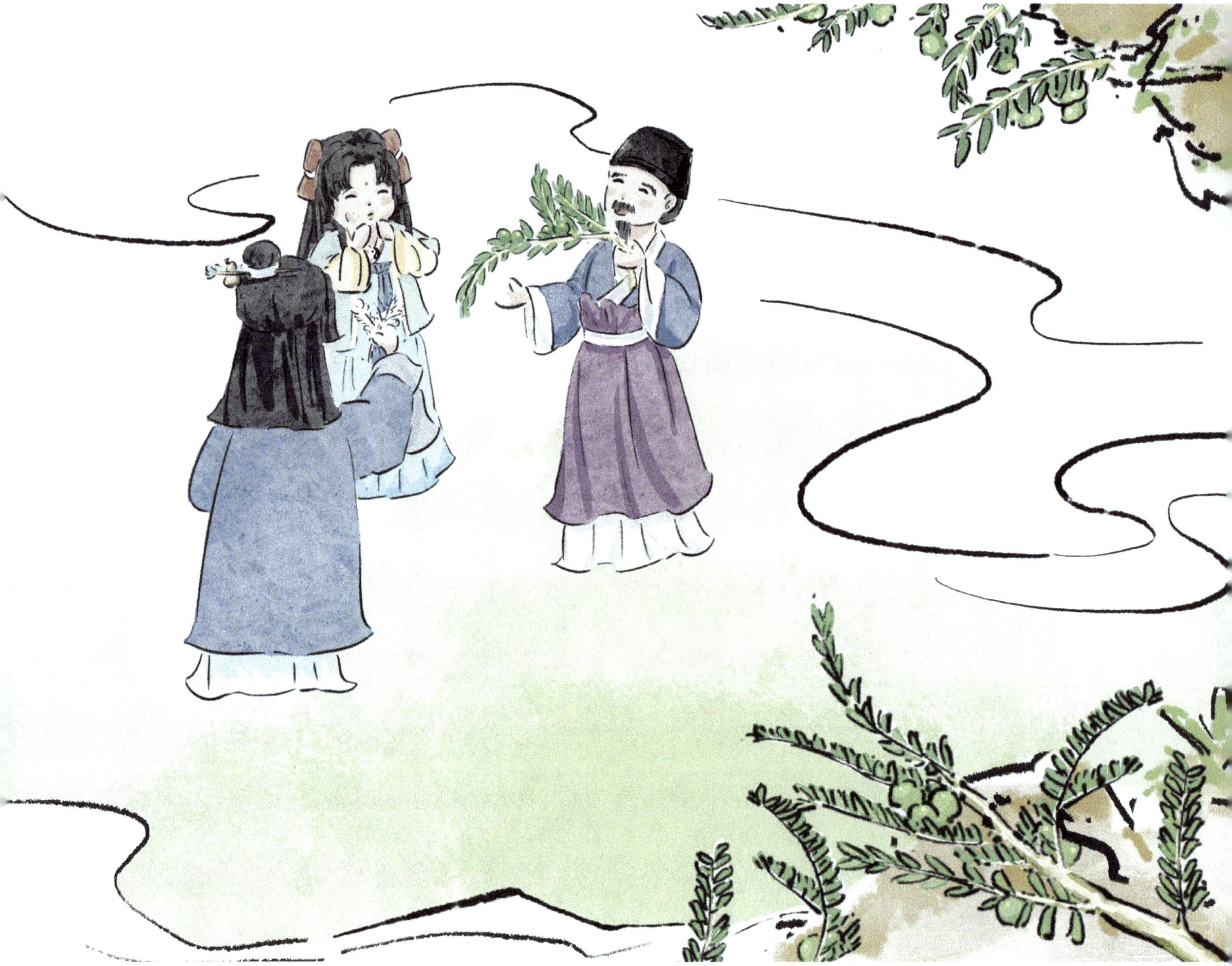

小午赶忙问师父这果子是什么，师父说道：“这是余甘子，也是一种药材，能治疗嗓子疼痛，也可以做成可口的果脯和果汁供人们日常解馋消食。”

Xiao Wu preguntó a su maestro qué era esta fruta, y éste respondió: es una especie de hierba medicinal llamada Yu Gan Zi, que puede tratar el dolor de garganta y también se puede preparar como fruta seca o hacer zumo.

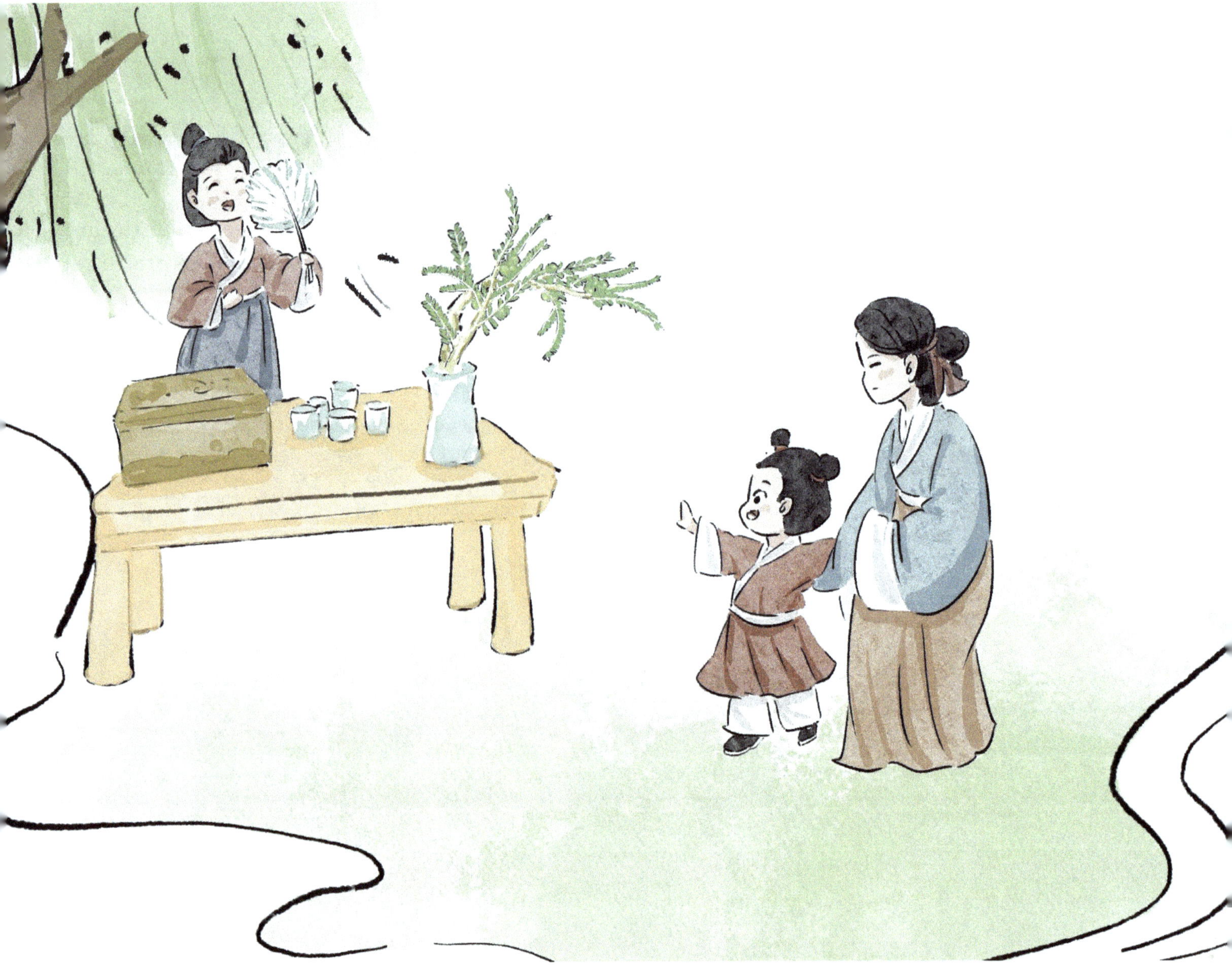

小午听后高兴地跑到树下采摘着余甘子的果子，对阿初说道：“这么好的东西，我们多摘点带回去做果脯吧。”

Xiao Wu corrió hacia A Chu quien estaba recogiendo Yu Gan Zi, le dijo: Recojamos todos los que podamos y llevémoslos a casa.

师徒三人采满载而归，继续行医采药之路。

Volvieron con muchas frutas y continuaron su camino.

现余甘子为藏医常用药。

Actualmente, el Yu Gan Zi se utiliza habitualmente en la medicina tibetana.

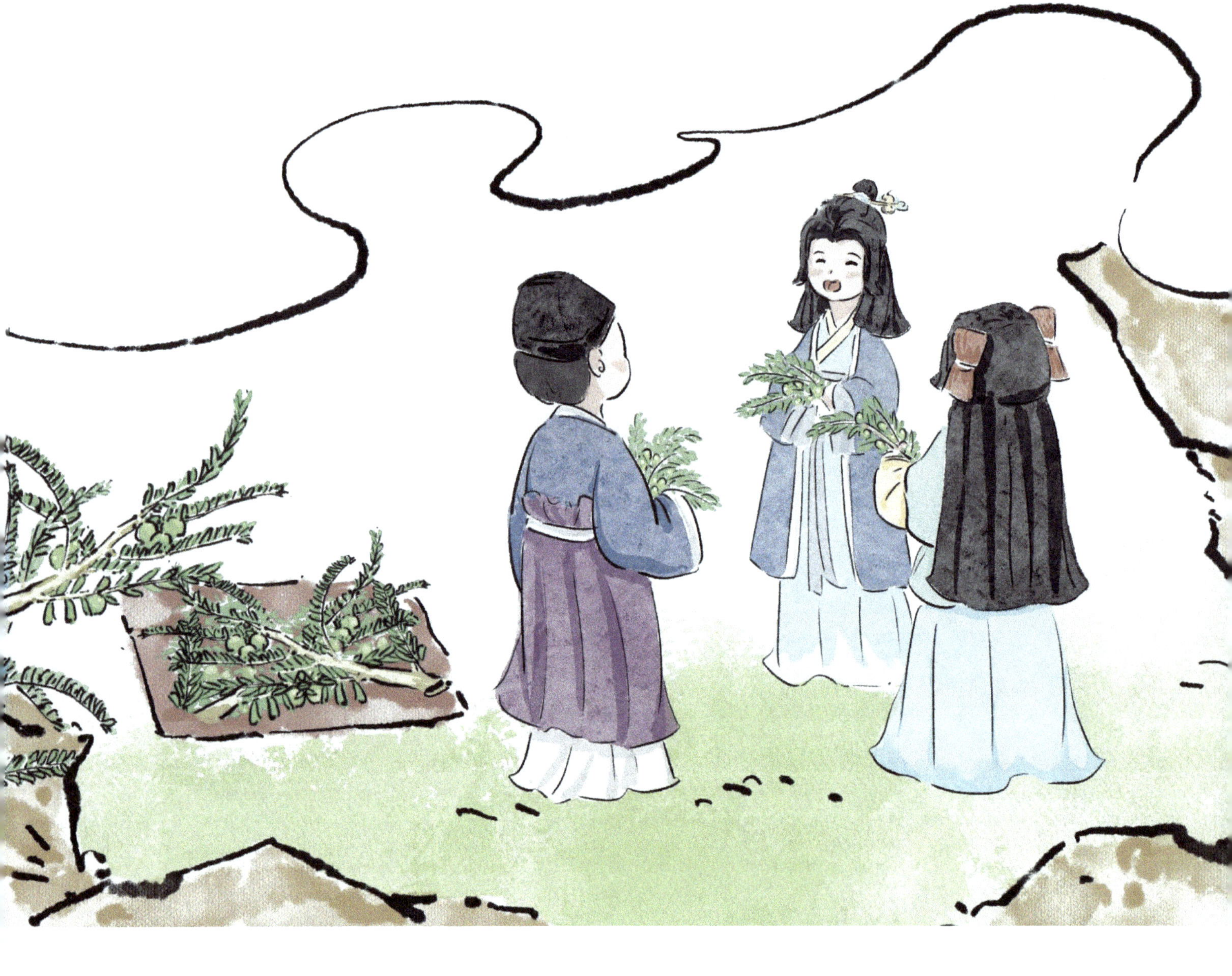

《漫画杏林》后记

当出现“后记”两字时，就意味着以这两册书为载体的中医药历史文化科普之旅，会告一段落。合上书卷，您对其中印象最深的故事是哪个？最喜欢的故事主角又是谁呢？会不会有人和我一样，最喜欢那两个名叫“阿初”“小午”的小药童呢?

自2021年初冬，《漫画杏林》这本书的创意在团队中如灵光乍现般开始，就注定了“阿初”和“小午”这两个小小的漫画人物，会代替我们，引领读者穿越历史的长河，去捕捉和发现那些中医药典籍诞生的过程；去介绍和讲解那些影响深远的文化交流、互鉴历史。他们的名字源自“本初子午”：寓意着时间的最初和历史的本源；他们身上满满的中医元素，代表了岐黄之术的后继传人；这两个人物在历史上并无出处，只是为了可以直观的向读者介绍史实，而“穿越”于历史故事之中。

中医药学根植于深厚的中华传统文化沃土，汲取了中华传统文化的精华，全面、系统、完整地传承了中华民族的核心价值观、人文精神与道德规范。普及其知识，弘扬其文化，意义重大，影响深远。编辑出版这套中西双语的中医药文化科普小册子，就是希望能通过直观、有趣的方式，让海内外对中国传统文化和中医药文化感兴趣的读者，让我们中小学校的孩子们，认识中医药、热爱中医药，进而坚定我们的文化自信。让他们知道何为“杏林春暖”，何谓“对症下药”；让他们了解“丝路香药”有多远，“鉴真东渡”有多难。

既而，别之。随着最后一个故事的完结，阿初和小午带着大家学成语、采药草，探寻中医药文化历史的故事才刚刚开始，我们期待着，能尽快以更丰富的内容、更吸引人的方式，把我们的旅程继续下去，也希望到时，还能邀您一起，一程山水一年华！

编者于癸卯年仲秋

Epílogo

Cuando aparecen el "epílogo", es señal de que este viaje de divulgación cultural sobre la historia de la medicina tradicional china, contenido en estos dos volúmenes, llega a su fin. Al cerrar estas páginas, ¿qué historia se ha grabado con mayor intensidad en su memoria? ¿Cuál fue su protagonista favorito? ¿Habrá alguien que sienta un especial cariño por los dos pequeños aprendices de medicina Achu y Xiaowu?

Desde aquel invierno de 2021, cuando el germen creativo de Cómics del Bosque del Albaricoque brotó, supimos que los dos personajes nos representarían en el papel, guiando a los lectores a través de los siglos, para presenciar el nacimiento de los clásicos de la medicina tradicional china, para presentar y explicar los momentos decisivos de los intercambios y la influencia cultural. Sus nombres, "Achu" y "Xiaowu", proceden de la expresión "benchu ziwu" (本初子午), evocando el origen del tiempo y la raíz de la historia. Cargan con símbolos de la medicina tradicional china y representan a los herederos de esta antigua medicina. No existen verdaderamente los dos protagonistas ni los "viajes temporales", son recursos para presentar con claridad los hechos al lector contemporáneo.

La medicina tradicional china radica en la fértil tierra de la cultura tradicional china. De ella ha absorbido la esencia: una transmisión plena, sistemática y coherente de los valores fundamentales del pueblo chino, su espíritu humanista y sus normas éticas. Difundir este conocimiento y cultura, reviste una importancia incalculable. Con esta colección bilingüe, aspiramos a que lectores tanto nacionales como internacionales —en especial los niños— puedan conocer de manera interesante y accesible la riqueza de la medicina tradicional china. Que puedan entender qué significa realmente "la Primavera en bosque de albaricoques" o "Recetar según los síndromes"; que se asombren al saber cuán lejanos eran los caminos de las "medicinas aromáticas en la Ruta de la Seda" o cuán difícil fue "el viaje de Jianzhen al Este".

Así, con el último relato, llega la despedida. Pero el viaje de Achu y Xiaowu no ha hecho más que comenzar. Continuarán, junto a ustedes, explorando los misterios de la medicina tradicional china, recogiendo hierbas, aprendiendo dichos y refranes, redescubriendo nuestro legado cultural. Esperamos poder reencontrarnos pronto, con historias aún más ricas y una forma narrativa aún más cautivadora. Y, por supuesto, ojalá vuelvan a acompañarnos en este recorrido, entre montañas, ríos y estaciones.

— Editor en el otoño del año del Conejo

www.ingramcontent.com/pod-product-compliance
Lightning Source LLC
LaVergne TN
LVHW082219051026
849532LV00012B/3820
9788412820942